Chirurgische Operationslehre

Spezielle Anatomie, Indikationen, Technik, Komplikationen

In 10 Bänden

Herausgegeben von

K. Kremer, W. Lierse, W. Platzer, H. W. Schreiber, S. Weller

Georg Thieme Verlag Stuttgart · New York

4 Gallenblase,
Gallenwege, Pankreas

Herausgegeben von

W. Lierse, H. W. Schreiber

Bearbeitet von Ch. Ackermann, E. Bodner, O. Gaber,
F. Harder, B. Kremer, W. Lierse, M. von Lüdinghausen, N. J. Lygidakis,
M. Rothmund, K. H. Schriefers, N. Soehendra, P. K. Wagner

438 farbige Zeichnungen in 580 Einzeldarstellungen von
G. Spitzer, F. von Aspern, P. von Aspern, L. Kellner

Georg Thieme Verlag Stuttgart · New York 1990

CIP-Titelaufnahme der Deutschen Bibliothek

Chirurgische Operationslehre : spezielle Anatomie,
Indikationen, Technik, Komplikationen ; in 10 Bänden / hrsg.
von K. Kremer ... – Stuttgart ; New York : Thieme.
NE: Kremer, Karl [Hrsg.]
4. Gallenwege, Pankreas / hrsg. von W. Lierse ; H. W. Schreiber.
Bearb. von Ch. Ackermann ... 438 farb. Zeichn. in
580 Einzeldarst. von G. Spitzer ... – 1990
NE: Lierse, Werner [Hrsg.]; Ackermann, Ch. [Mitverf.]

Umschlaggestaltung: Renate Stockinger

Wichtiger Hinweis: Medizin als Wissenschaft ist ständig im Fluß. Forschung und klinische Erfahrung erweitern unsere Kenntnisse, insbesondere was Behandlung und medikamentöse Therapie anbelangt. Soweit in diesem Werk eine Dosierung oder eine Applikation erwähnt wird, darf der Leser zwar darauf vertrauen, daß Autoren, Herausgeber und Verlag größte Mühe darauf verwandt haben, daß diese Angabe genau dem **Wissensstand bei Fertigstellung des Werkes** entspricht. **Dennoch ist jeder Benutzer aufgefordert,** die Beipackzettel der verwendeten Präparate zu prüfen, um in eigener Verantwortung festzustellen, ob die dort gegebene Empfehlung für Dosierungen oder die Beachtung von Kontraindikationen gegenüber der Angabe in diesem Buch abweicht. Das gilt besonders bei selten verwendeten oder neu auf den Markt gebrachten Präparaten und bei denjenigen, die vom Bundesgesundheitsamt (BGA) in ihrer Anwendbarkeit eingeschränkt worden sind. Benutzer außerhalb der Bundesrepublik Deutschland müssen sich nach den Vorschriften der für sie zuständigen Behörde richten.

© 1990 Georg Thieme Verlag, Rüdigerstraße 14, D-7000 Stuttgart 30
Printed in Germany
Satz: Druckhaus Götz KG, D-7140 Ludwigsburg
(Linotype System 5 [202])
Druck: Karl Grammlich, D-7401 Pliezhausen

ISBN 3-13-695401-7   1 2 3 4 5 6

Vorwort

„Chirurgie ist mehr als operieren; gleichwohl definiert die Operation das chirurgische Arbeitsfeld wie kein anderer Akt sonst".

Operationslehren zeichnen die Chirurgie als exemplarische Handlungswissenschaft.

Die „Chirurgische Operationslehre" möchte die chirurgische Wirklichkeit kompetent wiedergeben, verständlich machen und umsetzbar darstellen.

Das Werk ist monothematisch geprägt. Wir folgen einer bewährten Tradition und fokussieren die chirurgischen Arbeitsschritte klassischer Verfahren in taktischen Leitlinien und im technischen Detail. Die operative Sorgfalt ist das zeitlos gültige Gütezeichen der Chirurgie.

Maßgebliche Grundlage chirurgischer Eingriffe sind Anatomie und anatomische Biostrukturen. Es ist bemerkenswert, daß die natürlich vorgegebene Kooperation von Anatomen und Chirurgen bei der Erstellung von Operationslehrbüchern traditionell zu kurz gekommen ist.

Die „Chirurgische Operationslehre" möchte eine neue fruchtbare Form entsprechender Kooperation vorstellen. In Respektierung dieser Realitäten hat sich eine Arbeitsgemeinschaft erfahrener Chirurgen, Anatomen, Graphiker und Mitarbeiter des Thieme-Verlages gebildet. Sie haben das Konzept dieses Werkes gemeinsam erarbeitet.

Schlüsselworte sind: klare und rasche Orientierung sowie verbindliche Wegweisung. Einheitliche Ordnung der Kapitel, ein übersichtliches Inhaltsverzeichnis, ein ausführliches Sachregister und eine zweckmäßige Fassung der Bände machen das Ganze zu einem handlichen Ratgeber.

Bei der Darstellung von Text und Bild dominiert das farbige Aquarell. Damit beschreiten wir einen neuen Weg zwischen konventioneller Mischung von Text und Bild sowie dem Atlas. Diese Disposition spiegelt die Anliegen des chirurgischen Alltags wider und die Beantwortung von Fragen in Zeitnot.

Die „Chirurgische Operationslehre" möchte dem Chirurgen ein nützlicher Ratgeber in Praxis und Klinik sein.

Herrn Dr. med. h. c. G. Hauff und den Mitarbeitern des Georg Thieme Verlages danken wir für Verständnis, Anregungen und die großzügige Ausstattung des Werkes; korrespondierendes Vertrauen und Aufgeschlossenheit waren regulatives Korrektiv und fruchtbare Hilfe. Besondere Anerkennung gilt den Graphikern G. Spitzer, F. von Aspern, P. von Aspern und L. Kellner. Sie haben ihre Skizzen im Operationssaal entworfen und mit den Anatomen den notwendigen anatomisch-chirurgischen Gleichschritt exzellent umgesetzt.

K. Kremer, Düsseldorf

W. Lierse, Hamburg

W. Platzer, Innsbruck

H. W. Schreiber, Hamburg

S. Weller, Tübingen

Anschriften

Herausgeber

Kremer, K., Prof. Dr.
em. Direktor der Chirurgischen Universitätsklinik
Moorenstr. 5, 4000 Düsseldorf 1

Lierse, W., Prof. Dr.
Direktor der Abteilung für Neuroanatomie
und des anatomischen Institutes
der Universität
Martinistr. 52, 2000 Hamburg 20

Platzer, W., Univ.-Prof. Dr.
Vorstand des Instituts für Anatomie
der Universität
Müllerstr. 59, A-6010 Innsbruck

Schreiber, H. W., Prof. Dr.
Direktor der Abteilung für Allgemeinchirurgie
Chirurgische Universitätsklinik
Martinistr. 52, 2000 Hamburg 20

Weller, S., Prof. Dr. Dr. h. c.
Direktor der Berufsgenossenschaftlichen
Unfallklinik
Schnarrenbergstr. 95, 7400 Tübingen

Autoren

Ackermann, Ch., Dr.
Leitender Arzt der Chirurgischen Abteilung
des St. Claraspitals
Kleinriehenstr. 30, CH-4016 Basel

Operative Strategie bei Eingriffen an der Papilla Vateri,
S. 38
Intraoperative Debimetrie und Manometrie der
Gallenwege, S. 64 und 65
Chirurgische Erkrankungen der Papilla duodeni major
(Papilla Vateri), S. 119–132

Bodner, E., Prof. Dr.
Vorstand der II. Universitätsklinik für Chirurgie
Anichstr. 35, A-6020 Innsbruck

Operative Strategie am Pankreas, S. 134
Tumoren des exokrinen Pankreas, S. 183–217
Tumoren des endokrinen Pankreas, S. 218–229

Gaber, O., Ass. Prof. Dr.
Oberarzt am Institut für Anatomie
Müllerstr. 59, A-6010 Innsbruck

Spezielle Anatomie des Pankreas, S. 135–148

Harder, F., Prof. Dr.
Chefarzt der Allgemeinchirurgischen
Universitätsklinik – Kantonsspital –
Spitalstr. 21, CH-4031 Basel

Operative Strategie bei Eingriffen an der Papilla Vateri,
S. 38
Intraoperative Debimetrie und Manometrie der
Gallenwege, S. 64 und 65
Chirurgische Erkrankungen der Papilla duodeni major
(Papilla Vateri) S. 119–132

Kremer, B., Prof. Dr.
Abteilung für Allgemeinchirurgie
Chirurgische Universitätsklinik
Martinistr. 52, 2000 Hamburg 20

Karzinom der Hepatikus-Gabel (Klatskin-Tumor),
S. 107–118

Lierse, W., Prof. Dr.
  Direktor der Abteilung für Neuroanatomie und
  des anatomischen Institutes der Universität
  Martinistr. 52, 2000 Hamburg 20

Spezielle Anatomie der Gallenblase, der Gallenwege und
des Pankreas (Endoskopische Verfahren), S. 2–9

von Lüdinghausen, M., Prof. Dr.
  Anatomisches Institut der Universität
  Koelliker Str. 6, 8700 Würzburg

Spezielle Anatomie der Gallenblase und der Gallenwege,
S. 38–59

Lygidakis, N. J., Prof. Dr.
  Universiteit van Amsterdam
  Meiberbdreef 9, NL-1105 AZ Amsterdam Zuidoost

Karzinom der Hepatikus-Gabel (Klatskin-Tumor),
S. 107–118

Rothmund, M., Prof. Dr.
  Direktor der Klinik für Allgemeinchirurgie
  der Universität
  Baldinger Str., 3550 Marburg

Operative Strategie am Pankreas, S. 134
Pankreasverletzungen, S. 149–154
Chronische Pankreatitis, S. 155–175
Akute Pankreatitis, S. 176–182

Schriefers, K. H., Prof. Dr.
  Chefarzt der Chirurgischen Klinik
  des Städtischen Krankenhauses Kemperhof
  Koblenzer Str. 115, 5400 Koblenz

Operative Strategie bei Eingriffen am Gallesystem und an
der Gallenblase, S. 38
Cholelithiasis, S. 60–91
Gallenblasenkarzinom, S. 92–94
Gallengangskarzinom, S. 95–97
Palliative galleableitende Operationen, S. 98–106

Soehendra, N., Prof. Dr.
  Direktor der Abteilung für Endoskopische Chirurgie
  Chirurgische Universitätsklinik
  Martinistr. 52, 2000 Hamburg 20

Endoskopische Verfahren an Gallenblase,
Gallenwegen und Pankreas, S. 9–35

Wagner, P. K., Prof. Dr.
  1. Oberarzt der Klinik für Allgemeinchirurgie
  der Universität
  Baldinger Str., 3550 Marburg

Pankreasverletzungen, S. 149–154

Inhaltsverzeichnis

Pankreas

Inhaltsübersicht der folgenden Bände

Bereits erschienen:

Gallenblase, Gallenwege und Pankreas

Endoskopische Verfahren

Von W. Lierse und N. Soehendra

Allgemeines

Operative Strategie

Endoskopische Eingriffe an den Gallenwegen und am Pankreas setzen eine Duodenoskopie und Papillensondierung voraus. Die von qualifizierter Erfahrung geprägte Beherrschung der Technik der ERCP (endoskopisch-retrograde Cholangio-Pankreatikographie) und deren Interpretation sind dazu unabdingbare Prämissen.

Die Anzeigetafel kommt unter der Voraussetzung steter Operationsbereitschaft der klassischen chirurgischen Kompetenz sehr nahe.

Die Papilla duodeni major als bilio-pankreatische Konfluens bildet für die endoskopische Arbeit den wichtigsten Zugang. Nahezu alle Eingriffe am Gallen- und Pankreasgang erfordern zunächst eine Spaltung der Papille.

Die Papillotomie ermöglicht zahlreiche weitere Behandlungen wie z. B. Steinextraktion, Lithotripsie, Drainage, Bougierung u. ä. m. Die Inzision der Papille verschafft der Diagnostik die Möglichkeit der Gewebeentnahme aus den Gängen. Mit der Biopsiezange oder Bürste können Proben zur histologischen bzw. zytologischen Untersuchung gewonnen werden. Die endoskopische Methode stellt somit eine wichtige Ergänzung zu anderen bildgebenden Verfahren in der Diagnosesicherung dar.

In der Therapie erschließt die Endoskopie eine zusätzliche Dimension zwischen den konservativ-internistischen und chirurgischen Behandlungen. Die Methoden besitzen einen komplementären oder alternativen Charakter, sie sind palliativer oder kurativer Natur.

Präoperativ dient sie zur Überbrückung von manchen kritischen Situationen und somit der besseren Vorbereitung sowie Planung vor einem großen chirurgischen Eingriff. In der postoperativen Phase eignet sich die im allgemeinen schonende endoskopische Therapie zur Behebung von Komplikationen, wie Verschlußikterus, Fistel usw. Risikoreiche Notoperationen oder Reeingriffe lassen sich so u. U. vermeiden.

Im allgemeinen handelt es sich um Passagestörungen benigner und maligner Genesen, die mit Schmerzen, Ikterus und Entzündung einhergehen. Beispiele sind Tumorstenose, Steineinklemmung, Narbenstriktur und Fistel. Mit Ausnahme an der Papille arbeitet die Endoskopie ausschließlich intraduktal nach dem Prinzip des Katheterismus. Kontrollen während des Arbeitens erfolgen zusätzlich mit Hilfe der Durchleuchtung. Ultradünne, sog. Baby-Endoskope, erlauben unter Direktsicht die Applikation von Energien, wie z. B. des Lasers in den Gängen.

Bei der Indikationsstellung sind Erfolgsaussichten und Risiken der Endoskopie gegenüber denen der chirurgischen Verfahren abzuwägen. Bei Patienten mit erhöhten Operationsrisiken sollte die endoskopische Behandlung vorgezogen werden. Mitentscheidend sind die Kompetenz und die persönliche Erfahrung des Endoskopikers. Die Aufklärung des Patienten muß diese Fakten enthalten. Der Hinweis auf andere Alternativverfahren ist obligat.

Spezielle Anatomie

Besonderheiten

- Am Duodenum werden die Pars superior, descendens, horizontalis und ascendens unterschieden, von denen nur der erste Teil vollständig intraperitoneal liegt.
- Die exakte endoskopische Orientierung beginnt im Magen. Als Fixpunkte gelten die große Kurvatur, die faltenreich ist und die Kleinkurvatur, die faltenlos ist. An der Kleinkurvatur grenzt die Angulusfalte das Antrum vom Corpus gastricum ab.
- Das Magenantrum und der Bulbus duodeni (1. Teil der Pars superior) sind faltenlos.
- In der Pars superior duodeni nach dem Bulbus beginnt die ringförmige Faltenstruktur.
- Das Duodenum bildet eine nach links konkave Darmschleife, die annähernd 25–30 cm lang ist. Das beim Fetus in frühen Stadien vorhandene Mesoduodenum dorsale besaß eine Haftlinie an der Wirbelsäule. Dadurch ist es in dieser Zeit beweglich. Es geht bis auf Reste verloren, weil sich die dorsale Anlage des Pankreas entwickelt, sich das Duodenum und das Pankreas an der hinteren Wand des Peritonealsacks angelagert haben und durch Verschmelzung ihres Peritoneums mit dem angrenzenden parietalen Peritoneum sekundär retroperitoneal liegen. Reste des dorsalen Mesoduodenums kommen an der Pars superior duodeni vor. In ihnen verläuft die A. gastroduodenalis. Hier sind die Blätter des Mesoduodenums noch beidseits mit Mesothelzellen bedeckt. In den anderen Teilen des Duodenums verkleben die Mesothelzellen des dorsalen Mesoduodenums und des parietalen Peritoneums, so daß nur noch die ehemalige Tela subserosa und die Grenzlamelle des Peritoneums übrigbleiben. Die ehemalige Tela subserosa wird zum Duodenalbett, in dem feine Arterien verlaufen; die Grenzlamelle des ehemaligen Mesoduodenums bleibt erhalten und trägt unterschiedliche Bezeichnungen: Treitzsche Faszie, Lig. duodenorenale,

dorsale Grenzlamelle, dorsales Mesoduodenum, duodenopankreatische Platte.
– Infolge der Entwicklung liegt das Duodenum (mit Ausnahme der Pars superior) mit seiner Rückfläche retroperitoneal, seine Vorderfläche wird von Peritoneum bedeckt.
– Die Pars descendens verläuft fast parallel zur Wirbelsäule auf ihrer rechten Seite und nimmt den Ductus choledochus und den Ductus pancreatici major et minor auf. Die Pars horizontalis kreuzt den 3. Lendenwirbel.
– Die Papilla duodeni major ist vielgestaltig. Die Variationen reichen von flachen bis zu stark prominenten Formen, die länglich oder oval sein können.

Lagebeziehungen zu anderen Organen

Die Duodenalschlinge weist Lagebeziehungen zu einer Reihe von Organen auf, die teils intra-, teils retroperitoneal liegen: V. cava inferior, Nebenniere, Caput/Corpus pancreatis, Facies visceralis der Leber, Gallenblase, Colon transversum und Dünndarmschlingen.

Die Pars descendens der Duodenalschlinge liegt am rechten Rand des 2.–3. Lumbalwirbels, bei Tiefstand auch in Höhe des 3.–4., bei Hochstand in Höhe des 1. Lendenwirbels. Dorsal bedeckt sie das Hilum der rechten Niere. Von ihm ist sie durch die dorsale Grenzlamelle des Duodenums (duodenopankreatische Platte, Treitzsche Faszie, Lig. duodenorenale) vom pararenalen Fettgewebe und durch die Gerota-Faszie (Fascia renalis anterior) vom perirenalen Fettgewebe getrennt. Bei starker Ausbiegung nach rechts berührt sie auch noch die vordere Nierenfläche, das Nierenbecken und den Ureter. Medial streift sie gerade noch die V. cava inferior.

Ductus choledochus

Lagebeziehungen

Man unterscheidet am Ductus choledochus

– die supraduodenale Partie. Sie mißt etwa ein Drittel (2–5 cm) der Gesamtlänge. Sie kann fehlen.
– die retroduodenale Partie. Sie ist kurz und mißt 1–3,5 cm
– die infraduodenale (intrapankreatische) Partie. Sie ist entweder in das Pankreasgewebe eingebettet, außerhalb des Pankreasgewebes gelegen oder liegt in einer Grube des Pankreaskopfes.
– die intraduodenale Partie. Sie verläuft schräg und hat eine durchschnittliche Länge von 1,4 (3–5) cm.
– die choledochoduodenale Verbindung.

Am Unterrand der Pars superior duodeni weichen folgende Strukturen auseinander:

– Der Ductus choledochus liegt in der Rinne zwischen der Hinterwand der Pars descendens duodeni und dem Kopf des Pankreas und ist meist bedeckt von einer wechselnd ausgebildeten Lingula pancreatis.
– Die V. portae liegt hinter dem Pankreaskopf und bildet sich aus der V. mesenterica superior und der V. splenica.

Der Ductus choledochus verläuft dorsal durch das Pankreas und mündet in der Papilla duodeni major in das Duodenum (Abb. **1a** u. **b, 2a–c**). Die Mündung ist etwa 7,5 (6–9) cm vom Pylorus entfernt. Die Form der Mündung ist rund, oval oder dreieckig und hat eine Länge von 15 mm und eine Breite von etwa 5 mm. Die Form kann sich durch die Sphinkteraktivität ändern. Die Papille ist meist von einer Kapuze der Schleimhaut bedeckt, die keine

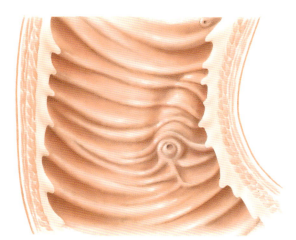

Abb. **1a** Die Papilla duodeni major, ein erhabenes, spindelförmiges Gebilde mißt etwa 15 mm in der Länge und 5 mm in der Breite. Der Porus ist nur knapp 1 mm im Durchmesser. Die etwa 20–30 mm kranial und medial von ihr gelegene Papilla duodeni minor ist nicht größer als ein Stecknadelkopf.

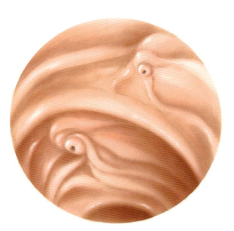

Abb. **1b** Endoskopisch ist die Papilla major unschwer aufzufinden. Der Porus erscheint optisch deutlich warzig (bedingt durch die papilläre Feinstruktur ihrer Innenwand) und umrandet von der glatten Schleimhaut des Duodenums. Die Papilla minor ist dagegen nicht immer leicht darzustellen; ihre winzige Öffnung läßt sich nur bei näherer und genauer Betrachtung erkennen.

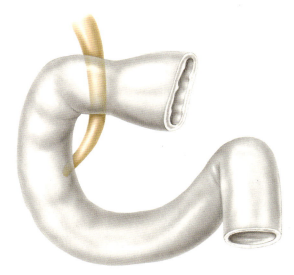

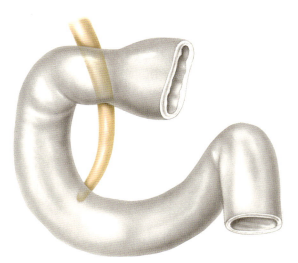

Abb. 2a–d Lokalisation der Papille.
a Die Papilla duodeni major ist meist in Höhe der mittleren Pars descendens duodeni zu finden. Die Konstruktion des Duodenoskops ist auf diese Höhenlokalisation zugeschnitten.

b Gelegentlich liegt sie am Übergang zur Pars horizontalis. Zu solcher tiefen Verlagerung führen zum Beispiel Organptose, Adipositas, Aszites und postoperative Deformierung.

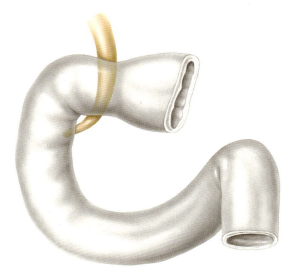

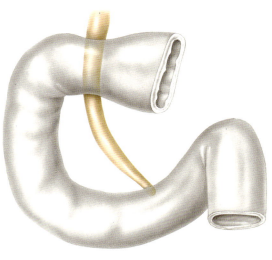

c Nur selten ist die Papille im kranialen Bereich der Pars descendens gelegen.

d Ektope Mündung des Ductus choledochus (sehr selten). Der Gallenabfluß erfolgt weit getrennt vom Pankreassekretabfluß.

intestinalen Drüsen enthält (Abb. **3**). Bevor der Ductus choledochus und der Hauptgang des Pankreas in das Duodenum münden, gehen sie in die Ampulla über, die in der Hälfte bis zwei Drittel der Autopsien gefunden wird. Die Ampulle ist 3–9 mm lang und 3 mm weit. Man unterscheidet an der Mündungsstelle des Ductus choledochus in das Duodenum einen ampullären Abschnitt und ein Engsegment. Das Engsegment ist etwa 8 mm lang und 1 mm weit und hat hier präformierte kollagene Netze in der Wand, die die Enge bestimmen (Dziwisch u. Lierse 1989). Das Engsegment geht distal in die Ampulle mit einem Zwischenstück über, das etwa 10 mm lang ist und allmählich eine Weite von 6 (5–13) mm bekommt. Das gesamte Stück der choledochoduodenalen Verbindung mißt 19 mm (Abb. **4a–e**). Hier kommen Divertikel vor (Abb. **5a–e**).

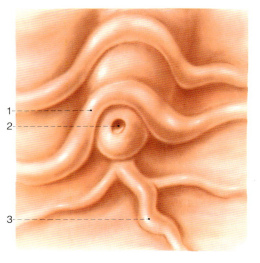

1 Kapuze
2 Porus
3 Frenulum

Abb. 3 Encoskopisches Bild der Papilla duodeni major. Da der Papillenporus nicht selten von den Querfalten („Kapuze") bedeckt ist, gilt das als einziges länglich verlaufende Frenulum als wichtigster Wegweiser.

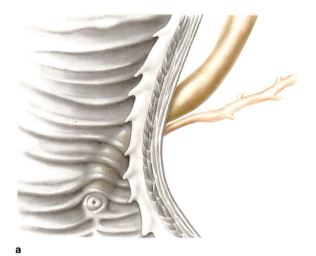

a

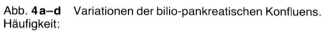

b

Abb. **4a–d**   Variationen der bilio-pankreatischen Konfluens.
Häufigkeit:
a Kurze gemeinsame Endstrecke; 60–70%.
b u. **c** Getrennte Mündungen; 20–30%.
d Langer Zusammenlauf („Common channel"); weniger als 5%.

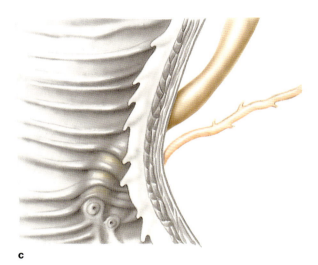

c

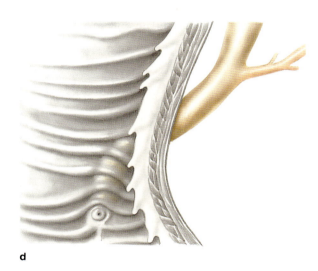

d

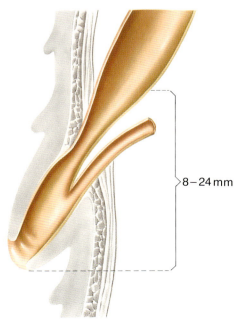

Abb. **4e**   Im Längsschnitt beträgt die Strecke vom Papillenporus bis
zur freien Duodenalwand 8–24 mm. Die Papille ist durchschnittlich
15 mm lang.

8–24 mm

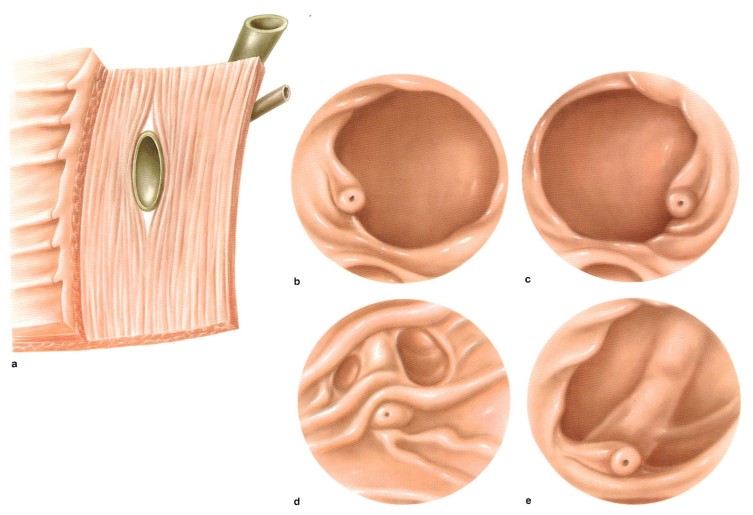

Abb. **5a** Die meisten Duodenaldivertikel sind um die Papilla duodeni major lokalisiert. Juxtapapilläre Divertikel entstehen durch die Lücke in der Tunica muscularis, der Eintrittsstelle des Gallen- und Pankreasgangs in das Duodenum.

Abb. **5b–e** Je nach Zahl, Lage und Größe der Divertikel variiert die Lokalisation der Papille. Meist ist die Papille jedoch am rechten oder linken Rand eines großen Divertikels zu finden (**b, c**). Seltener liegt sie zwischen zwei kleinen Divertikeln (**d**) oder in einem großen (**e**). Die Sondierung kann schwierig sein, wenn der Papillenporus dadurch verlagert ist.

Lagebeziehung des Ductus choledochus zum Pankreas

Der Ductus choledochus liegt entweder hinter dem Pankreasgewebe, in einer Mulde oder ist in das Drüsengewebe eingeschlossen. In einem nach medial und hinten gerichteten Schwung erreicht er in schräger Richtung den Pankreaskopf und passiert ihn. Er endet in der Papilla duodeni major.

Tabelle **1** Maße des Ductus hepaticus communis und des Ductus choledochus (nach Ohto, Ono, Tsuchiya u. Saisho 1978)

Ductus hepaticus communis	
Länge	$6,5 \pm 1,4$ cm
Durchmesser	$6,5 \pm 1,4$ mm
Ductus choledochus	
Länge	$7,6 + 1,5$ cm
Durchmesser	$7,6 \pm 1,5$ mm
Hepatopankreatische Ampulle (Verbindung der Ductus choledochus und pancreaticus)	
Weiter Abschnitt	
Länge	$10,6 \pm 2,8$ mm
Weite	$6,6 \pm 0,2$ mm

Bilio-pankreatischer Konfluens
(s. Abb. **4a–d**).

Die Verbindung des Ductus choledochus mit dem Ductus pancreaticus ist sehr variabel. Es werden drei Typen unterschieden. Beim Typ I verbinden sich Ductus choledochus und Ductus pancreaticus und bilden einen gemeinsamen Gang, eine Ampulla, der eine wechselnde Länge hat.

Beim Typ II öffnen sich beide Gänge getrennt an der Papilla duodeni major und beim Typ III haben beide Gänge einzelne Öffnungen, wobei der Ductus pancreaticus außerhalb der Kapuze mündet.

Die Länge der gemeinsamen Endstrecke beträgt in ⅔ der Fälle 1–5 mm, seltener 10 mm.

Ein sog. *Common channel* mit über 10 mm langer Konfluens ist sehr selten. Eine besondere Form des Common channel, bei der der Gallengang präpapillär in den Ductus pancreaticus major mündet, wird häufiger bei den angeborenen Choldochuszysten (Morbus Caroli) beobachtet. Der distale Ductus choledochus weist in derartigen Fällen gleichzeitig eine kurzstreckige Stenose auf. In ⅕ der Fälle münden beide Gänge getrennt in die Papille ein.

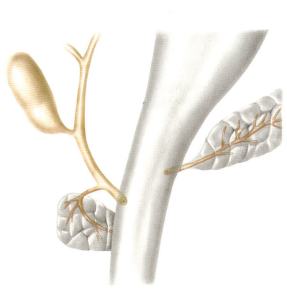
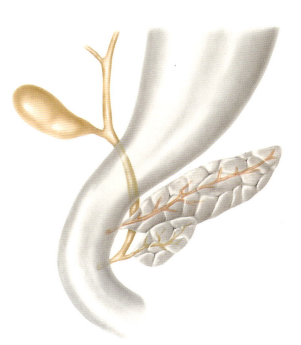

Abb. 6a–e Pancreas divisum. Entwicklungsgeschichte.

a Aus der ventralen Anlage entspringt neben dem Gallengangsystem ein Teil des Pankreaskopfes (Processus uncinatus). Aus der dorsalen Anlage stammt der Rest des späteren Pankreas.

b Im 2.–3. embryonalen Monat kommt es im Rahmen der Drehung zu einer Fusion der beiden Anlagen.

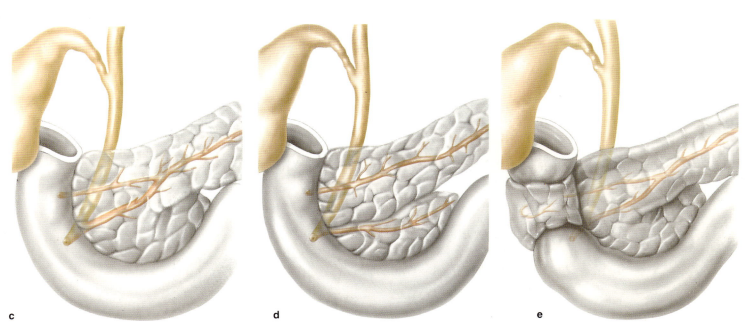

c   d   e

c Der Gang der ventralen Anlage, der mit dem Gallengang in die Papilla major zusammenmündet, vereinigt sich mit dem Gang der dorsalen Anlage. Beide bilden gemeinsam den Hauptgang (Ductus Wirsungianus), während sich die auf die Papilla minor zulaufende Strecke zum Ductus Santorini zurückentwickelt.

d Findet die Verschmelzung der beiden Anlagen nicht statt, so weist das Pankreas zwei getrennte Gangsysteme auf (Pancreas divisum). Der Pankreaskopf ist hierbei größer als normal.

e Beim Pancreas anulare bildet sich ein Ausläufer rings um das Duodenum. Das anormale Organsegment ist oft nur als ein stenosierendes, bandförmiges Rudiment feststellbar. Im Pankreatikogramm läßt sich oft ein ringförmiger dünner Gang darstellen.

Papilla duodeni major et minor (s. Abb. **1a** u. **b, 2a–c**). Die Papilla duodeni major und Papilla duodeni minor sind die Mündungsstellen der Ductus choledochus und pancreaticus oder des Ductus pancreaticus accessorius.
Die Plica longitudinalis duodeni liegt an der Papilla duodeni major.
Zum endoskopischen Bild der Papille gehören (s. Abb. **3**):

– Die Plica longitudinalis, die endoskopisch oft nicht sichtbar ist.
– Die als Kapuze bezeichnete kurze Querfalte, die den Papillenporus bedeckt und
– die kaudale, oft verzweigte kurze Längsfalte, die als Frenulum bezeichnet wird.
   Nur etwa jede sechste Papille wird von einer kräftigen Querfalte überdacht.

Juxtapapilläres Divertikel (s. Abb. **5a–e**). Duodenaldivertikel kommen häufiger im Papillenbereich vor. Für die Endoskopie ist das eine spezielle Situation, weil die Papille aufgrund der atypischen Lokalisation oft schwierig zu finden und zu sondieren ist. Die tiefe Einführung der Sonde in den Gallengang kann beim großen juxtapapillären Divertikel Schwierigkeiten bereiten, da der distale Ductus choledochus nach distal (aboral) verdrängt ist. Die Sondierung muß den atypischen Verlauf des Gallenganges berücksichtigen.

Verschlußapparat. An der Papilla major duodeni liegt der glattmuskuläre Verschlußapparat, der M. sphincter Oddii (M. complexus papillae duodeni). Der Muskel ist ein Sphinkter, der unabhängig von der übrigen Duodenalwandmuskulatur wirkt.
Er wird unterteilt in:

– M. sphincter ductus choledochi. Er ist der wirksamste und stärkste Teil. Er umkreist den terminalen Ductus choledochus mit einer extramuralen Portion. Die distale Portion umgibt den distalen Ductus choledochus, einen Teil der Ampulle und intramural die Mündung des Ductus pancreaticus.
– M. sphincter ampullae hepatopancreaticae. Er reicht von der Verbindung des Ductus pancreaticus und Ductus choledochus bis zur Spitze der Papille. Die Muskelbündel umgeben die Ampulle zirkulär, longitudinal und schräg.
– M. sphincter ductus pancreatici. Der Muskel ist schwach und umkreist die intraduodenale Portion des Pankreasganges.
– M. longitudinalis, longitudinale Muskelbündel. Sie reichen vom Eintritt der Duktus in die Duodenalwand bis zur Spitze der Papille und verbinden die beiden Gänge miteinander und diese mit der Duodenalwandmuskulatur.
– Mm. recurrentes, rückläufige Muskelbündel. Sie verlaufen von der Duodenalmuskulatur zu den Longitudinalbündeln und begrenzen das duodenale Fenster für den Durchtritt der Gänge.

Gefäßversorgung des Duodenums, des Pankreaskopfes und des distalen Ductus choledochus

An der Konkavität der Duodenalschlinge (duodenales C) verlaufen in der Rinne zwischen dem Duodenum und dem Pankreaskopf die beiden Aa. pancreaticoduodenales superiores (A. pancreaticoduodenalis superior posterior, A. pancreatico-duodenalis superior anterior). Die Aa. pancreaticoduodenales superiores sind Äste der A. gastroduodenalis. Die A. pancreaticoduodenalis inferior mit den Rr. anterior und posterior ist ein Ast der A. mesenterica superior. Sie kann hier gemeinsam mit der ersten Jejunalarterie aus einem Trunkus entspringen. Die vordere und hintere Pankreasarkade werden aus dem Truncus coeliacus und aus der A. mesenterica superior versorgt. Die Arkade gibt Rr. duodenales von der Konkavität her zur Konvexität des Duodenums ab.
Die A. retroduodenalis (A. pancreaticoduodenalis superior posterior) versorgt den distalen Teil des Ductus choledochus (Abb. **7a** u. **b**). Sie bildet eine Schlinge, die zunächst ventral, dann dorsal vom Duktus liegt. Als mögliche Varianten gelten: paralleler Verlauf zum Ductus choledochus oder Versorgung aus der A. gastroduodenalis und der A. supraduodenalis (Shapiro u. Robillard 1948).
In der Papilla duodeni major bilden die Gefäße einen Ring an der Spitze; radiäre Äste liegen in der vorragenden Wand.

Innervation

Die Schmerzfasern sollen mit den viszeroafferenten Fasern verlaufen, die das Thorakal- und Lumbalmark erreichen. Die Innervation der extrahepatischen Gallenwege erfolgt über den Plexus hepaticus, der vom Plexus coeliacus ausgeht und die A. hepatica und die V. portae begleitet (Franksson 1947). Der Plexus hepaticus besteht aus einem vorderen und einem hinteren Teil; der hintere begleitet den Ductus choledochus an seiner dorsalen Fläche. Während des intrapankreatischen Verlaufs liegen die Fasern intramural im Ductus choledochus und erreichen die Papilla duodeni major. Die Wirkungsweise sympathischer oder parasympatischer Fasern wird in der Literatur uneinheitlich angegeben.
Das *Pancreas divisum* (Abb. **6a–e**) ist neben dem Pancreas anulare die bekannteste Normvariante. Es unterbleibt der Zusammenschluß beider embryonalen Anlagen. Für die ERCP spielt nur diese Ganganomalie eine Rolle; der Pankreashauptgang mündet, wie in der Abb. **6d** angegeben, in die Papilla minor. Das Pancreas divisum kommt in etwa 5 % der ERCP-Untersuchungen vor. Pathologisch-anatomisch und embryologisch ist die Entstehung weitgehend aufgeklärt, seine klinische Relevanz hinsichtlich der Koinzidenz mit der Pankreatitis bleibt noch völlig offen.

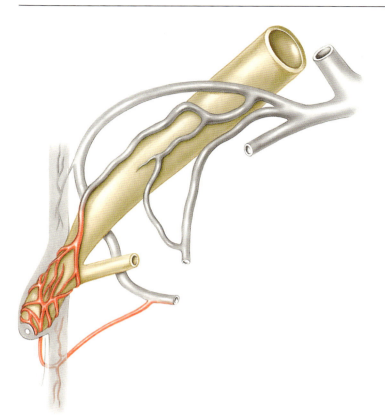
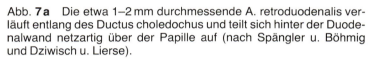
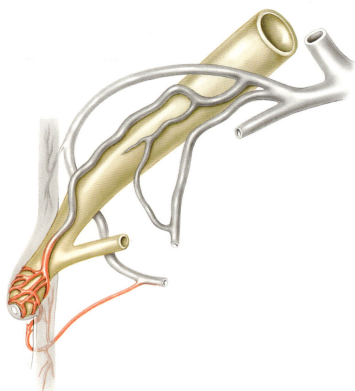

Abb. **7a**   Die etwa 1–2 mm durchmessende A. retroduodenalis verläuft entlang des Ductus choledochus und teilt sich hinter der Duodenalwand netzartig über der Papille auf (nach Spängler u. Böhmig und Dziwisch u. Lierse).

Abb. **7b**   Nur in sehr seltenen Fällen findet die Aufzweigung in der Duodenalwand, nahe der Papille, statt (nach Spängler u. Böhmig und Dziwisch u. Lierse) (rot = bei der Papillotomie u. U. gefährdete Gefäße, ebenso Abb. **7a**).

Technik der ERCP

Für die Papillensondierung eignen sich Duodenoskope mit einem Arbeitskanal von 2,8–3,8 mm.

Spezielle Vorbereitungen

Absolute Nahrungskarenz am Untersuchungstag.
Befreiung von röntgenundurchlässigen Kleidern und Gegenständen. Peripherer venöser Zugang.

Prämedikation: 0,5 mg Atropinsulfat zur Hemmung der Sekretion und zur Vermeidung von vagovagalen Reflexen (cave: Glaukom, Arrhythmie).
10 mg Diazepam oder andere Sedativa i. v. (individuelle Dosierung erforderlich. Cave: alte, stark geschwächte Kranke mit Hypotonus und Ateminsuffizienz).
20–40 mg N-Butylscopolaminiumbromid i. v. zur Dämpfung der Peristaltik.
Flüssiges Dimethylpolysiloxan wirkt lokal für die Beseitigung von störender Schaumbildung im Duodenum. Die Applikation kann gezielt durch den Arbeitskanal des Endoskops erfolgen.
Lidocain-Spray zur Lokalanästhesie des Rachens.

Kontrastmittel: Bereitstellung eines 30–40% wasserlöslichen Kontrastmittels.

Lagerung

Linksseitenlage, gelegentlich Bauchlage bei ungünstigen Papillenlokalisationen. Beim Situs inversus totalis Rechtsseitenlage.

Arbeitsschritte

1 Einführung des Endoskops in Linksseitenlage.
2 Inspektion des Magens und Absaugen vorhandenen Sekrets.
3 Passage des Pylorus.
4 Inspektion des Bulbus duodeni.
5 Begradigung des Endoskops nach Passage der oberen Duodenalflexur.
6 Darstellung der Papille.
7 Sondierung des gewünschten Gangsystems nach entsprechender Einstellung der Papillenposition.
8 Kontrastmittelinstillation unter Durchleuchtung.
9 Entfernung des Endoskops.
10 Umdrehen des Patienten zunächst auf den Rücken.
11 Röntgenaufnahmen in verschiedenen Positionen zur Dokumentation der Befunde einschließlich der Abflußverhältnisse an der Papille im Stehen (cave: Blutdruckabfall).

Nach Einführung des Endoskops in den Magen orientiert man sich zunächst an der kleinen und dann an der großen Kurvatur (Abb. **8a**). Die Passage des Pylorus mit einem orthograden Duodenoskop kann gelegentlich schwierig sein. Bei hypotonem oder Angelhakenmagen invertiert das Gerät dabei leicht in den Magenfundus (Abb. **8b–e**). Der entscheidende Vorgang der Duodenoskopie ist die Begra-

digung des Instruments nach Erreichen der oberen Duodenalflexur (Abb. **8f–g**). Gestreckt bleibt das Endoskop stabil liegen; in dieser Position läßt sich die Papille am günstigsten darstellen und die Sonde am leichtesten einführen. Meist erkennt man die Papille am Frenulum. Durch langsames Zurückziehen des Gerätes wird dann der Porus aufgesucht und möglichst in die 12-Uhr-Position gebracht. Bei

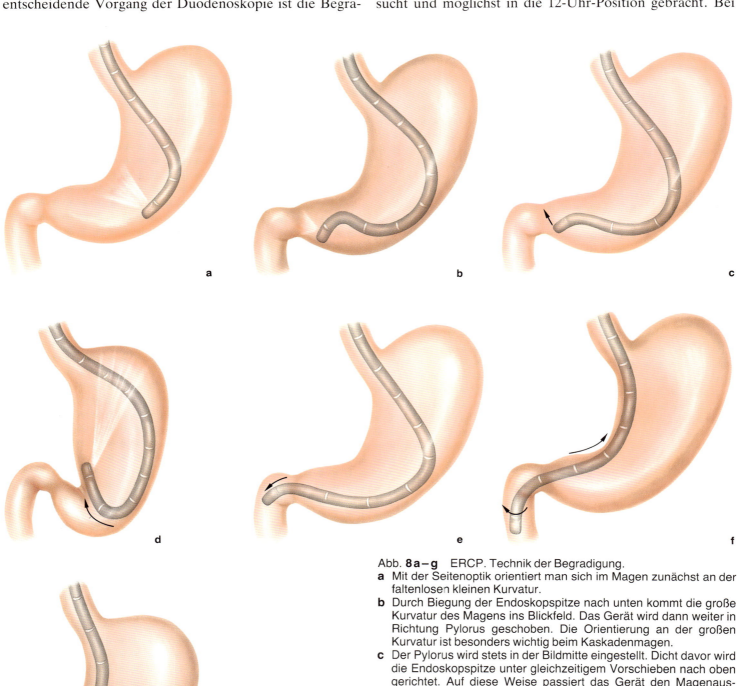

Abb. **8a–g** ERCP. Technik der Begradigung.
a Mit der Seitenoptik orientiert man sich im Magen zunächst an der faltenlosen kleinen Kurvatur.
b Durch Biegung der Endoskopspitze nach unten kommt die große Kurvatur des Magens ins Blickfeld. Das Gerät wird dann weiter in Richtung Pylorus geschoben. Die Orientierung an der großen Kurvatur ist besonders wichtig beim Kaskadenmagen.
c Der Pylorus wird stets in der Bildmitte eingestellt. Dicht davor wird die Endoskopspitze unter gleichzeitigem Vorschieben nach oben gerichtet. Auf diese Weise passiert das Gerät den Magenausgang.
d Mißlingen kann die Pyloruspassage bei ptotischem Magen, da das Instrument dabei sehr leicht in den Fundus abgleitet.
e Im Bulbus duodeni wird das Endoskop weiter bis hinter die obere Flexur geschoben.
f Die obere Duodenalflexur benutzt man als Hypomochlion zur Begradigung des Gerätes. Die Instrumentenspitze wird hierbei entsprechend des Verlaufs des duodenalen „C" maximal nach rechts und gleichzeitig nach unten gebogen. Das kleine Bedienungsrad wird fixiert und das große mit dem linken Daumen festgehalten. Während des Zurückziehens rutscht das Endoskop spontan in die Pars descendens duodeni.
g Der Begradigungsvorgang wird durchgeführt, bis die Papille im Blickfeld erscheint.

kaudal liegenden Papillen hilft eine manuelle Kompression des Bauchs von rechts lateral und kaudal.

Vielfach lassen sich Gallen- und Pankreasgang simultan mit Kontrastmittel füllen, indem die Sonde nur etwa 1 mm in die Papille eingeführt wird. Die selektive Kanülierung des Ductus choledochus erfordert mehr Erfahrung.

Die gezielte Intubation setzt die Kenntnis über den Insertionsmodus der Gänge in die Duodenalwand voraus. Während der Ductus choledochus fast ausnahmslos steil gegen die Duodenalhinterwand in der oberen Hemisphäre der Papille endet, mündet der Ductus Wirsungianus relativ flach in den unteren Bereich aus drei verschiedenen Richtungen und zwar am häufigsten von medial oder dorsal, selten von lateral (Abb. **9**). Nur selten kreuzen beide Gänge unmittelbar vor ihrer Einmündung in die Papille, so daß der Zugang zum Ductus choledochus links von dem des Pankreasganges zu liegen kommt.

Eine spezielle Situation stellt der resezierte Magen dar. Der Billroth-I-Magen bereitet der ERCP keine besonderen Probleme, dagegen können bei Gastrojejunostomien

Schwierigkeiten auftreten. Im wesentlichen entscheidet die Länge der zuführenden Schlinge über den Erfolg der ERCP. Man bevorzugt bei Billroth-II-Mägen ein prograndes langes Endoskop (Enteroskop), da das Jejunum damit leichter zu passieren ist.

Die retrokolische Gastrojejunostomie hat in der Regel eine relativ kurze zuführende Schlinge (Abb. **10**). Der Weg zur Papille kann bei antekolischen oder Roux-Anastomosen besonders lang sein (Abb. **11a** u. **b** u. **12**).

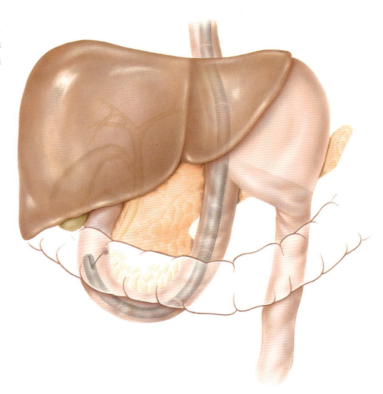

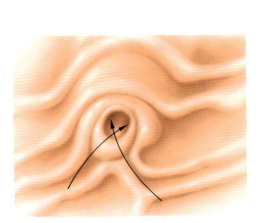

Abb. **9** Sondierungsrichtung des Gallen- bzw. Pankreasgangs. Der Porus des Gallengangs findet sich in der Regel bei 11 Uhr. Für die Katheterisierung wird die Sonde nach dem Einsetzen der Spitze an dieser Stelle flach nach unten gedrückt und gleichzeitig weitergeschoben. Störende herabhängende Querfalten („Kapuze") werden vorher mit der Sondenspitze geliftet. Den Zugang zum Ductus Wirsungianus findet man bei 5 Uhr. Entsprechend des anatomischen Verlaufs erfolgt die Entrierung nach dem Einsetzen der Sonde im unteren rechten Quadranten des Papillenporus medialwärts.

Abb. **10** ERCP beim Billroth-II-Magen. Die zuführende Schlinge bei der retrokolischen Anastomose ist relativ kurz. Die ERCP kann daher mit einem gewöhnlichen prograden Gastroskop oder einem Duodenoskop vorgenommen werden.

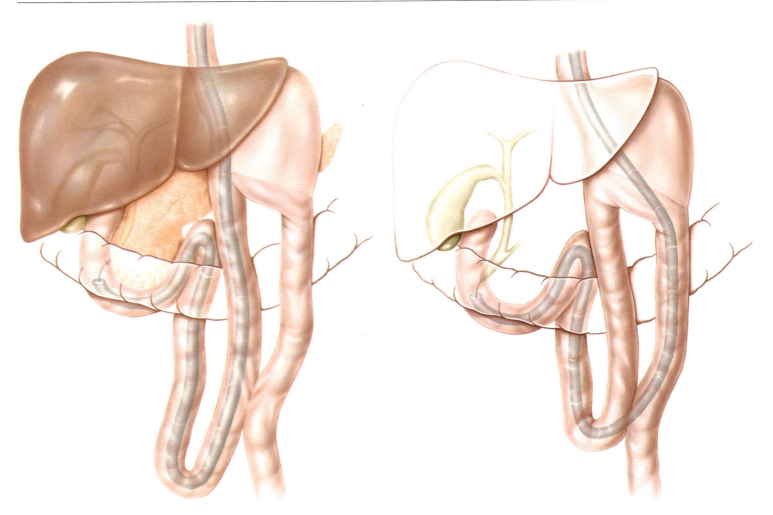

Abb. **11a** Die antekolische Gastrojejunostomie hat einen langen zuführenden Schenkel. Die Passage der Schlinge geschieht am besten mit einem prograden Enteroskop. An der Braun-Anastomose führt die rechts gelegene Lichtung in der Regel zum Duodenalstumpf.

Abb. **11b** Gelegentlich läßt sich das Endoskop an der Fußpunktanastomose wegen des spitzen Winkels nicht weiter in die zuführende Schlinge schieben. Es empfiehlt sich dann, den Weg über den abführenden Schenkel zu versuchen.

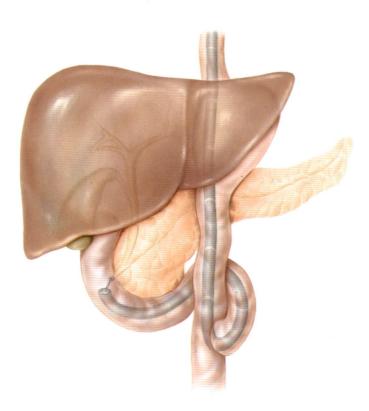

Abb. **12** Bei der Roux-Y-Anastomose stellt sich das Problem ähnlich wie bei der antekolischen Gastroenterostomie mit Braun-Anastomose dar.

Technik der Papillotomie

Definitionsgemäß versteht sich die Papillotomie als eine Spaltung der Papille. Beim Gallengang wird der Sphinkter des Ductus choledochus in der Regel nicht vollständig durchtrennt. Die Inzision der Papille erfolgt nach Bedarf. Zur Extraktion von größeren Konkrementen wird sie maximal ausgeführt. Für eine Drainage reicht eine minimale Spaltung aus.

Die Papillotomie soll im allgemeinen nicht länger als 15 mm sein. Eine zuweitgehende Spaltung birgt die Gefahr einer retroduodenalen Perforation und einer Blutung in sich. Die A. retroduodenalis verläuft nahe der Duodenalhinterwand über dem distalen Choledochus.

Das „Erlanger Papillotom" hat sich als Standardinstrument für die endoskopische Papillenspaltung bewährt. Modifikationen, wie Precut-Papillotom oder Papillotom mit Führungsdraht können bei einem engen Porus hilfreich sein (Abb. 13).

Diathermie zur Inzision

Monopolar. Kombination von Schneide- und Koagulationsstrom im Verhältnis 2:1. Die Wahl der Stärkestufen orientiert sich an der Ausgangsleistung des eigenen Gerätes. Der Koagulationsstrom soll die Blutung verhindern und darf beim Schneiden kein starkes Ödem verursachen, da sonst die Gefahr einer akuten Pankreatitis droht.

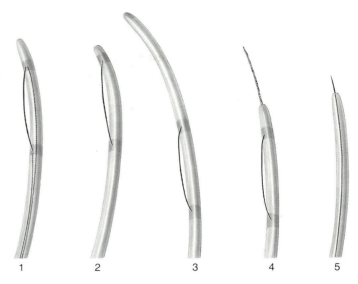

Abb. **13**   Das Sortiment der Papillotome.

1 Das Erlanger Modell als das Standardinstrument
2 „Precut"-Papillotom mit kurzer Spitze
3 „Longnose"-Papillotom
4 Papillotom mit Führungsdraht
5 Nadel-Papillotom

Standardverfahren (Erlanger Methode)

Arbeitsschritte (Abb. **14a–d**)

1 Stellung von Diagnose und Indikation durch die ERCP.
2 Einführung des Papillotoms in den Ductus choledochus.
3 Zurückziehen des Papillotoms bis etwa die Hälfte des Schneidedrahtes sichtbar ist.
4 Mäßiges Anspannen des Schneidedrahtes in „11–12 Uhr"-Position.
5 Schrittweises Schneiden mit kurzen Stromstößen.

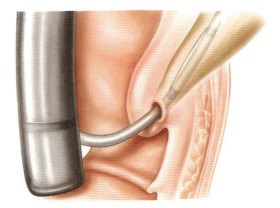

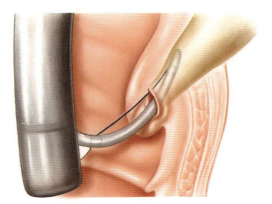

Abb. **14a–d**   Das Verfahren der Standardpapillotomie.
a Das Erlanger Papillotom wird zunächst tief in den Gallengang eingeführt. Dies wird durch Kontrastmittelinstillation anschließend überprüft.

b Danach zieht man das Papillotom zurück, bis etwa die Hälfte des Schneidedrahtes aus der Papille sichtbar ist. Dann wird der Draht mäßig angespannt. Vor der Stromgabe überzeugt man sich nochmals von der richtigen Lage des Schneidedrahtes.

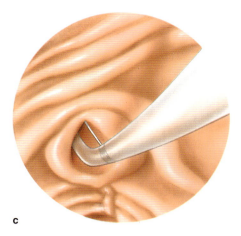

c

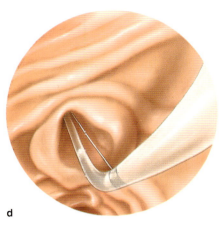

d

Abb. **14c** u. **d**   Die endoskopischen Bilder demonstrieren die optimale Schnittrichtung bei 11 Uhr. Die Spaltung der Papille geschieht in kleinen Schritten mit kurzen Stromstößen. Es wird stets darauf geachtet, daß der Draht lediglich mit dem Papillendach Kontakt hat. Die nötige Anspannung kann zusätzlich durch Anheben des Papillotoms mit dem Albarran-Hebel erzielt werden. Grundsätzlich soll nur die Papille aufgeschnitten werden. Die Inzision hört etwa 1 mm vor dem Übergang zur Duodenalwand auf. Erweiterungsschnitte mit Einbeziehung des Choledochussphinkters sollen nur zur Extraktion großer Konkremente durchgeführt werden, da sie mit höheren Blutungs- und Perforationsrisiken behaftet sind.

Alternative Techniken für schwierige Situationen

Beim engen Papillenporus, der sich nicht mit dem Erlanger Papillotom sondieren läßt, kann eine der folgenden Techniken angewandt werden (Abb. **15–20**). Ihre Ausführung ist jedoch nicht immer einfach. Ausreichende Erfahrung und Routine werden vorausgesetzt.

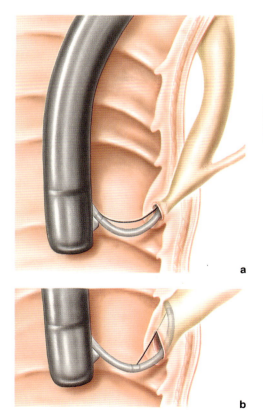

a

b

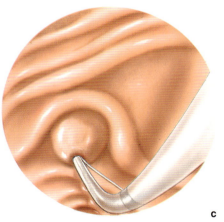

c

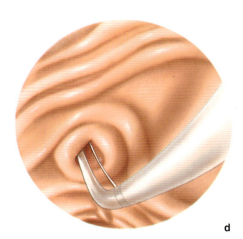

d

Abb. **15a–d**   „Precutting"-Technik. Sie kommt zur Anwendung, wenn das Papillotom nicht in den Gallengang eingeführt werden kann, z. B. bei einer Papillenstenose.

a u. **b**   Das „Precut"-Papillotom besitzt eine kurze Spitze, so daß der Schneidedraht leicht mit dem Papillenporus in Berührung kommt. Man inzidiert das Papillendach von dem Ostium aus in Richtung 11 Uhr, um in den Gallengang zu gelangen. Die Inzision beträgt meist nur 1–2 mm. Nach Einführung des Papillotoms kann dann die vollständige Spaltung der Papille in üblicher Weise vorgenommen werden.

c   Im endoskopischen Bild läßt sich erkennen, daß aufgrund des rigiden Papillenporus nur die Spitze des Papillotoms eingeschoben werden kann. Durch Betätigung des Albarran-Hebels wird das Papillendach mit dem vorderen Teil des Drahtes eingeschnitten. Nach jeder Inzision versucht man erneut, den Gallengang mit dem Papillotom zu intubieren.

d   Die komplette Papillotomie erfolgt dann nach dem Standardverfahren.

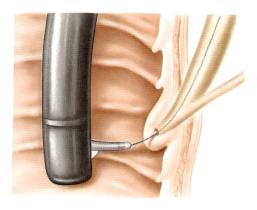

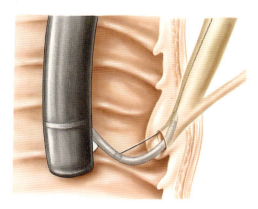

Abb. **16a** u. **b**   Papillotomie mit Hilfe des Führungsdrahtes.

a Läßt sich das Papillotom wegen zu engem Porus nicht in den Gallengang einführen, so kann zunächst ein flexibler Mandrin vorgeschoben werden.

b Über diesem „Pfadfinder" gelingt es dann leicht, das Papillotom in den Gallengang einzulegen. Die Papillotomie folgt in der üblichen Weise.

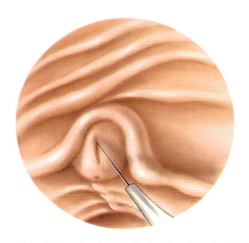

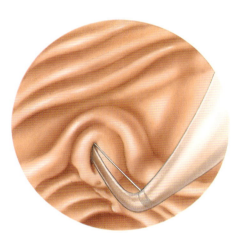

Abb. **17a** u. **b**   Technik der Papillendachinzision. Auch dieses Verfahren eignet sich für Papillen mit engem, nicht sondierbarem Ostium.

a Mit Hilfe eines Nadel-Papillotoms wird das Dach der Papille über der Gallengangmündung eingeschlitzt. (Die Diathermie wird dafür niedriger dosiert. Man verwendet überwiegend Schneidestrom.)

b Nach Aufschneiden der Gallengangmündung (erkennbar am Austritt von Galle) wird das Standard-Papillotom eingeführt, um die Spaltung zu vervollständigen.

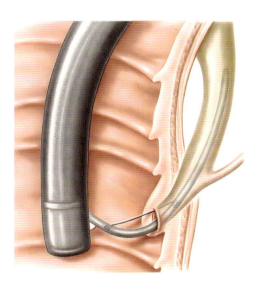

Abb. **18**   Papillotomie mit dem „Longnose"-Papillotom. Dieses Papillotom hat eine etwa 5 cm lange Spitze. Sein Schneidedraht befindet sich also weiter zur Mitte der Sonde. Das Instrument hat den Vorteil, daß es während der Inzision unverändert im Gallengang bleibt. Der Schneidevorgang kann schrittweise in gleicher Position sowohl beim Vorschieben als auch beim Zurückziehen der Sonde geschehen.

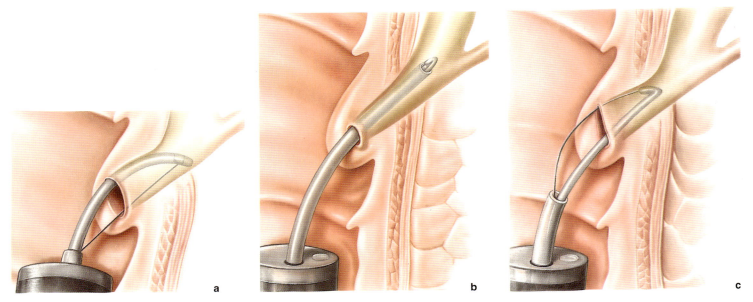

a   b   c

Abb. **19a**   Für den Billroth-II-Magen kann das Erlanger Papillotom nicht verwendet werden. Wegen der umgekehrten Verhältnisse ist die Einführung des Instruments schwierig und die Schneiderichtung falsch.

Abb. **19b** u. **c**   Das spezielle Billroth-II-Papillotom ist so konstruiert, daß die konvexe Seite zum Schneiden umfunktioniert wird. Der

Bogen dreht sich automatisch zur Seite des Lumens, da er auf der festen Rückwand der Papille nicht stehen kann. Das Papillotom wird geschlossen wie ein Katheter in den Gallengang eingeführt. Nach Herausschieben des Drahtes wird das Papillotom langsam zurückgezogen, bis etwa die Hälfte des Drahtes aus der Papille ragt. Das Schneiden kann dann beginnen.

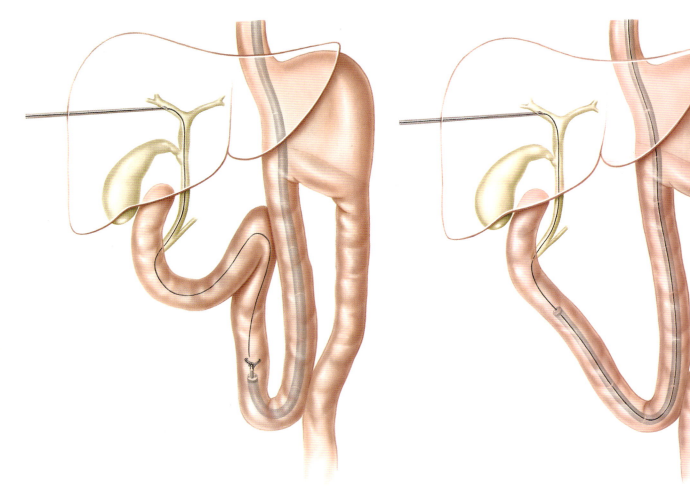

Abb. **20a**   Bei dem sog. Rendezvous-Verfahren wird ein etwa 400 cm langer, flexibler Führungsdraht (0,035 inch) perkutan-transhepatisch wie zur Drainage in den Hauptgallengang eingelegt und durch die Papille ins Duodenum weitergeschoben. Mit einer Faßzange oder einer Schlinge zieht man dann den Draht durch das Endoskop.

Abb. **20b**   Mit Hilfe des Drahtes läßt sich das Endoskop an die Papille heranbringen. Zur Spaltung der Papille braucht nur das spezielle Instrument benutzt werden (s. Abb. **16**).

Spezielle Erkrankungen und Behandlungsmethoden

Gallenblasen- und Gallengangsteine

Ziele und Methoden

Das Hauptziel der endoskopischen Steinextraktion aus der Gallenblase und dem Gallengang ist die Vermeidung einer Operation, besonders bei Patienten mit Risikofaktoren. Als solche gelten das Alter (ab 65. Lebensjahr), Grund- und Begleitkrankheiten sowie Adipositas. Cholangitis, Ikterus und Pankreatitis sind häufige Komplikationen der Erkrankung an Gallengangsteinen, bei deren Koexistenz das Operationsrisiko höher zu kalkulieren ist.
Die Vorteile der endoskopischen Behandlung sind:

- geringe Morbidität und Letalität,
- Narkoseersparnis,
- kurzer Krankenhausaufenthalt und
- niedrige Kosten.

Die endoskopische Steinextraktion kann als eine Alternative zur Operation angesehen werden, wenn sich diese Vorteile bieten. Die Beherrschung der Methoden ist obligate Voraussetzung.
Die Extraktion der Steine aus den Gallenwegen und der Gallenblase macht in der Regel eine vorherige Papillenspaltung erforderlich. Winzige oder weiche Konkremente lassen sich gelegentlich auch ohne Papillotomie entfernen. In solchen Fällen wird die Papille nur mit einem Ballonkatheter dilatiert. Seltener wird der perkutan-transhepatische Weg zur Extraktion intrahepatischer Gallengangsteine beschritten.
Das Ergebnis der endoskopischen Steinextraktion hängt nicht nur vom Erfolg der Papillotomie (bzw. der Papillendilatation), sondern auch von der Größe und Lokalisation der Konkremente sowie der Weite des zu passierenden Gallengangsegments ab. Bei fest eingeklemmten oder intrahepatisch gelegenen Steinen kann die endoskopische Extraktion versagen. In solchen Fällen ist eine vorherige Lithotripsie angezeigt.
Gallensteine können endoskopisch, mechanisch, elektrohydraulisch oder mit dem gepulsten Laser (Nd: YAG-, Farb-L.) zertrümmert werden. Extrakorporal kann es mit Stoßwellen wie bei den Nierensteinen erfolgen (extrakorporale Stoßwellen-Lithotripsie = ESWL). Andere Verfahren, wie z.B. die Ultraschall- oder Wasserstrahlzertrümmerung, befinden sich noch im Experimentierstadium. Die mechanische Lithotripsie ist unter den bisher klinisch erprobten Methoden die einfachste.

Indikationen

Absolute Indikationen

Zwingend angezeigt ist die endoskopische Behandlung bei:

- Kranken mit erhöhtem Operationsrisiko,
- frisch operierten Patienten mit Residualsteinen nach erfolglosem Vorgehen durch den T-Drain,
- der biliären Pankreatitis infolge einer Steineinklemmung in der Papille.

Relative Indikationen

Jüngere Patienten mit Cholezysto- und Choledocholithiasis oder mit Rezidivsteinen, wenn das Risiko der Choledochotomie bzw. eines zweiten Eingriffs höher als das der endoskopischen Papillotomie erscheint.

Kontraindikationen

- Manifeste Gerinnungsstörung.
- Endoskopisch unbehebbare Gallengangstenosen, da die Aussicht auf Erfolg gering ist und die Gefahr einer späteren aszendierenden Cholangitis droht.
- Fehlende Kooperation des Patienten. Liegt eine absolute Indikation vor, kann jedoch der endoskopische Eingriff in Narkose vorgenommen werden.

Risikofaktoren und Aufklärungshinweise

Die Aufklärung kann bei sehr alten und schwerkranken Patienten Probleme bereiten, insbesondere wenn der Endoskopiker den Kranken zu wenig, nur kurz oder gar nicht kennt, wie dies bei ambulanter Behandlung sein kann. Grundsätzlich soll bei auswärtigen Patienten das Aufklärungsgespräch – unter Umständen im Beisein der nächsten Familienangehörigen – bereits im Herkunftskrankenhaus stattfinden. Dies entbindet den Endoskopiker aber keinesfalls von seiner Aufklärungspflicht.
Die Risiken beginnen bei der Prämedikation. Kontrastmittelreaktionen sind äußerst selten. Eine Kontrastmittelallergie kommt bei der ERCP praktisch nicht vor.
Spezifische Risiken sind:

- Blutung; Häufigkeit: etwa 2%.
- Pankreatitis; Häufigkeit: etwa 1%.
- Perforation; Häufigkeit: unter 1%. Sie kann sowohl

durch das Endoskop (am Ösophagus) als auch durch die Papillotomie (retroduodenal) verursacht sein.
– Einklemmung von Dormia-Körbchen; Häufigkeit: unter 1%.

Bei transhepatischem Vorgehen sind es überwiegend Blutung, Galleaustritt und Verletzungen der benachbarten Organe. Die Werte liegen etwas höher. Jede dieser Komplikationen kann – wenn auch sehr selten – lebensbedrohlich und operationspflichtig werden.
Die Risiken des Eingriffs hängen zusätzlich vom Zustand und von der Belastbarkeit des Patienten ab.
Wichtig ist, dem Patienten zu sagen, daß die endoskopische Behandlung zwar ein schonenderes Verfahren gegenüber der Operation darstellt, aber daß sie eigene Grenzen hat. In 1–2% kann die erforderliche Papillotomie mißlingen; dies gilt besonders für den Billroth-II-Magen. In etwa 10% der Fälle bleibt die Steinextraktion ohne Erfolg. Auf die eventuell notwendige Erweiterung des Eingriffs durch die Lithotripsie soll hingewiesen werden. Die Therapie muß unter Umständen (z. B. bei multiplen großen Konkrementen) fraktioniert in mehreren Sitzungen erfolgen. Trotz des Einsatzes der intraduktalen Lithotripsie und der ESWL läßt sich eine Steinfreiheit in 1–2% der Fälle nicht erreichen.

Spezielle Vorbereitungen

– Wie zur ERCP (s. S. 9).
– Gerinnungsstatus.

Prämedikation: Wie zur ERCP (s. S. 9).

Lagerung: Linksseitenlage, notfalls auch Bauchlage.

Arbeitsschritte (Abb. 21 u. 22)

1 Stellung der Diagnose und Indikation durch die ERC.
2 Durchführung der Papillotomie.
3 Extraktion der Steine von distal nach proximal. Kleine und weiche Konkremente mit dem Ballonkatheter, größere mit dem Dormia-Körbchen.
4 Bei großen, nicht extrahierbaren Steinen: mechanische Lithotripsie (wenn verfügbar und je nach Situation, eventuell Zertrümmerung mit Laser oder Elektrohydraulik).
5 Bei Versagen der intraduktalen Lithotripsie: ESWL.
6 Abschließende ERC zur Dokumentation der Steinfreiheit.

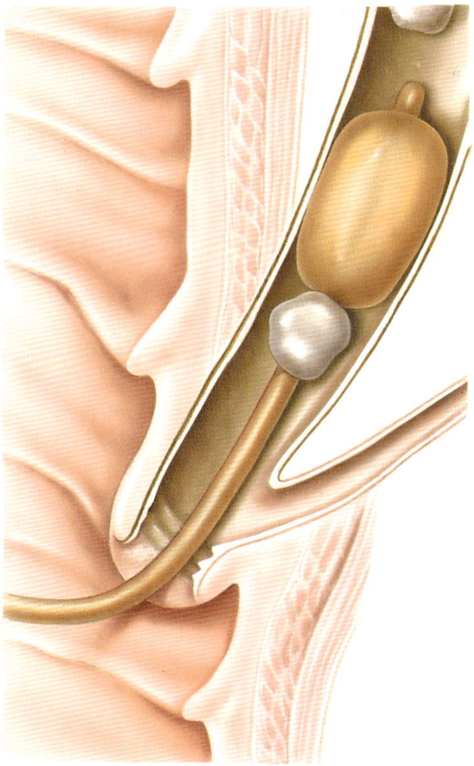

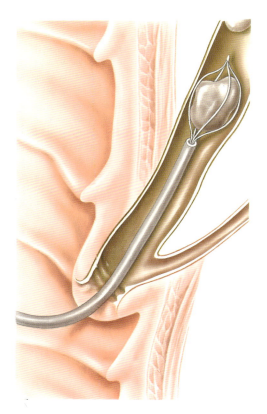

Abb. **21** Im Anschluß an die Papillotomie sollen möglichst alle Steine extrahiert werden, um Einklemmung und Cholangitis zu vermeiden. Kleine oder weiche Konkremente können mit dem Ballonkatheter (7 French, Ballonvolumen 2–3 ml) entfernt werden.

Abb. **22** Dormia-Körbchen eignen sich besser für größere Steine (5–7 French, Korbgröße 3–4 cm). Das Basket wird geschlossen in den Gallengang eingeführt und oberhalb des zu extrahierenden Steins aufgemacht. Durch Hin- und Herbewegen wird das Konkrement in das Körbchen eingefangen und herausgezogen. Um Einklemmungen zu vermeiden, soll die Extraktion der Steine einzeln und von distal erfolgen.

Spezielle Technik

Extraktion des inkarzerierten Papillensteins
(Abb. 23 a–c)

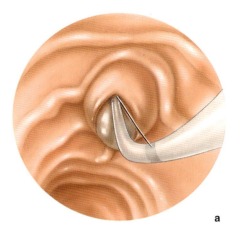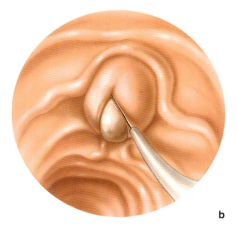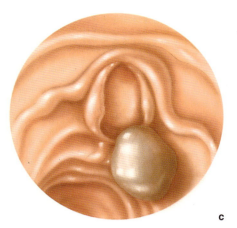

a   b   c

Abb. **23a** Beim eingeklemmten Stein kann das „Precut"-Papillotom zum Aufschneiden der Papille benutzt werden. Die Technik ähnelt der des Precutting: Nach Einsetzen der Papillotomspitze wird das Papillendach in Richtung 11 Uhr schrittweise inzidiert.

Abb. **23b** u. **c** Ist die Papillenöffnung nach kaudal verlagert und kann deshalb nicht intubiert werden, kommt das Nadel-Papillotom zur Anwendung. Das Papillendach wird hierbei über dem Stein aufgeschlitzt, bis dieser herausschlüpft (**c**).

Mechanische Lithotripsie

Die mechanische Zertrümmerung von großen, nicht extrahierbaren Steinen kann durch das Endoskop (Abb. **24a** u. **b**) erfolgen. Ohne Endoskop ist der Einsatz größerer Metallsonden möglich. Der Vorteil ist neben der höheren Kraftanwendung die Schonung der Glasfaserinstrumente (Abb. **25a–d**).

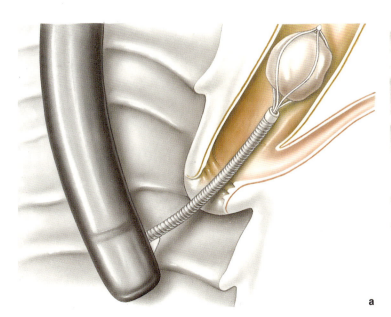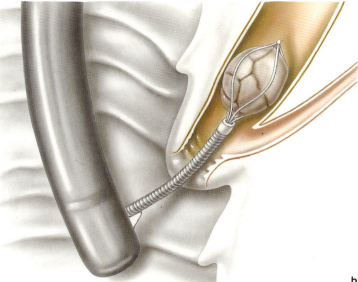

a   b

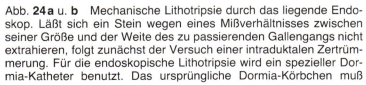

Abb. **24a** u. **b** Mechanische Lithotripsie durch das liegende Endoskop. Läßt sich ein Stein wegen eines Mißverhältnisses zwischen seiner Größe und der Weite des zu passierenden Gallengangs nicht extrahieren, folgt zunächst der Versuch einer intraduktalen Zertrümmerung. Für die endoskopische Lithotripsie wird ein spezieller Dormia-Katheter benutzt. Das ursprüngliche Dormia-Körbchen muß also zunächst entfernt werden. Gelingt es nicht, den Stein aus dem Fangkorb herauszuschütteln, wird dieser bis zur Bifurkation hochgeschoben. Durch Öffnen geht das Basket in einen der Hepatikusäste hinein, und dabei wird der Stein, der in der Regel größer ist als das Hepatikuslumen, herausfallen. Das Körbchen kann dann im Lebergang geschlossen und herausgezogen werden.

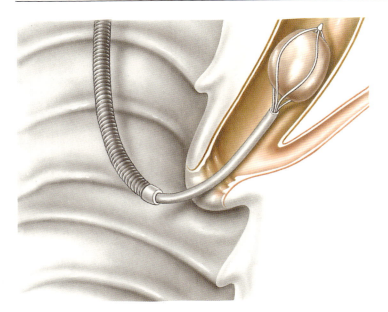

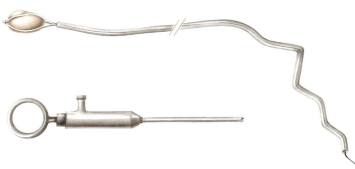

Abb. 25 a Nicht-endoskopische mechanische Lithotripsie. Hierbei wird der Handgriff des Dormia-Katheters zuerst abgeschnitten, damit das Endoskop entfernt werden kann. Der Stein bleibt im Korb festgehalten durch den Teflonkatheter.

Abb. 25 b Um das Mitherausziehen des Teflonkatheters bei Entfernung des Endoskops zu vermeiden, wird der Zugdraht des Dormia-Katheters am Griff mehrfach geknickt.

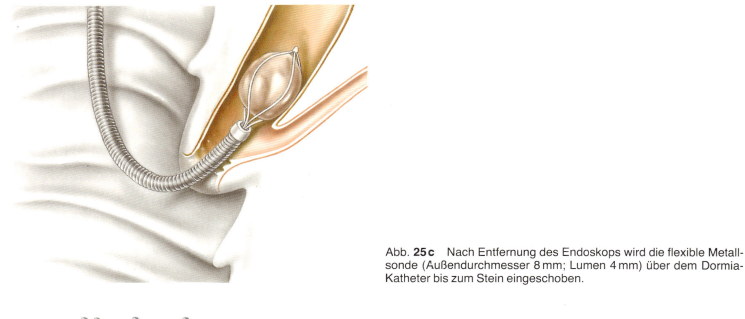

Abb. 25 c Nach Entfernung des Endoskops wird die flexible Metallsonde (Außendurchmesser 8 mm; Lumen 4 mm) über dem Dormia-Katheter bis zum Stein eingeschoben.

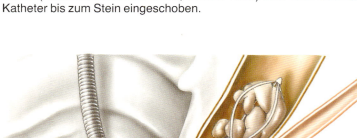

Abb. 25 d Das distale Ende der Metallsonde wird dann zusammen mit dem Zugdraht des Dormia an die Spule angeschlossen.

Abb. 25 e Durch Betätigung der Spule wird der Stein an die Metallsonde gedrückt und zertrümmert. Die Fragmente werden abschließend endoskopisch extrahiert.

Einlage der nasobiliären Sonde (Abb. 26)

Die transnasal herausgeleitete Gallengangsonde dient zur Spülung sowie Applikation von Medikamenten und Kontrastmitteln. Ihre Hauptindikationen sind eitrige Cholangitis, chemische Litholyse und ESWL-Behandlung.

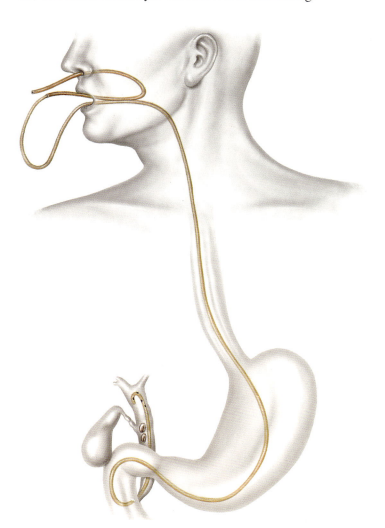

- die retroduodenale Perforation. Häufigste Ursache ist die zu weite Inzision.
- die Blutung. Hämorrhagien aus den Schnitträndern sistieren in der Regel spontan. Schwere arterielle Blutungen stammen aus der A. retroduodenalis. Sie treten praktisch nur bei sehr weiten Inzisionen auf.

Therapie der Komplikationen

Akute Pankreatitis: möglichst konservative Behandlung. Bei schweren Verläufen mit Peritonitis gelten die bekannten chirurgischen Regeln.

Retroduodenale Perforation: nasobiliäre Sonde oder Endoprothese, Magensonde, parenterale Ernährung und Antibiotika. Bei Peritonitis: Laparotomie.

Blutung: Die Blutstillung sollte zuerst endoskopisch erfolgen, z. B. durch die Unterspritzung (Abb. 27).
Beim Versagen der endoskopischen Blutstillung kann vor dem operativen Eingreifen noch die superselektive arterielle Embolisation versucht werden.

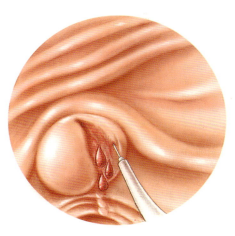

Abb. 26 Als nasobiliäre Sonde dient ein 5–7 French dicker, 300 cm langer Pig-tail-Katheter aus Teflon. Ein flexibler 0,035-inch-Führungsdraht wird benötigt, um die Spitze zu begradigen. Der Katheter wird in üblicher Weise in den Gallengang eingelegt, danach kann der Mandrin entfernt werden. Durch simultanes Vorschieben des Katheters wird das Endoskop langsam herausgezogen. Mit Hilfe einer zweiten weichen Sonde wird der Gallengangkatheter transnasal herausgeleitet.

Abb. 27 Unterspritzung zur Stillung der Papillotomieblutung. Beide Schnittränder werden submukös mit verdünnter Adrenalinlösung (1:20000) infiltriert. Bei arteriellen Hämorrhagien werden um das blutende Gefäß anschließend einige Milliliter 1%iger Polidokanollösung als Sklerosierungsmittel injiziert. Die sofortige Blutstillung erlaubt das Fortsetzen des endoskopischen Eingriffs in den Gängen. Rasches Handeln ist die Voraussetzung zum Erfolg, da sonst die Sicht durch Blut beeinträchtigt wird.

Komplikationen

Die Steineinklemmung in der Papille kann mit akuter Pankreatitis, Ikterus und Cholangitis einhergehen. Das dramatische Krankheitsbild der sog. biliären Pankreatitis wird oft geprägt durch die Cholangitis und Cholangiosepsis. Die endoskopische Behandlung ist einfach und verschafft eine sofortige Besserung.
Spezifische Komplikationen sind überwiegend auf die Papillotomie zurückzuführen. Im wesentlichen handelt es sich um:

- die akute Pankreatitis. Meist infolge einer übermäßigen Traumatisation des Pankreasgangs bei der Kanülierung oder durch einen falschen Schnitt ausgelöst.

Korbeinklemmung: Methode der Wahl ist die mechanische Lithotripsie, sonst chirurgisch.

Korbabriß: Extraktion mit einer Faßzange (Abb. **28a** u. **b**).

Steineinklemmung: kommt meist nach der mechanischen Lithotripsie vor, insbesondere wenn der distale Choledochus relativ eng ist. In solchen Fällen empfiehlt es sich, zunächst eine nasobiliäre Sonde oder eine Endoprothese einzulegen. Nach etwa einer Woche gelingt in der Regel die vollständige Extraktion der Steinfragmente, wenn sich die Schwellung zurückgebildet hat.

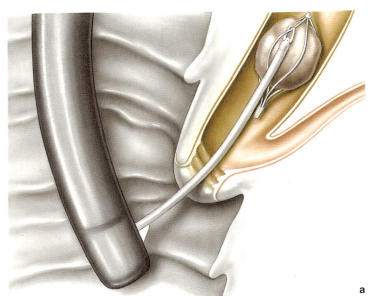
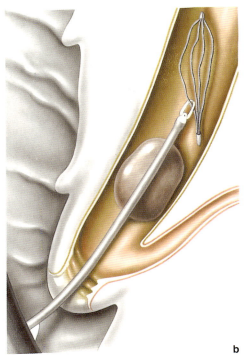

Abb. **28a** u. **b** Extraktion eines abgerissenen Dormia-Korbes. Mit einer Fremdkörperzange (Rattenzahnzange) wird das Basket gefaßt und nach oben geschoben. Auf diese Weise läßt sich der Stein wieder befreien und das Körbchen entfernen. Diese Komplikation kommt praktisch nur bei der mechanischen Lithotripsie vor; sie ist sehr selten, da die Dormia-Körbchen für diesen Zweck entsprechend gebaut sind.

Spätkomplikationen

Die Papille bleibt nach der endoskopischen Spaltung in der Regel für immer offen. Der Wegfall der Sphinkterfunktion führt zwangsläufig zur Aszension von Gas und Duodenalinhalt in die Gallengänge. Die Aerobilie ist daher ein gewöhnliches röntgenologisches Bild nach der EPT. Langzeitergebnisse haben gezeigt, daß Spätstörungen relativ selten sind. Ob der möglicherweise raschere enterohepatische Kreislauf Folgen nach sich ziehen wird, konnte bisher nicht festgestellt werden.

Cholangitis: tritt als Komplikation nach der endoskopischen Behandlung auf, wenn eine Abflußstörung vorliegt, z. B. bei Steinrezidiv oder Gangstenose.

Steinrezidiv: echte neugebildete Gallengangkonkremente sind überwiegend Pigmentsteine. Ihre Häufigkeit liegt bei 1–2%.
Die meisten Rezidivsteine kommen aus der belassenen Gallenblase.

Cholezystitis: grundsätzlich sollte eine Cholezystektomie im Intervall nach der endoskopischen Extraktion der Gallengangsteine erfolgen. Wird eine Steingallenblase wegen Inoperabilität belassen, muß das Risiko einer späteren Komplikation in Kauf genommen werden. Die Gefahr einer Zystikuseinklemmung ist um so größer, je kleiner die Steine sind. In einem dreijährigen Beobachtungszeitraum wird das Risiko mit etwa 1% beziffert.

Papillenstenose: Eine narbige Verengung entsteht nur nach einer inkompletten Inzision.

Gallengangsteine

Perkutan-transhepatisches Vorgehen

Dieses Verfahren stellt eine Alternative dar, wenn die transpapilläre endoskopische Methode nicht möglich ist. Eine solche Situation kann sich zum Beispiel ergeben bei:

– Billroth-II-Mägen,
– intrahepatischer Cholangiolithiasis.

Prämedikation: Sedativa und Analgetika, selten Narkose.

Lagerung: Rückenlage mit Hochlagerung des rechten Armes.

Abb. **29** Perkutan-transhepatische Punktion eines intrahepatischen Gallengangs von lateral. Der Einstich durch die Haut erfolgt in der Regel im 7. ICR an der mittleren Axillarlinie. Zur Darstellung der Gänge (PTC) wird die dünne Chiba-Nadel wegen der minimalen Traumatisierung verwendet. Einen anderen Zugangsweg stellt das ventro-dorsale Vorgehen dar.

Nach Einführung des flexiblen Mandrin kann dann die Bougierung schrittweise vorgenommen werden. Um einen für das Cholangioskop passierbaren Kanal herzustellen, sind mehrere Dilatationsvorgänge über einige Wochen erforderlich.

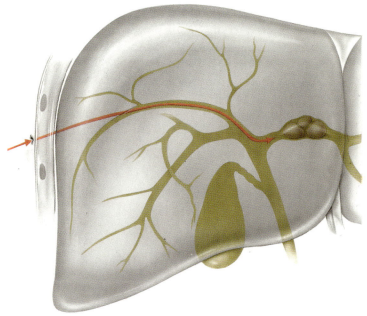

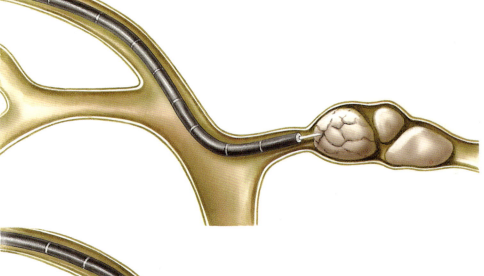

Abb. **30** Mit dem Cholangioskop können Steine aus den Gallengängen entfernt werden. Größere Konkremente müssen vorher intraduktal mit einem der bekannten Lithotripsieverfahren (mechanisch, Elektrohydraulik, Ultraschall oder Laser) zerkleinert werden.

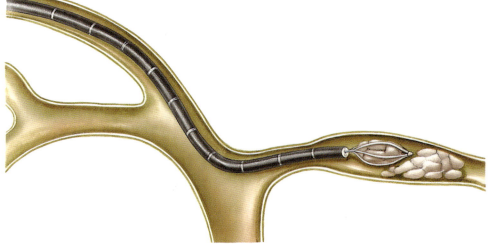

Abb. **31** Die Extraktion der Fragmente erfolgt mit dem Dormia-Körbchen.

Komplikationen

Das Risiko der Behandlung liegt vorwiegend in der Tunnelung der Leber. Bekannte Zwischenfälle sind Blutung, Galleaustritt und Verletzung benachbarter Organe.

Therapie

Bei Blutung und Gallenaustritt vorerst abwartend, unter Umständen sonographisch gezielte Einlage einer Drainage, bei zunehmender Symptomatik Laparotomie.

Gallenblasensteine

Steine in der Gallenblase können mit Hilfe verschiedener endoskopischer Methoden aufgelöst oder zertrümmert und dann eliminiert werden; dies kann perkutan-transhepatisch oder transpapillär geschehen.

Perkutan-transhepatische Extraktion

Die Gallenblase wird hierbei perkutan-transhepatisch entweder unter sonographischer oder röntgenologischer (nach oraler bzw. intravenöser Cholezystographie) Kontrolle punktiert. Mit steigenden Bougies stellt man den für die Cholezystoskopie notwendigen Kanal her. Steinzertrümmerung und -extraktion erfolgen in gleicher Weise wie im Gallengang (Abb. **32**).

Litholyse

Die chemische Auflösung von Gallensteinen erfolgt z. Zt. mit Methyl-Tert-Butyl-Ether (MTBE) und EDTA-Lösung (für kalkhaltige Konkremente).
Mit dem MTBE lassen sich die am häufigsten vorkommenden Cholesterinsteine auflösen. Eine Steinfreiheit läßt sich in nahezu 50% der Fälle erzielen.
Zur Instillation des Lösungsmittels ist die Katheterisierung der Gallenblase notwendig. Dies kann entweder perkutan-transhepatisch oder endoskopisch-transpapillär erfolgen.
Die retrograde transpapilläre Sondeneinlage hat den Vorteil, daß die Risiken der Leberpunktion vermieden werden und daß der Ductus cysticus weitgehend durch den Katheter verschlossen wird. Bei akuter Cholezystitis kann die Gallenblase drainiert und mit antibiotischen Lösungen gespült werden (Abb. **33–36**).

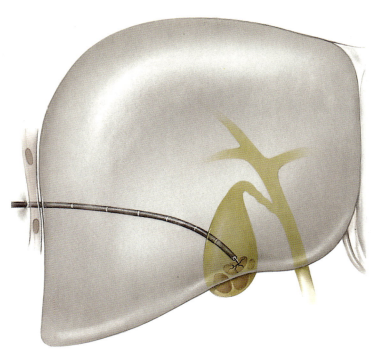

Abb. **32** Perkutan-transhepatische Cholezystoskopie zur Extraktion von Steinen.

Das Kombinationsverfahren mit der MTBE-Lyse erweitert die Anwendungsmöglichkeiten der ESWL. Die bisherige Rate der dafür geeigneten Patienten von 20% läßt sich dadurch auf etwa 80% steigern, da Größe und Zahl der Steine keine limitierenden Faktoren mehr sind. Eine Steinfreiheit kann bei allen Cholesterinsteinen innerhalb von 10 Tagen erzielt werden.

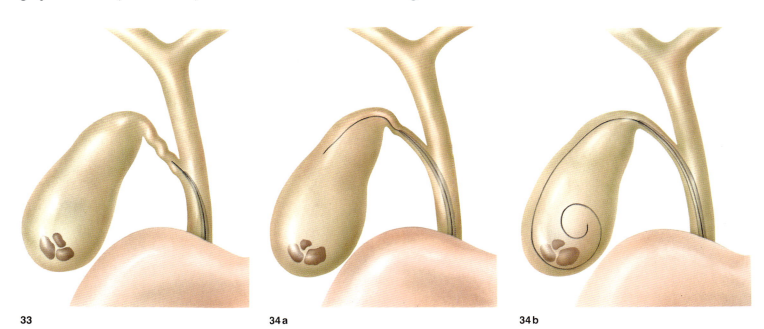

33   34 a   34 b

Abb. **33** Mit Hilfe eines gebogenen Dilatators (7 French dicker Teflonkatheter mit einer auf etwa 4 French verjüngten Spitze) wird ein 0,035 inch dicker Führungsdraht, dessen Spitze besonders flexibel ist, unter Durchleuchtungskontrolle in die Mündung des Ductus cysticus hineinmanövriert.

Abb. **34 a** u. **b** Dem flexiblen Führungsdraht folgend wird der Dilatator vorgeschoben. Auf diese Weise läßt sich der Ductus cysticus schrittweise strecken und der Mandrin schließlich in die Gallenblase hineinschieben.

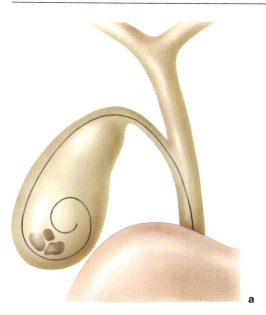

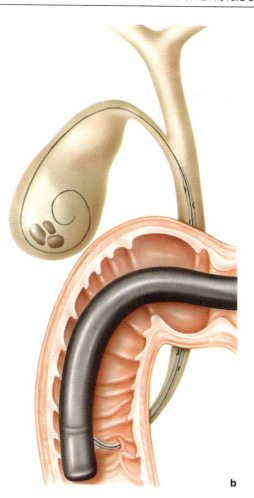

Abb. **35 a** u. **b**   Dann wird der Dilatator entfernt und über dem Führungsdraht ein 7 French dicker Teflonkatheter mit mehreren Seiten-
löchern eingelegt.

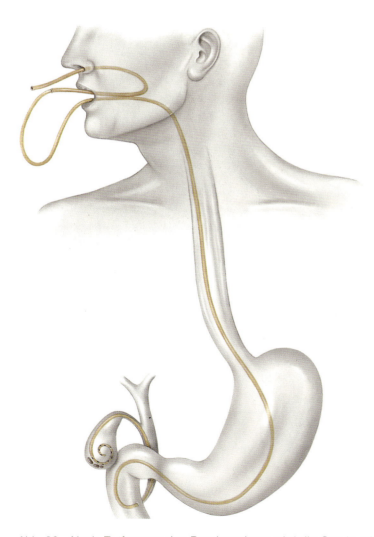

Komplikationen

Bedingt durch den Übertritt vom MTBE in den Darm
können Schmerzen und Narkosewirkung auftreten. Derartige Störungen lassen sich durch eine vorherige genaue
Bestimmung des Gallenblasenvolumens unter Durchleuchtung vermeiden.
Die übrigen Komplikationsmöglichkeiten sind auf S. 21
wiedergegeben.

Abb. **36**   Nach Entfernung des Duodenoskops wird die Sonde mit
Hilfe einer zweiten dickeren aus der Nase herausgeleitet.

Maligner Verschluß des Gallengangs

Ziele und Methoden

Das Hauptziel der endoskopischen Behandlung beim malignen Verschlußikterus ist die sofortige Wiederherstellung des Galleflusses. Schwerkranken Patienten soll damit rasch geholfen werden. Die definitive kurative Operation kann später nach Besserung des Allgemeinzustandes vorgenommen werden. Als palliative Maßnahme dient sie zur Beseitigung des Ikterus und zugleich des oft quälenden Pruritus. Der ungestörte Gallefluß ins Duodenum ist Voraussetzung für die Wiederherstellung des Appetits und der Verdauung.

Als Hauptverfahren gilt die transpapilläre Einlage einer Endoprothese. Sie ist wegen der geringeren Risiken und Belastung für den Kranken der perkutan-transhepatischen Drainage (PTD) vorzuziehen. Für den papillennahen Verschluß kommt die suprapapilläre Fistelung des gestauten intramural gelegenen Choledochus in Betracht.

Indikationen

Absolute Indikationen

- Verschlußikterus bei alten und schwerkranken Patienten.
- Verschlußikterus mit Fieber und Leukozytose (eitriger Cholangitis).

Relative Indikationen

- Präoperative Entlastung.
- Fehlender Abfluß des Kontrastmittels im Anschluß an die ERCP.

Kontraindikationen

- Manifeste Gerinnungsstörung.
- Multiple intrahepatische Verschlüsse, wie z. B. bei Cholangiokarzinomen, Lebermetastasen u. a.
- Präfinales Stadium eines Verschlußikterus.

Der symptomatischen Drainagebehandlung werden wie allen anderen palliativen Maßnahmen ethische Grenzen gesetzt. Die Belastung und die Komplikationsträchtigkeit des endoskopischen Eingriffes dürfen nicht die zu erwartende Verbesserung der Lebensqualität übersteigen.

Risikofaktoren und Aufklärungshinweise

Zu den Risiken der Endoskopie und der Papillotomie zählen die möglichen Verletzungen an den Gallengängen

durch den Führungsdraht. Sie kommen sehr selten vor. Läsionen durch das Endoskop treten kaum auf. Im wesentlichen handelt es sich also um die bekannten Zwischenfälle der Papillotomie, die zur Erleichterung des Eingriffes Voraussetzung ist: Blutung, Pankreatitis und Perforation der Duodenalwand.

Auf die Problematik der Aufklärung bei sehr alten und schwerkranken Patienten, insbesondere wenn sie von auswärtigen Krankenhäusern kommen, sei hingewiesen (s. unter „Gallengangsteine"). Über die Aussicht der endoskopischen Drainage muß der Patient informiert sein. Durchschnittlich beträgt die Erfolgsrate des Eingriffes 85–90%. Schwierigkeiten bereiten die papillennahen Pankreastumoren und die Gallengangkarzinome. Ein Befall der Papille und des Duodenums kann die Kanülierung des Gallengangs unmöglich machen. Karzinome des Ductus choledochus verursachen oft hochgradige, geknickte Stenosen, die schwer passierbar sind.

Im Falle einer Komplikation muß der Patient unter Umständen mit einer operativen Revision rechnen, deren Erfolg natürlich auch vom Gesamtzustand und der Belastbarkeit des Erkrankten abhängt.

Spezielle Vorbereitungen

- Wie zur ERCP (s. S. 9).
- Gerinnungsstatus. Bei einem länger bestehenden Verschlußikterus ist die parenterale Gabe von Vitamin K empfohlen.

Prämedikation: Wie zur ERCP (s. S. 9).

Lagerung: Linksseitenlage.

Arbeitsschritte (Abb. **37 a–e**)

1 Stellung der Diagnose und Indikation durch die ERCP.
2 Lokalisierung und Ausmessung der Stenose am Gallengang, um die passende Prothese auszuwählen.
3 Durchführung einer minimalen Papilleninzision.
4 Einlegen des Führungsdrahtes.
5 Dilatieren der Stenose.
6 Einlage der Prothese.

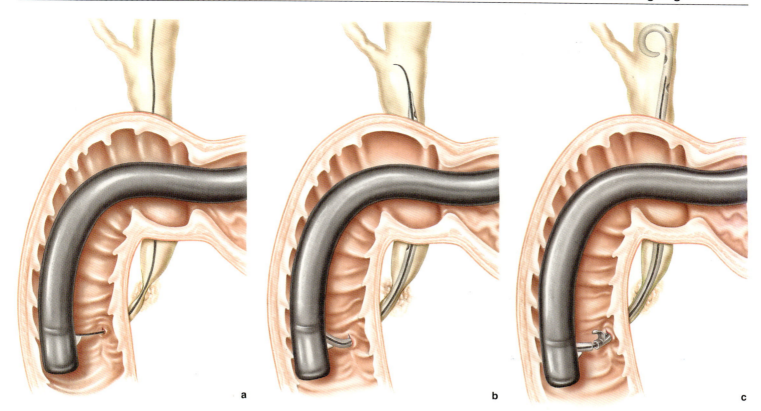

a   b   c

Abb. 37a–e Transpapilläre Implantation einer Gallengangprothese.

a Nach einer kleinen Papillotomie wird flexibler Führungsdraht mit Hilfe eines Dilatators durch die Stenose geschoben (Gesamtlänge 300 cm, 0,035 inch). Der Dilatator ist ein 170 cm langer und 7 French dicker, radiopague Teflonkatheter; seine Spitze ist verjüngt und gebogen wie die ERCP-Sonde.

b Mit dem Dilatator wird die Stenose einige Male geweitet. Danach folgt die Plazierung der Prothese mit Hilfe eines „Pusher". Dieser ist ein wie die Prothese gleichkalibriger, 170 cm langer Teflonka-

theter, der zur besseren Unterscheidung eine andere Farbe hat. Die Prothese kann entweder direkt über dem Draht oder über dem Dilatator eingeschoben werden. Bei dem letztgenannten Verfahren werden ein längerer Draht und Katheter benötigt.

c Ist die Prothese über die Stenose plaziert, wird der Mandrin langsam zurückgezogen. Dabei wird der „Pusher" gegen das Ende der Prothese gepreßt. Man achtet stets darauf, daß der Abstand zwischen Optik und Papille so kurz wie möglich gehalten wird. In dieser Position gewinnt man die größte Schubkraft.

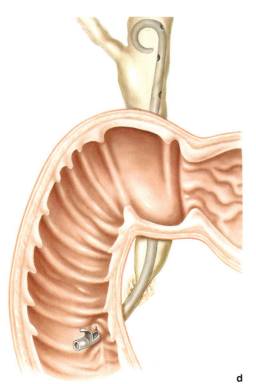

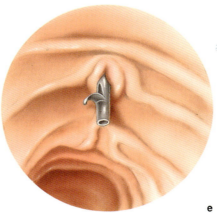

e

d

d u. e Das duodenale Ende der Prothese soll nicht mehr als 1–2 cm aus der Papille herausragen, um Verletzungen des Duodenums zu vermeiden (Prothesenlänge 10–15 cm). Ein seitlicher Widerhaken verhindert das Hineinrutschen in den Gallengang. Bei den Pig-tail-Kathetern sorgt die Krümmung der Spitze für den Verbleib im Gang. Die geraden Modelle haben dafür seitliche Widerhaken. Zur optimalen Drainage werden zusätzlich Seitenlöcher angebracht, die oberhalb der Stenose zu liegen kommen. Als Prothesenmaterial dienen Teflon, Polyäthylen und Polyurethan. Teflon ist wegen seiner Härte und Gleitfähigkeit am besten geeignet.

Spezielle Technik (Abb. 38a u. b)

Suprapapilläre Fistelung (Choledochoduodenostomia interna, Fistulotomie, Infundibulotomie).

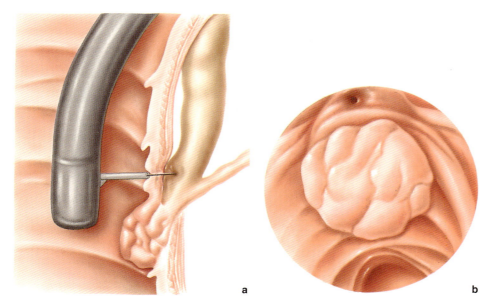

a   b

Abb. **38a** u. **b**   Bei einem Verschluß im Bereich der Papille wölbt sich der distale Teil des Ductus choledochus ins Duodenallumen. Kann die Papille nicht intubiert werden, wird zur Entlastung eine Punktion unmittelbar kranial der Papille mit dem Nadel-Papillotom vorgenommen. Die Technik ist relativ einfach, sie eignet sich daher als schnelle Abhilfe zur Drainage, z. B. beim Papillenkarzinom.

Komplikationen

Die eingriffbedingte Komplikationsrate liegt bei 2%. Die Zwischenfälle werden hauptsächlich von der vorausgehenden Papillotomie ausgelöst. Es handelt sich im wesentlichen um Blutung, Pankreatitis und Duodenalperforation (s. Abschnitt „Gallengangsteine"). Verletzungen durch den Führungsdraht sind sehr selten. Die spezifische Letalität beträgt etwa 1%.
Zu den Frühkomplikationen nach einer erfolgreichen Prothesenimplantation zählen neben Katheterverstopfung und -dislokation auch die Cholangitis sowie die Cholezystitis, die bei einer inkompletten Drainage auftreten können. Eine solche Situation stellen die einseitige Katheterisierung beim Karzinom im Hilusbereich und die nicht drainierte Gallenblase beim Verschluß des Ductus cysticus dar.

Therapie der Komplikationen

s. S. 21.

Spätkomplikationen

Die häufigste Spätstörung der endoskopischen Drainagebehandlung ist die Verstopfung der Prothese, die nach durchschnittlich 3 Monaten auftreten kann. Das Nachlassen der Drainagewirkung macht sich durch den Wiederanstieg der cholestaseanzeigenden Parameter bemerkbar. Ein rechtzeitiges Auswechseln der verstopften Prothese verhindert die Entstehung einer Cholangitis. Die meisten Patienten erleben wegen des fortgeschrittenen Tumorleidens diese Komplikation nicht mehr.

Benigne Gallengangerkrankungen

Stenose, Fistel

Gutartige Stenosen und biliäre Fisteln stellen weitere Indikationen zur endoskopischen Behandlung dar.

Indikationen und Methodenwahl

Die aufgrund intraoperativer Verletzungen entstandenen Strikturen oder Leckagen können mit der endoskopischen Endoprothese versorgt werden. Eine Reoperation läßt sich vermeiden, wenn die Indikation frühzeitig gestellt wird.

Die Gallengangprothese wird bei Stenosen im allgemeinen für 3–6 Monate belassen; bei Fisteln reicht eine Verweildauer des Katheters von wenigen Wochen aus.

Die Vorbougierungen erfolgen bei hochgradigen Strikturen mit den Teflon-Bougies (Abb. **39**) oder mit dem Ballonkatheter (Abb. **40**).

Die transpapilläre Drainage ist weiterhin angezeigt bei der Röhrenstenose im Rahmen der chronischen Kopfpankreatitis und bei anderen Verengungen, die operativ nicht angegangen werden können.

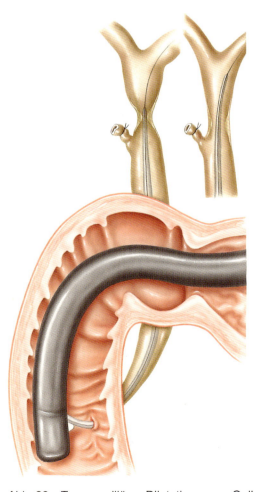

Abb. **39** Transpapilläre Dilatation von Gallengangstenosen mit Katheter-Bougies. Diese Technik wird häufig zur Vorbereitung bei der Prothesenlegung angewandt. Vier Bougiegrößen stehen zur Verfügung (7–14 French). Die Spitze ist jeweils verjüngt auf mindestens 4 French. Entsprechende Führungsdrähte sind auszuwählen (0,038 inch für Fr. 7–10er).

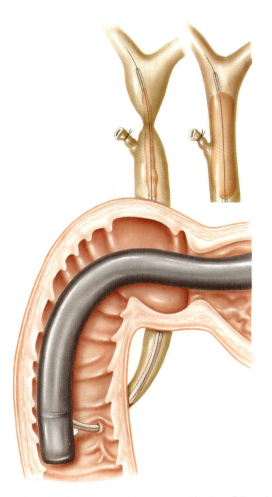

Abb. **40** Transpapilläre pneumatische Dilatation mit hydrostatischen Ballons. Das Prinzip ist ähnlich wie das der Katheterdilatation Auch hiermit ist der Bougierungseffekt nicht permanent. Um einen lang andauernden Erfolg zu erzielen, soll im Anschluß eine möglichst dicke Endoprothese (mindestens 10 French) eingelegt werden. Nach einem Intervall von etwa 4 Wochen kann eine zweite Prothese zur Steigerung der Dehnungswirkung implantiert werden.

Papillenadenom

Umschriebene gutartige Adenome der Papille können endoskopisch mit der Polypektomieschlinge in toto abgetragen werden (Abb. **41 a–d**). Primär stellt die endoskopische Papillektomie eine diagnostische Maßnahme dar. Erst nach Erhalt des histologischen Befundes wird entschieden, ob die alleinige endoskopische Behandlung ausreicht. Die Vollständigkeit der Exstirpation muß anschließend nochmals durch mehrfache Biopsien nachgewiesen werden. Wegen der Rezidivneigung sind endoskopische Kontrollen in 3monatigen Abständen bei diesem Therapievorgehen unabdingbar.

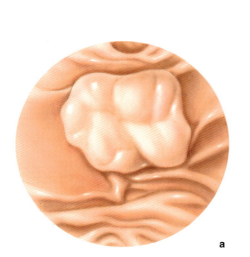

a

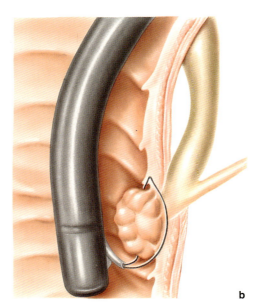

b

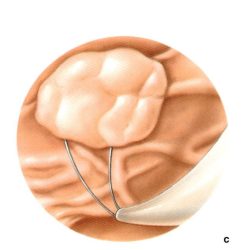

c

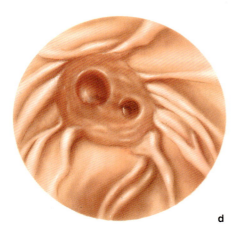

d

Abb. **41 a–d** Technik der Papillektomie. Zur Abtragung umschriebener Adenome der Papille verwendet man eine gewöhnliche Polypektomie-Schlinge. Die Spitze der Schlinge wird kranial des Adenoms angesetzt und als Hypomochlion benutzt. Durch Herunterdrücken der vollständig ausgefahrenen Schlinge läßt sich der Tumor einfangen. Bevor Strom zugeführt wird, prüft man nochmals genau, ob nur das Adenom angeschlungen ist. Zur Abtrennung genügt eine niedrigere Energie als die zur Papillotomie (Schneide-/Koagulationsstrom 1:1). Strebt man eine komplette Abtragung an, werden die Ränder bei Bedarf mit der Koagulationssonde zusätzlich verschorft. Abschließend sollen die Mündungen der Gänge vorsichtig sondiert werden. Besteht Zweifel an der Freidurchgängigkeit wegen Ödembildung, sollen die Gänge mit dünnem Katheter (5–7 French) drainiert werden.

Komplikationen

Blutung und Perforation sind mögliche Zwischenfälle bei der Papillektomie.

Therapie der Komplikationen

Blutungen lassen sich sofort durch Unterspritzungen mit verdünnter Adrenalinlösung (1 : 20000) stillen.
Perforationen sind bei sorgfältiger Durchführung des Eingriffes äußerst selten. Die Frequenz dieser Komplikationen liegt für die Blutung bei ca. 1–2% und für die Perforation deutlich geringer. Zu befürchten ist die Gefahr der akuten Pankreatitis nach der Papillektomie. Vorsorglich sollten die Mündungen des Gallen- und Pankreasgangs am Ende des Eingriffs behutsam sondiert werden. Bei zu starker Ödembildung sind beide Gänge sofort mit 5–7 French dicken Kathetern für etwa eine Woche zu schienen.

Obstruktive Pankreatitis

Ziele und Methoden

Ähnlich wie am Gallengang strebt die endoskopische Therapie am Pankreas in erster Linie die Wiederherstellung des Sekretflusses an. Ihr Hauptziel ist die Schmerzbeseitigung. Durch die Behebung der Abflußstörungen (Stenosen und Steine), sollen Rezidivschübe und letztlich die Chronifizierung der Entzündung verhindert werden. Sofern noch nicht geschehen, kann möglicherweise der Untergang der Drüse gestoppt werden.

Im Frühstadium einer nicht-alkoholischen Pankreatitis bedeutet die endgültige Entfernung einer umschriebenen Stenose oder eines Solitärsteins aus dem Pankreashauptgang eine kausale Therapie.

Bei fortgeschrittenen chronisch-obstruktiven Pankreatitiden ist die endoskopische Behandlung eher palliativer Natur. Sie ist zwischen der konservativ-medikamentösen und der operativen Therapie integriert. Aufgrund ihrer relativ geringen Morbidität und Letalität eignet sie sich als eine präoperative Überbrückungsmaßnahme. Das therapeutische Ziel der endoskopischen Eingriffe ist vergleichbar mit dem der chirurgischen Drainageverfahren.

Neben der transpapillären Kathetereinlage und Steinextraktion bietet die Endoskopie die transmurale oder die transduktale Zystendrainage. Alle transpapillären Eingriffe werden beim Pancreas divisum durch die Minor-Papille vorgenommen. Steine lassen sich mit dem Dormia-Basket oder mit dem Ballonkatheter extrahieren. Große und impaktierte Konkremente können mit Hilfe der extrakorporalen Stoßwellen-Lithotripsie (ESWL) vorher zertrümmert werden.

Indikationen

Absolute Indikationen

Akute Attacken, die durch eine transpapillär sofort behebbare Abflußstörung bedingt sind:

– eingeklemmter Stein in der Papille oder im Pankreashauptgang,
– umschriebene Stenose des Pankreashauptgangs.

Relative Indikationen

Abflußhindernisse im Bereich der Papille oder des Pankreashauptgangs bei der chronisch-obstruktiven Pankreatitis, sofern sie für die medikamentös unbeherrschbaren Schmerzen verantwortlich sind. Die endoskopische Behandlung ist angezeigt, wenn eine Operation aus irgendeinem Grund nicht durchgeführt werden kann.

Kontraindikationen

– Manifeste Gerinnungsstörung.
– Multiple Strikturen und Verkalkungen, bei denen keine Aussicht auf einen Erfolg der endoskopischen Behandlung besteht.
– Fehlende Kooperationsbereitschaft seitens des Patienten.
– Nachweisliche Toxikomanie.

Risikofaktoren und Aufklärungshinweise

Neben den bekannten Komplikationen der Papillotomie (Blutung, Perforation) ist jeder Eingriff am Pankreas mit der Gefahr einer Reizung der Drüse selbst verbunden. Mit einer akuten Pankreatitis muß insbesondere bei weitgehend noch intaktem Parenchym gerechnet werden. Schmerzen und Enzymanstieg gehen in der Regel nach etwa 3 Tagen unter konservativer Therapie mit parenteraler Ernährung zurück.

Eine kurative Bedeutung kann die endoskopische Behandlung nur in Fällen mit einem Solitärstein im Hauptgang erlangen. Ob eine umschriebene Stenose mit der transpapillären Drainage definitiv zu beseitigen ist, läßt sich nicht voraussehen. Bei fortgeschrittenen Entzündungsstadien mit Verkalkungen ist die endoskopische Behandlung eine palliative Maßnahme, die die Schmerzlinderung zum Ziel hat. Sie ist nur eine kurzfristige Hilfe und kann den Drüsenuntergang nicht aufhalten. In diesem Zusammenhang muß der Kranke darauf hingewiesen werden, daß die eigentliche Alternativtherapie nach wie vor eine Operation ist, wenn die medikamentöse Behandlung versagt hat. Kann die Operation aus irgendeinem Grund nicht durchgeführt werden, erwartet man durch die endoskopische Hilfe eine Minderung oder Unterbrechung der Analgetikaeinnahme.

Zur Aufklärung gehört vor allen Dingen das radikale Alkoholverbot. Der Patient ist bei der Drainagebehandlung angehalten, sich regelmäßig vorzustellen; so kann eine Verstopfung des Katheters rechtzeitig entdeckt werden. Ein Nachlassen des Drainageeffektes beinhaltet die Gefahr einer Infektion im Bereich des Gangsystems oder der Zyste. Schließlich muß der Behandelte wissen, daß der endoskopische Eingriff eine Erfolgsrate von maximal 85% hat.

Die methodenspezifische Letalität liegt bei 3%.

Dislokationen der Prothesen geschehen überwiegend duodenalwärts. Die Katheter werden entweder endoskopisch
entfernt, oder sie gehen per vias naturales spontan ab.

Spezielle Vorbereitungen

– Wie zur ERCP (s. S. 9).
– Gerinnungsstatus.

Prämedikation: Wie zur ERCP.

Lagerung: Wie zur ERCP.

Spezielle Technik

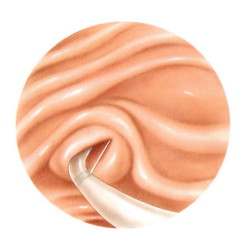

Abb. **42** Inzision des Pankreasgangporus. Die Technik ähnelt der
der Papillotomie des Gallengangs. Für den Pankreasgang verwendet man ein Papillotom mit kürzerem Schneidedraht. Nach Einführung des Instruments in den Pankreasgang folgt die Kontrastmittelinstillation zur Sicherung der Position. Mit der vorderen Hälfte des
Drahtes wird ein etwa 5–10 mm langer Schnitt in Richtung 13–14
Uhr schrittweise vorgenommen.

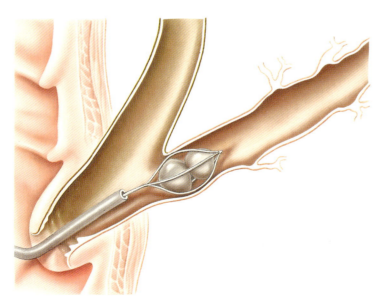

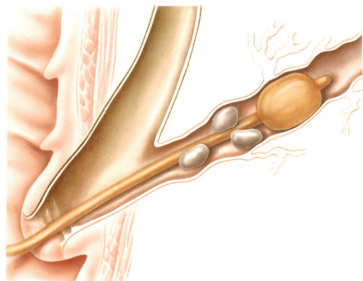

Abb. **43a** u. **b** Extraktion von intraduktalen Pankreassteinen. Es
gelingt fast nur bei beweglichen Konkrementen. Strikturen und Inkru-
strationen sind limitierende Faktoren. Eine Papillotomie geht voraus.
a Mit dem Dormia-Körbchen (Kathetergröße 5 French).

b Mit dem Ballon-Katheter (Kathetergröße 5 French, Ballonvolumen
1–2 ml).
Beim Mißerfolg kann die extrakorporale Stoßwellen-Lithotripsie
angewendet werden. Zur besseren Ortung der Steine soll möglichst
vorher eine nasopankreatische Sonde (5–7 French) gelegt werden.
Die Technik ist ähnlich wie die der nasobiliären Sondierung.

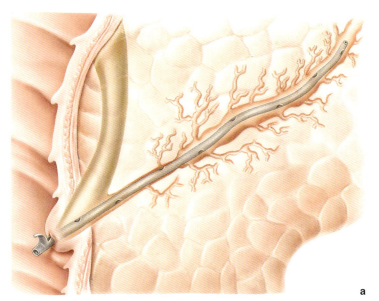

a

Abb. **44a–c** Technik der Pankreasgangdrainage. Das Prinzip ähnelt dem der biliären Drainage. Der Eingriff erfolgt unter Durchleuchtung mit Kontrastdarstellung. Nach der Inzision der Pankreasgangöffnung wird zuerst ein flexibler Führungsdraht (0,035 inch) durch die Stenose geschoben. Über dem Draht wird dann die Endoprothese mit Hilfe eines „Pusher" in den Gang plaziert. Als Prothese kommen 5–10 cm lange, 5–10 French dicke, Pig-tail-Katheter aus radiopague Teflon zur Anwendung. Mehrere Seitenlöcher werden zur Drainage der Äste angebracht. Ein Widerhaken verhindert die Dislokation in den Gang.

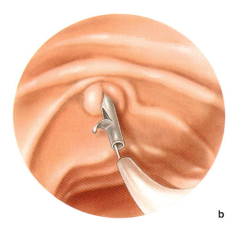

b

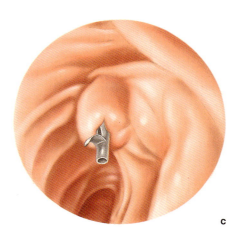

c

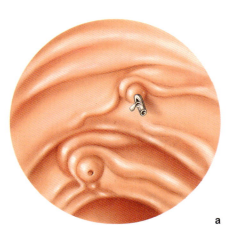

a

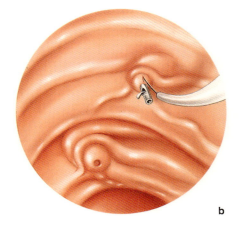

b

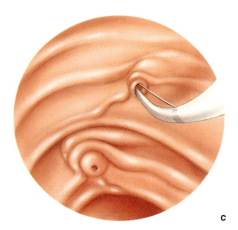

c

Abb. **45a–c** Technik der Drainage und der Papillotomie beim Pancreas divisum. Die Öffnung der Papilla minor ist winzig. Der Versuch, einen Katheter einzuführen, ist meist frustran und schließlich ohne Erfolg. Es empfiehlt sich daher, ohne Papillotomie und ohne Sondierung zunächst einen dünnen Führungsdraht (0,028–0,035 inch) mit Hilfe eines Dilatators einzulegen. Danach wird eine Endoprothese in üblicher Weise plaziert. Die Schlitzung der kleinen Papille kann dann mit Hilfe eines Nadel-Papillotoms über der liegenden Prothese erfolgen (**b**). Das Erlanger Papillotom mit kurzem Schneidedraht läßt sich einführen, wenn die Papille durch die Prothese über längere Zeit gedehnt wurde (**c**).

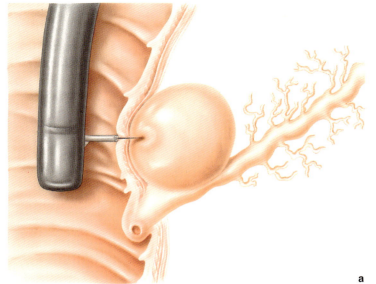

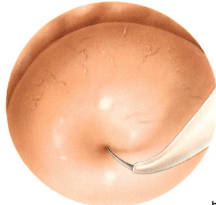

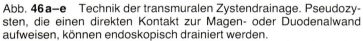

Abb. **46a–e**   Technik der transmuralen Zystendrainage. Pseudozysten, die einen direkten Kontakt zur Magen- oder Duodenalwand aufweisen, können endoskopisch drainiert werden.
a Die Vorwölbung der Duodenalwand ist deutlich erkennbar. Man punktiert zuerst mit einer Injektionssonde, um durch Kontrastmittelinstillation die Zyste darzustellen. Auf diese Weise kann eine falsche Punktion oder die eines größeren Blutgefäßes vermieden werden.

b u. **c** Die ausgewählte Stelle wird dann mit dem Nadel-Papillotom eröffnet.
d Zur Erweiterung der Punktionsöffnung kann ein Papillotom benutzt werden. Dieser Eingriff ist jedoch mit größerer Blutungsgefahr behaftet.
e Einfacher und sicherer ist die Einlage einer Pig-tail-Prothese (10 French).

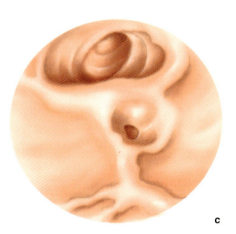

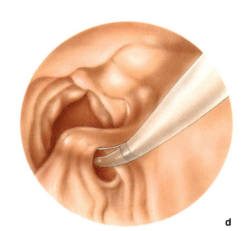

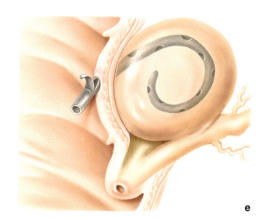

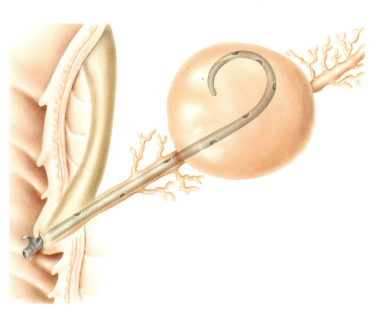

Abb. **47**   Technik der transduktalen Zystendrainage. Zysten, die mit dem Hauptgang kommunizieren, können transpapillär ins Duodenum abgeleitet werden. Oft ist die Verbindung so schmal, daß die unzureichende spontane Drainage durch den Katheter sinnvoll gesteigert wird.

Komplikationen

Blutungen und retroduodenale Perforationen können in 1–2% der Fälle bei der Papilleninzision auftreten.

Therapie der Komplikationen

Blutungen lassen sich in der Regel sofort durch Unterspritzungen der Schnittränder mit verdünnter Adrenalinlösung (1:20000) und 1% Polidocanol stillen.

Die *Perforationen* sind meist gedeckt. Sie können konservativ mit Antibiotika, Magensonde und parenteraler Ernährung behandelt werden. Nur in sehr seltenen Fällen bedürfen diese Komplikationen einer operativen Revision.

Ein Schub der *Pankreatitis*, die einige Tage andauert, kommt bei etwa jedem dritten Behandelten vor. Eine Nahrungskarenz ist in solchen Fällen angezeigt. Verletzungen des Gangsystems mit schweren Folgen sind beim chronisch-entzündlich veränderten Pankreas äußerst selten.

Spätkomplikationen

Verstopfung des Katheters und Sekundärinfektion sind kausal miteinander zusammenhängende Spätstörungen. Abszesse bilden sich vorwiegend in Zysten.

Therapie der Komplikationen

Die Behandlung besteht in der Einlage einer nasopankreatischen Sonde zur antibiotischen Spülung. Vielfach kann solchen Komplikationen durch regelmäßige Nachsorge vorgebeugt werden. Die Okklusion macht sich im Frühstadium durch erneute Schmerzen und Anstieg der Serumenzyme (Amylase, Lipase) bemerkbar. Prinzipiell ist eine operative Revision absolut angezeigt, wenn ein akutes Abdomen vorliegt.

Orale Cholangio-Pankreatikoskopie (Abb. 48)

Die direkte Inspektion des Gallen- und Pankreasgangs mit dem sog. Mother-Baby-System hat weitere endoskopische Möglichkeiten zur Diagnostik und Therapie erschlossen. Damit können Gewebeentnahmen, Lithotripsie, Lasertherapie u. ä. m. unter Sicht direkt durch das kleine Endoskop vorgenommen werden.

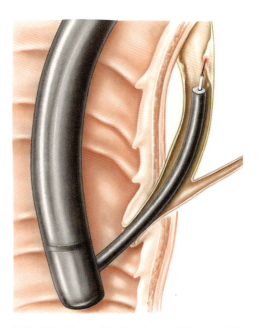

Abb. **48** Orale Cholangio- und Pankreatikoskopie. Durch ein weitlumiges Duodenoskop wird ein dünnes Endoskop in den Gallen- bzw. Pankreasgang eingeschoben. Das Verfahren setzt eine Papillotomie voraus. Das sog. Babyskop verfügt über einen eigenen Arbeitskanal, so daß verschiedene Hilfsinstrumente zur Diagnostik und Therapie eingesetzt werden können.

Gallenblase, Gallenwege

Von Ch. Ackermann, F. Harder, B. Kremer, M. von Lüdinghausen,
N. Lygidakis und K. H. Schriefers

Allgemeines

Operative Strategie

Bei der ausschließlichen Transport- und Reservoirfunktion von Gallenblase und Gallenwegen für das lösungsinstabile Medium Galle gelten operative *Eingriffe am Gallesystem* in erster Linie der Beseitigung von Folgen der Lösungsinstabilität in Gestalt verschiedener Formen der Cholelithiasis und ihrer Folgen.

Erst in zweiter Linie zielen sie auf die Entfernung vorwiegend bösartiger Neubildungen oder nur die Wiederherstellung eines ungestörten Galleabflusses, wenn dieser durch nicht mehr entfernbare Geschwülste behindert ist.

Eingriffe an der Gallenblase beschränken sich mit der seltenen Ausnahme einer Fistelung oder einer Gallenblasen-Darm-Anastomose auf die Cholezystektomie. Bei der Cholelithiasis wird damit der Bildungsort der Konkremente entfernt und das Gallensteinleiden im Regelfall dauerhaft beseitigt. Gallenblasen- und Gallengangsmalignome haben eine schlechte Prognose, den Prinzipien einer lokalen Tumorausrottung sind durch die anatomischen Gegebenheiten des Lig. hepatoduodenale enge Grenzen gesetzt.

Chirurgische *Eingriffe an der Papilla Vateri* sind transabdominal-transduodenal und endoskopisch möglich. Die endoskopischen Eingriffe an der Papille sind im vorigen Kap. „Endoskopische Verfahren an Gallenblase, Gallenwegen, Pankreas" besprochen.

Wichtigstes Ziel bei Eingriffen an der Papille ist die Behebung eines Abflußhindernisses für Galle bzw. Pankreassekret. Ursachen für ein Abflußhindernis sind der prä- oder intrapapilläre Gallenstein, die benigne Papillenstenose und Papillentumoren. Zur Wiederherstellung eines freien Abflusses von Galle und Pankreassekret kommen je nach Art der Papillenerkrankung eine Papillotomie (mit oder ohne Papillenplastik) oder eine Papillenexzision in Frage.

Spezielle Anatomie

Gallenwege

Besonderheiten

Die extrahepatischen Gallenwege aus Ductus hepaticus dexter und sinister, hepaticus communis, choledochus* und im Nebenschluß Ductus cysticus und Vesica fellea (biliaris) sind durch ihre besondere Lage im Lig. hepatoduodenale und an der Facies visceralis der Leber gekennzeichnet (Abb. **1**).

Von großer praktischer Bedeutung sind die Art und Häufigkeit der Abweichungen von den klassischen Beschreibungen der Gallenblase und Gallenwege, ebenso die ausgeprägte Variabilität ihrer versorgenden und entsorgenden Arterien, Venen, Lymphgefäße und vegetativen Nerven. Besonders wichtig ist chirurgisch-präparatorisch die unmittelbare Nachbarschaft der Gallengänge zu V. portae, A. hepatica propria und A. gastroduodenalis sowie zu alternierenden und akzessorischen Leberarterien.

Gallenblase und Gallenblasengang – Vesica fellea (biliaris) und Ductus cysticus

Gallenblase – Vesica fellea (biliaris)

Im Regelfall ist die Gallenblase birnenförmig, 4–14, im Mittel 8,5 cm lang und maximal 3 cm breit und hat eine mittlere Kapazität von 30–50 ml. Gallenblasenkorpus und -fundus sind zu zwei Dritteln sichtbar und von Bauchfell bedeckt, das von der Leberkapsel auf die Gallenblase überleitet. Durch feine Bindegewebszüge ist sie außerdem im Gallenblasenbett der Leberunterfläche fixiert (Abb. **2a**).

Der Bereich des Kollums ist wechselnd ausgebildet. So gibt es lange schlauchartige Gallenblasen mit nur angedeutetem Kollum oder kurze, gedrungene, mehr sackartige oder kugelige mit einem sehr großen, auch Teile des Korpus einbeziehenden Halsabschnitt.

Variationen der Lage und Form: *„Intrahepatische" Gallenblase* (Abb. **2b** u. **c**) in einem tiefen Leberbett, von Leberkapselgewebe oder auch von spärlichem Lebergewebe bedeckt.

---

* Klinische Anwendung hat auch der falsche Begriff „common bile duct" gefunden.

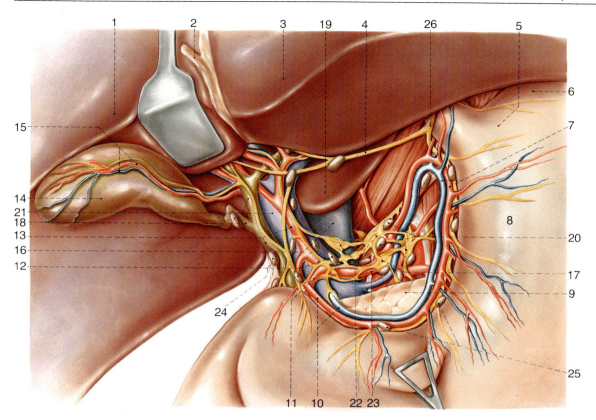

Abb. **1** Topographie der Organe des Oberbauchs; Darstellung der Gefäße und Nerven an der Leberpforte und an der kleinen Kurvatur des Magens.

1 Lobus dexter hepatis
2 Lig. teres hepatis
3 Lobus sinister hepatis
4 R. hepaticus trunci vagalis anterioris
5 Pars cardiaca gastrici
6 Fundus gastricus
7 A., V. gastrica sinistra
8 Corpus gastricum
9 Corpus pancreatis

10 A., V. gastrica dextra
11 A. gastroduodenalis
12 Nodi lymphatici hepatici
13 Ductus choledochus, A. hepatica propria
14 Vesica biliaris
15 A., V. cystica
16 V. cava inferior
17 Plexus coeliacus
18 Ductus cysticus, Nodus lymphaticus cysticus

19 Lobus caudatus hepatis
20 Nodi lymphatici coeliaci
21 Ductus hepaticus communis, V. portae
22 Plexus hepaticus
23 A. hepatica communis
24 Nodus lymphaticus foraminalis
25 Nodi lymphatici gastrici
26 Truncus vagalis anterior

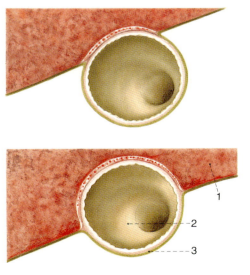

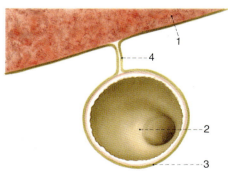

1 Hepar
2 Vesica biliaris
3 Peritoneum viscerale
4 Meso der Gallenblase

Abb. **2a–c** Variationen der Gallenblasenlage.
a Flaches Leberbett und Bauchfellüberzug von etwa drei Viertel der Gallenblase.
b Tiefes Leberbett und Bauchfellüberzug von nur einem Drittel der Gallenblase.
c Gekrösebildung, „Meso" der „pendelnden" Gallenblase mit reichlichem Bauchfellüberzug.

Pendelnde Gallenblase (Abb. **2c**): Vollkommen von Bauchfell bedeckte und an einem „Gekröse" aufgehängte Gallenblase; Möglichkeit der Torsion des im „Meso" befindlichen Ductus cysticus und der A. cystica.

Weitere Variationen und Anomalien sind:
– anomale Gallenblasenlage (z. B. linksgerichtete, zurückverlagerte, retroperitoneale, querliegende, suprahepatische Position),
– Fundusdeformierung (Phrygische Mütze),
– septierte Gallenblase, sanduhrartige Gallenblase,
– Doppelung der Gallenblase (Vesica divisa, duplex),
– akzessorische Gallenblase,
– Hartmannscher Sack (Tasche am Gallenblasenhals),
– Pseudodivertikel (Rokitansky-Aschoffscher Sinus),
– Luschkasche Gänge (erweiterte intramurale Schleimhautausstülpungen),
– kongenitale Agenesie der Gallenblase und des Ductus cysticus.

Hinweis: Bei einer Gallenblasenentfernung können Ductuli hepatocystici, mikroskopisch kleine, funktionell unbedeutende Gänge des Gallenblasenbettes oder eröffnete Äste des rechten Lebergallenganges, die versteckt im Gallenblasenbett verlaufen, eine Gallensekretion in das Wundbett verursachen.

Gallenblasengang – Ductus cysticus

Vom Gallenblasenhals geht – fast rechtwinkelig geknickt – nach links vorne der 3–5, im Mittel 3,5 cm lange, 2,4–4 mm weite Ductus cysticus ab. Der Anfangsteil, die Pars spiralis, ist spiralig gedreht, eng und reich an Schleimhautfalten, daher schwer sondierbar. Nach einer Art Sinuskurve findet er sich mit dem Ductus hepaticus communis zum Ductus choledochus zusammen (s. Abb. **42,** S. 57).
Die Regel ist (75 % der Fälle), daß der Ductus cysticus von rechts lateral, dorsal oder ventral in einem Winkel von 40 Grad an das mittlere Segment des Gallenganges zwischen Leberpforte und Zwölffingerdarm herantritt (Abb. **3**).

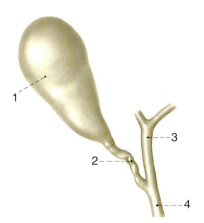

Abb. **3**   Vereinigung des von rechts lateral kommenden Ductus cysticus mit dem Ductus hepaticus communis zum Ductus choledochus.

1 Vesica biliaris   3 Ductus hepaticus communis
2 Ductus cysticus   4 Ductus choledochus

Verlaufsanomalie: Kreuzung des Ductus cysticus vor oder hinter dem Ductus hepaticus communis und Mündung von links (Abb. **4** u. **5**).

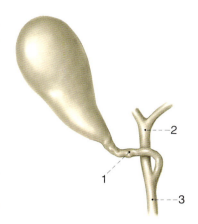

Abb. **4**   Verlauf und Kreuzung des Ductus cysticus vor dem Ductus hepaticus communis und Mündung von links.

1 Ductus cysticus
2 Ductus hepaticus communis
3 Ductus choledochus

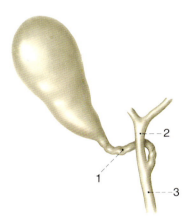

Abb. **5**   Verlauf und Kreuzung des Ductus cysticus hinter dem Ductus hepaticus communis und Mündung von links.

1 Ductus cysticus
2 Ductus hepaticus communis
3 Ductus choledochus

Ductus hepaticus communis und Ductus choledochus

Die extrahepatischen Gallengänge sind auf dem Wege zwischen Leberpforte und Duodenum in einer Bauchfellduplikatur, im verdickten freien Rand des Omentum minus, dem Lig. hepatoduodenale, verborgen. Durch dieses Band wird das Foramen omentale (epiploicum, Winslowi) nach ventral begrenzt.

Ductus hepaticus communis (Abb. **6**)

Der im Mittel 6,5 cm lange und 6,5 mm weite gemeinsame Leber-Gallen-Gang verläuft vom Zusammenfluß der Ductus hepatici dexter et sinister (Vereinigungswinkel 45–180 Grad) an der Porta hepatis, 0,75–1,5 cm von der Leberkapsel entfernt, bis zur Mündung des Ductus cysticus etwa 2,5 cm kranial des Duodenums. Dorsal vom Gallengang liegt die Aufteilung der Pfortader; Unterkreuzung der Gallenwegsbifurkation durch den rechten Ast der A. hepatica propria; Ursprung der A. cystica (s. S. 52).

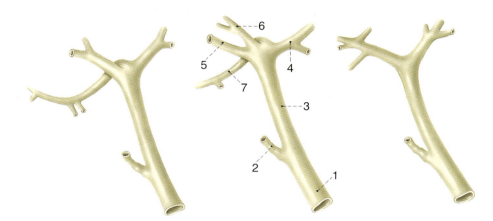

Abb. **6** Variabilität beim Zusammenfluß der Ductus hepatici zum Ductus hepaticus communis.

1 Ductus choledochus
2 Ductus cysticus
3 Ductus hepaticus communis
4 Ductus hepaticus sinister
5 Ductus hepaticus dexter
6 R. anterior
7 R. posterior

Variationen und Anomalien der Ductus cysticus und hepatici „Tiefe" retroduodenale Vereinigung der Ductus cysticus und hepaticus communis: Langstreckiger paralleler Verlauf der beiden Gänge, die dabei durch straffes Bindegewebe aneinandergeheftet sind; somit kann sich ein äußerlich unauffälliger Gallengang darstellen mit einer „scheinbaren" Verdoppelung der Lichtung; auch fehlt bei der „tiefen" Vereinigung die Pars supraduodenalis des zu „kurzen" Ductus choledochus (Abb. **7**) (s. S. 42, Hinweis).

„Hohe" Vereinigung der Ductus cysticus und Ductus hepaticus dexter und sinister etwa an derselben Stelle: Ein eigentlicher Ductus hepaticus communis existiert nicht, jedoch findet sich eine längere Pars supraduodenalis des Ductus choledochus (Abb. **8**).

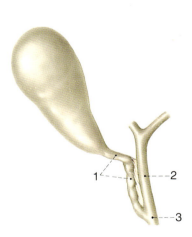

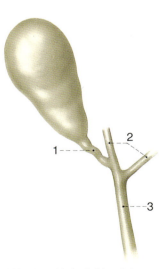

Abb. **7** Langstreckiger Parallelverlauf von Ductus cysticus und hepaticus communis; gleichzeitig tiefe Vereinigung von Leber- und Gallenblasengang und relativ kurzer Ductus choledochus.

1 Ductus cysticus
2 Ductus hepaticus communis
3 Ductus choledochus

Abb. **8** „Hohe" Vereinigung von Ductus cysticus und hepaticus dexter und sinister etwa an derselben Stelle.

1 Ductus cysticus
2 Ductus hepaticus communis
3 Ductus choledochus

„Hoher" intrahepatischer Zusammenfluß der beiden Leber-Gallen-Gänge: Bildung eines ungewöhnlich langen Ductus hepaticus communis.

„Tiefer" leberferner Zusammenfluß der beiden Leber-Gallen-Gänge: Vereinigung beider eine längere Strecke fast parallel verlaufenden Gallengänge 3–5 cm unterhalb des Leberhilums; in diesen Fällen häufige Mündung des Ductus cysticus in den rechten Ductus hepaticus und Anlage eines kurzen Ductus hepaticus communis (s. unten, Hinweis).

Ductus hepaticus accessorius: Vorkommen von drei, selten vier Leber-Gallen-Gängen (s. Abb. **6**); ein akzessorischer Gallengang kann mit dem Gallenblasenhals oder -gang verbunden sein (Abb. **9**).

Ductus hepaticus aberrans: Nicht seltene Anomalie im Bereich des zystohepatischen Dreiecks (s. S. 50); wenn keine Gallenkanälchen aus dem Leberparenchym einmünden, kann jedoch eine Verbindung zu den intrahepatischen Gallengängen vorhanden sein. Ein Gallengang dieser Art kann sich im Leberbett der Gallenblase finden.

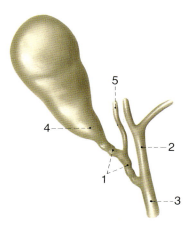

Abb. **9** Mündung eines überzähligen Ductus hepaticus (accessorius) in den Ductus cysticus.

1 Ductus cysticus
2 Ductus hepaticus communis
3 Ductus choledochus
4 Vesica biliaris
5 Ductus hepaticus accessorius

Hinweis: Bei den beschriebenen Parallelverläufen bzw. Verdoppelungen der extrahepatischen Gallengänge handelt es sich entweder um einen tiefen Zusammenfluß der Leber-Gallen-Gänge (sog. tiefe Hepatikusgabel) oder um einen tiefen retroduodenalen Zusammenfluß vom langen Ductus hepaticus communis und langen Ductus cysticus.

Ductus choledochus

Der Ductus choledochus hat eine Länge von meist 6–8 cm (extreme Angaben sind 5,5–15 cm) und variierende Durchmesser von im Mittel 7,6 mm; der Durchmesser vergrößert

sich mit zunehmendem Alter und beträgt hier im Mittel 11 mm. Einteilung in vier Abschnitte (Abb. **10**):

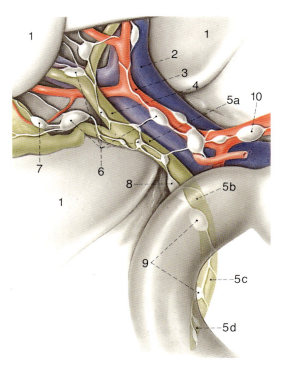

Abb. **10** Die Leitungsbahnen des Lig. hepatoduodenale; Darstellung der Lymphdrainage von Leber, Gallenblase und Gallenwege.

1 Hepar
2 V. portae
3 A. hepatica propria
4 Ductus hepaticus communis
5 Ductus choledochus
  a supraduodenaler Abschnitt
  b retroduodenaler Abschnitt
  c intra- oder retropankreatischer Abschnitt
  d intramuraler oder intraduodenaler Abschnitt
6 Nodi lymphatici hepatici
7 Nodus lymphaticus cysticus
8 Nodus lymphaticus foraminalis
9 Nodi lymphatici pancreaticoduodenales
10 Nodus lymphaticus coeliacus

1. *Supraduodenaler Ductus choledochus (2–5 cm Länge)* (Abb. **11–14**). Verlauf vorwiegend im freien Rand des Lig. hepatoduodenale nach unten hinten und leicht nach links; periduktaler nervöser Plexus hepaticus anterior und Kette der Nodi lymphatici hepatici und deren Vasa lymphatica; nach kaudal allmähliche Abstandsvergrößerung zu Leberarterie und Pfortader, die leicht nach links abbiegen.
Trennung von der Pfortader und der zunächst ventral gelegenen A. hepatica communis am Oberrand der Pars superior des Duodenums; hier deren Teilung in A. gastroduodenalis und A. hepatica propria, aus der die A. gastrica dextra abgeht.

2. *Retroduodenaler Ductus choledochus (1–3,5 cm Länge).* Verlauf an der Hinterwand der Pars superior duodeni mit leichter linkskonvexer Biegung bis zur Pankreaskapsel; Abstandsvergrößerung zur dorsal nach links unten hinter das Pankreas ziehenden V. portae.

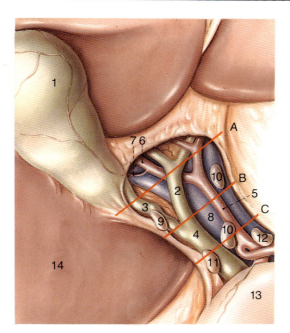

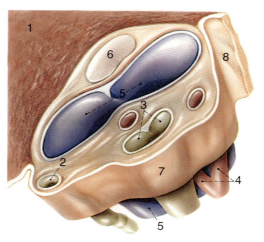

Abb. 11 Gallenblase und Gallengänge sowie Leitungsbahnen im ventral präparierten Lig. hepatoduodenale; Darstellung der Schnittebenen A, B, C.

1 Vesica biliaris
2 Ductus hepaticus communis
3 Ductus cysticus
4 Ductus choledochus
5 A. hepatica propria
6 R. dexter der A. hepatica propria
7 A. cystica
8 V. portae
9 Nodus lymphaticus cysticus
10 Nodi lymphatici hepatici
11 Nodus lymphaticus foraminalis
12 Nodus lymphaticus suprapyloricus
13 Duodenum
14 Hepar

Abb. 12 Lebernah geführter Querschnitt des Lig. hepatoduodenale (Schnitt A).

1 Hepar
2 Ductus cysticus
3 Ductus hepaticus communis (Gabel)
4 A. hepatica propria (R. dexter, R. sinister)
5 V. portae (R. dexter, R. sinister)
6 Nodus lymphaticus hepaticus
7 Peritoneum viscerale
8 Omentum minus

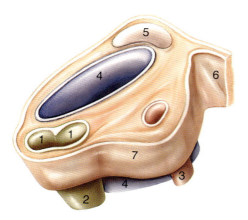

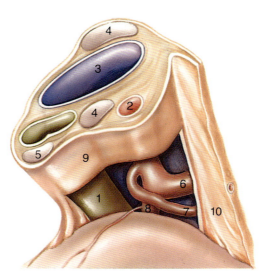

Abb. 13 Querschnitt durch das Lig. hepatoduodenale in der Mitte seiner Länge (Schnitt B).

1 Zusammenfluß der Ductus cysticus und hepaticus communis
2 Ductus choledochus
3 A. hepatica propria
4 V. portae
5 Nodus lymphaticus hepaticus
6 Omentum minus
7 Peritoneum viscerale

Abb. 14 Leberfern geführter Querschnitt durch das Lig. hepatoduodenale (Schnitt C).

1 Ductus choledochus
2 A. hepatica propria
3 V. portae
4 Nodus lymphaticus hepaticus
5 Nodus lymphaticus foraminalis
6 A. hepatica communis
7 A. gastrica dextra
8 A. gastroduodenalis
9 Peritoneum viscerale
10 Omentum minus

3. *Intra- oder retropankreatischer Ductus choledochus (1–2,5 cm Länge)* (Abb. **15–18**). Verlauf innerhalb der Pankreaskapsel in einer evtl. palpablen dorsalen Rinne des Pankreaskopfes; in etwa 30 % partielle oder auch totale Einmauerung durch einen bis zu 2 cm breiten und 3–5 mm dicken Streifen aus Pankreasgewebe, sog. Lingula pancreatis; links dorsal Verlauf der V. portae bzw. V. mesenterica superior; rechts ventral die A. pancreaticoduodenalis superior posterior und deren weiter kaudal gelegene Anastomose zur A. pancreaticoduodenalis inferior; dorsal die V. cava inferior und V. renalis dextra (nur durch die dorsale Grenzlamelle der Treitzschen Faszie vom Gallengang getrennt); ventral das Pankreaskopfgewebe, evtl. mit stärkerem Ductus pancreaticus accessorius (Santorini).

4. *Intramuraler oder intraduodenaler (transduodenaler) Ductus choledochus (6–22 mm Länge), sog. choledochoduodenale Verbindung.* Spitzwinkeliger Durchtritt durch die Duodenalwand (sog. duodenales Fenster); in den meisten Fällen Bildung des gemeinsamen Mündungsstückes von Gallen- und Pankreasgang mit Ampulla hepatopancreatica und dem Endsegment aus Sphinkterapparat und Papilla duodeni major (Vateri).

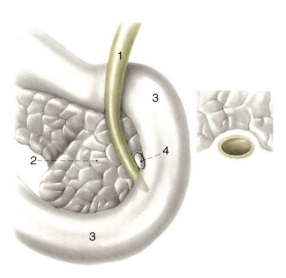

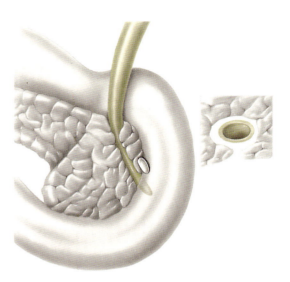

Abb. **15**   Freier Verlauf des Ductus choledochus innerhalb der Pankreaskapsel und zwar in einer evtl. palpablen dorsalen Rinne.

1 Ductus choledochus
2 Caput pancreatis
3 Duodenum
4 Nodus lymphaticus pancreaticoduodenalis

Abb. **16**   Kurzstreckige partielle Einmauerung des Ductus choledochus mit Bildung einer doppelseitigen schmalen Parenchymzunge, sog. Lingula pancreatis.

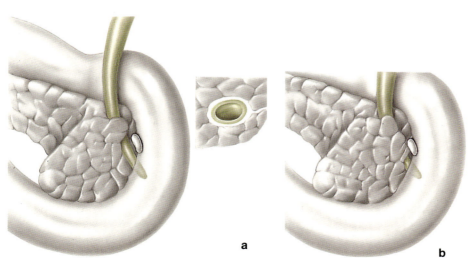

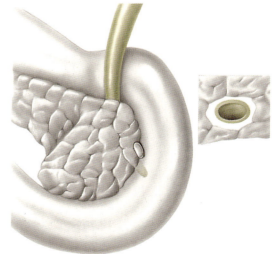

a   b

Abb. **17 a** u. **b**   Kurzstreckige und mittellange Einmauerung des Gallenganges.

Abb. **18**   Langstreckige totale Einmauerung des Gallenganges in das dorsale Parenchym des Pankreaskopfes.

Innerhalb der Pars intrapancreatica und Pars intraduodenalis durchläuft der terminale Ductus choledochus bis zu seiner Mündung sechs Abschnitte mit wechselndem inneren Durchmesser:

1. weitlumiger Abschnitt im Pankreaskopf, mittlerer Durchmesser 5–7 mm; im höheren Lebensalter nicht selten (auf 13 mm) sackförmig erweiterter terminaler Bereich;
2. markante Stufenbildung bzw. Kalibersprung durch den M. sphincter ductus choledochi mit einem auf 2,9–4,4 (max. 5,5) mm verringerten Durchmesser;
3. englumiger Abschnitt „sog. fadenförmiger Kanal" beim schrägen Durchtritt durch die Tunica muscularis duodeni: sog. Isthmus oder Pars praeampullaris; hier werden Gallen- und Pankreasgang nur durch ein zartes Schleimhautsegel bzw. -septum (sog. interkanaläres Septum) getrennt;
4. Vereinigungsbereich der zunächst parallel, evtl. leicht verdreht verlaufenden Ductus choledochus und pancreaticus in der Tela submucosa duodeni;
5. gemeinsame Ampulla hepatopancreatica, deren Wand, aber besonders deren Ausgang durch das Flechtwerk von Fasern des M. sphincter ampullae hepatopancreaticae gesichert ist. Dabei können ein proximaler erweiterter und terminaler enger unterschieden werden (s. Abb. **19**);
6. Ausmündung des Gallenganges am Porus der Papille (s. Abb. **19–23**).

Papilla duodeni major (Vateri) (Abb. **19–23**)

„Die Papilla Vateri ist das Nadelöhr des choledocho-pankreatischen Röhrensystems" (Födisch 1985).

Der Endabschnitt des Ductus choledochus durchsetzt schräg den hinteren Teil der Seitenwand der Pars descendens duodeni, dies 6–9 (im Mittel 7,5) cm hinter dem Pylorus. Dabei wird die 5–23 mm (im Mittel 13,5 mm) lange, 2–3 mm hohe Plica longitudinalis duodeni aufgeworfen. Dieser in der Regel walzenförmige, im höheren Lebensalter oft verstrichene Schleimhautwulst trägt im aboralen Abschnitt die Papilla duodeni major. Innerhalb der Papille befinden sich der Verschlußapparat des terminalen Ductus choledochus sowie die Ampulla hepatopancreatica (s. S. 47, Abschnitt „Verschlußapparat"). Eine längere, tatsächlich erweiterte Ampulle ist allerdings nur in etwa der Hälfte der Fälle vorhanden.

Die Papilla Vateri ist als eigenständiges Organ zu bezeichnen, das morphologisch und funktionell eine Sonderstellung im choledochopankreatischen Gangapparat innehat.

Ihre Größe und Form sind äußerst variabel. Es finden sich kleine, das Schleimhautniveau kaum überragende sowie auch große, bürzel- oder kegelförmige Papillen. Grundsätzlich gilt, daß die Papillengröße mit dem Lebensalter zunimmt; der Durchmesser beträgt zwischen 3,5 und 4,5 mm. Gleichzeitig nähert sich das gesamte Walzenmassiv der Plica dem Niveau der Duodenalschleimhaut (Abb. **24**), so daß das Endstück der Papille oft nur in Form eines kurzen Zapfens ins Darmlumen ragt. Die Papille kann dabei aber auch – obwohl vergrößert – im Schleimhautniveau liegen und nur schwer wahrzunehmen sein.

Auch die in der Regel leicht abgeflachte Mündungsöffnung der Papille, Porus papillaris, ist erheblichen Größenunterschieden unterworfen, vor allem wenn sie die gemeinsame Mündung des Ductus choledochus und pancreaticus darstellt.

Sie ist rundlich oder deutlich oval mit einem funktionell relevanten Durchmesser von 0,6–2,1 mm. Die Umrandung der Papillenöffnung, die Papillenschleimhaut, ist bei über 40jährigen unregelmäßig zerklüftet, manchmal durch die

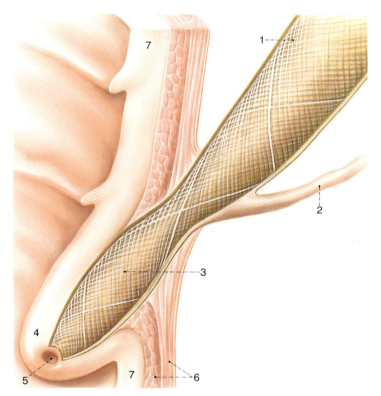

Abb. **19** Halbschematische Darstellung des terminalen Ductus choledochus und der Papilla duodeni major im Frontalschnitt der Duodenalwand; Anordnung und Verlauf der Kollagen-elastischen und muskulären Faserbündel im Bereich des intraduodenalen Abschnittes und im Bereich der Papille (nach Dziwisch u. Lierse).

1 Ductus choledochus
2 Ductus pancreaticus
3 Ampulla hepatopancreatica
4 Papilla duodeni major
5 Porus papillae
6 zirkuläre und longitudinale Schicht der Tunica muscularis des Duodenums
7 Mukosa des Duodenums

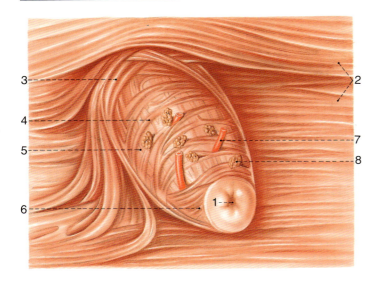

Abb. 20 Weitgehend natürliche Lage der Papilla duodeni mit bis auf den Porusbereich abgetragener Mukosa und Submukosa zur Darstellung der Fasersysteme des M. sphincter ampullae hepatopancreaticae.

Aus der Ringmuskulatur der Duodenalwand sich abzweigende basale Fasern des sog. M. sphincter basis papillae und vorwiegend longitudinal und zirkulär verlaufende Fasern des sog. M. sphincter corporis papillae; tiefer gelegene Anteile des sog. M. dilator corporis papillae, um den Porus Faserzüge des sog. M. spincter pori papillae; Arterien und kleine Schleimdrüsen der Submukosa der Papilla (nach Schreiber).

1 Porus papillae
2 Tunica muscularis duodeni
3 sog. M. sphincter basis papillae
4 sog. M. sphincter corporis papillae
5 sog. M. dilator corporis papillae
6 sog. M. sphincter pori papillae
7 Arterie
8 Schleimdrüse

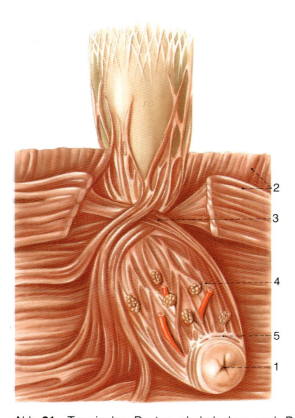

Abb. 21 Terminaler Ductus choledochus und Papilla duodeni major nach Fensterung der duodenalen Ringmuskelschicht. Nach Entfernung der zirkulären Muskelbündel des sog. M. sphincter corporis papillae Darstellung der longitudinalen Muskelzüge des M. dilator corporis papillae (nach Dziwisch u. Lierse).

1 Porus papillae
2 Tunica muscularis duodeni
3 sog. M. sphincter basis papillae
4 sog. M. dilator corporis papillae
5 sog. M. sphincter pori papillae

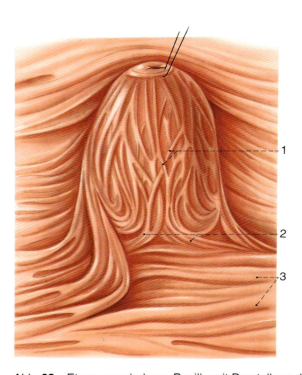

Abb. 22 Etwas angehobene Papille mit Darstellung der Längsbündel des M. dilator corporis papillae und der Züge des sog. M. sphincter basis papillae (nach Schreiber).

1 sog. M. dilator corporis papillae
2 sog. M. sphincter basis papillae
3 Tunica muscularis duodeni

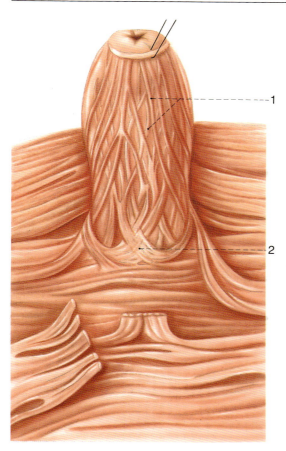

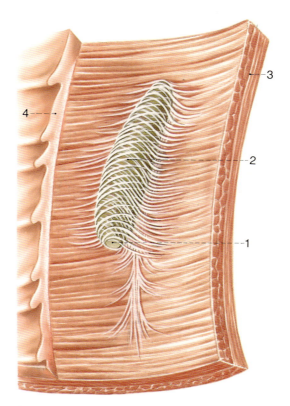

Abb. **23** Hochgezogene Papilla duodeni nach Entfernung der Schleimhaut und oberflächlichen Längs- und Ringmuskeln. Darstellung der tiefer gelegenen Fasern des M. sphincter basis papillae und der vorwiegend longitudinal angeordneten Faserzüge des sog. M. dilator corporis papillae (nach Schreiber).

1 sog. M. dilator corporis papillae
2 sog. M. sphincter basis papillae

Abb. **24** Aufsicht auf den Kern der Papilla duodeni major nach Entfernung der Mukosa und Submukosa; Darstellung der sich abspaltenden, feinen Muskelfaserzüge aus der oberflächlichen Lage der zirkulären Muskelschicht der Duodenalwand; diese Muskelfaserzüge umfassen den terminalen Gallengang und die Papille ringförmig und verlaufen teilweise auch longitudinal (nach Dziwisch u. Lierse).

1 Papilla duodeni major mit Porus
2 Plica longitudinalis duodeni ohne Schleimhautdecke
3 Muskularis der Duodenalwand
4 Mukosa und Submukosa der Duodenalwand

dichten, hier auslaufenden Schleimhautfalten der vorgelagerten Ampulla hepatopancreatica gelappt. Diese Schleimhautfalten können sich im höheren Lebensalter vergröbern. Die Leisten der Schleimhaut erheben sich dann mehr und mehr zu papillären Polypchen, den sog. Faltenhyperplasien, die den Papillenbinnenraum reduzieren können. Am Porus sind der obere (kraniale), die beiden seitlichen (lateralen) und der untere (kaudale) Öffnungsrand der Papille zu unterscheiden. Das oftmals kapuzenartige Aussehen der Papillenkuppe kann eine wichtige Orientierungshilfe zur Erkennung der Papille sein.

Ampulla hepatopancreatica

Eine eigentliche „Ampulla" besteht beim Y-förmigen Mündungstyp meist als 3 bis 20 mm langer und etwa 3 mm weiter gemeinsamer terminaler Abschnitt der Ductus choledochus und pancreaticus vor der Papilla duodeni major. Eine nennenswerte Gangerweiterung auf 6 mm findet sich aber nicht immer.

In etwa einem Drittel der Fälle ist dieses gemeinsame Kanalstück kürzer als 3 mm.

Die Schleimhaut ist durch ein System längsgerichteter Schleimhautleisten gekennzeichnet, die durch quere Falten verbunden sind. Dadurch entsteht ein jalousieartiger Verschluß aus miteinander verbundenen Taschenklappen, die einen Reflux verhindern. In der Mukosa finden sich Schleimhautdrüsen (sog. Begleitdrüsen; s. Abb. 20) und APUD-Zellen.

Verschlußapparat des terminalen Ductus choledochus (s. Abb. **19–23**)

Bis zu einer Entfernung von etwa ½ cm proximal vom duodenalen Fenster hat der Ductus choledochus keine nennenswerte glatte Muskulatur. Die Endstücke des Ductus choledochus, die Ampulla hepatopancreatica sowie die Papille enthalten einen besonderen Verschlußapparat aus faltenreicher Schleimhaut mit Drüsenaggregaten, die einen in Fließrichtung orientierten Klappenapparat bilden, und aus spiralartig angeordneten muskulären Faserbündeln sowie dichten schwellkörperartigen parapapillären Gefäßnetzen in der Tunica muscularis und adventitia bestehen. Beim muskulären Verschlußapparat der Papille, dem M. sphincter Oddi, sind zu unterscheiden:

Der M. sphincter ductus choledochi mit Mm. recurrentes und M. longitudinalis, der M. sphincter ampullae hepatopancreaticae sowie der nicht immer vorhandene M. sphincter ductus pancreatici.

Der *M. sphincter ductus choledochi*, gelegentlich auch Pars superior des Sphinkterapparates genannt, erreicht eine Ausdehnung von 8–10 mm und eine Dicke von 0,8 mm. Er beginnt mit seinem extramuralen Abschnitt schon 3–4 mm oberhalb der Durchtrittsöffnung des duodenalen Fensters.

Intramural erhält der M. sphincter ductus choledochi auch Fasern, die sich aus der benachbarten zirkulären Tunica muscularis duodeni abspalten, zum Gallengang zurücklaufen und ihn als muskuläre Haltefasern im duodenalen Fenster fixieren, sog. *Mm. recurrentes*.

Aus der longitudinalen Außenschicht des Duodenums stammen seitliche Längsbündel, ziehen in Spiraltouren papillenwärts und umfassen dabei den Gallengang schlingenartig, sog. *M. longitudinalis*. Der *M. sphincter ampullae hepatopancreaticae* bildet als muskulärer Hohlzylinder neben elastischen und kollagenen Fasern das Stützgerüst der Papille. Dieser Muskel, gelegentlich auch als Pars inferior des Verschlußapparates bzw. M. sphincter basis und corporis papillae bezeichnet, ist 5–6 mm lang und besteht aus einem Flechtwerk aus Ringmuskelfasern und elastischen Fasern der Duodenalwand, die sich scherengitterartig durchkreuzen und in großen, schraubigen Windungen zum Porus papillaris ziehen. Die kräftigen Muskelschleifen und elastischen Scherengitter werden bei Individuen mit einer Ampullenerweiterung als auch bei Menschen mit getrennter Mündung von Gallen- und Pankreasgang gesehen (s. Abb. **21–23**).

Das vegetativ und hormonell beeinflußbare Funktionsspiel des Sphinkterapparates verhindert zusammen mit den jalousieartigen Schleimhautfalten vor der Porusöffnung einen Rückstrom von Gallensaft und Pankreassekret, aber auch den Übertritt von Darminhalt in die Gangsysteme. Die Pars superior trägt darüber hinaus zur Verkürzung und Erektion der Papille bei. Die Pars inferior steigert die Zusammenziehung zur Füllung der Ampulla und die nachfolgende Galleausstoßung mit gleichzeitiger Wiedergewinnung der ursprünglichen Form.

Häufige und seltene Lokalisation (Ektopie) der Papilla duodeni major et minor

„Normposition" der Papilla duodeni major (in der Hälfte der Fälle): Mitte des absteigenden Duodenum; schräge Passage des terminalen Gallenganges durch die Duodenalwand.

„Hoher Sitz": Gelegentlich rückt der Sitz der Papille bis zu 2–3 cm an den Pylorus heran; rechtwinkeliger Durchtritt des terminalen Gallenganges durch die Duodenalwand.

„Tiefer Sitz": Seltene aborale Position der Papille bis in den Übergangsbereich der Pars descendens zur Pars horizontalis, dem sog. unteren Duodenalknie; rechtwinkeliger Durchtritt des Gallenganges durch die Duodenalwand.

„Normposition" der Papilla duodeni minor (in der Hälfte der Fälle): Mündung 0,5–1 cm kranioventral von der Papilla duodeni major; beide Pankreasgänge, der Ductus pancreaticus accessorius (Santorini) und der Ductus pancreaticus (Wirsungi) kommunizieren miteinander.

In seltenen Fällen stellt der Ductus pancreaticus accessorius mit seiner Papille funktionell den Hauptausführungsgang und die Hauptmündungsöffnung dar.

In ebenfalls seltenen Fällen kann der Ductus pancreaticus accessorius fehlen; eine Papilla duodeni minor kann trotzdem angelegt sein.

In sehr seltenen Fällen sind beide Ductus pancreatici selbständige, nicht kommunizierende Gänge, i. e. Pancreas divisum.

Normverhalten und Varietäten im Bereich der terminalen Ausführungsgänge und der Papilla duodeni major (Vateri)

Der Zusammenfluß von Ductus choledochus und Ductus pancreaticus (Wirsungi) ist sehr variabel bezüglich der Art der Vereinigung, Ausbildung einer Ampulle und dem Ort der Mündung. Bei diesen Varietäten besteht per se keine Funktionsminderung. Dies gilt auch für die Anlage und Mündungsöffnung des gelegentlich vorhandenen zweiten Pankreasausführungsganges, des Ductus pancreaticus accessorius (Santorini) und seiner Papille (Papilla duodeni minor).

Hinweis: Eine Papilla duodeni minor ist bei Kindern wesentlich öfter als im Erwachsenenalter vorhanden. Möglicherweise bilden sich im Laufe des Wachstums der akzessorische Pankreasausführungsgang und sein Mündungsgebiet gelegentlich zurück.

Normverhalten und Varietäten des Zusammenflusses von Ductus choledochus und Ductus pancreaticus (Wirsungi)

Drei Vereinigungs- und Mündungstypen ohne im Einzelfall erkennbare Funktionsminderung:

Typ I oder Y-Typ (häufiges Vorkommen): Leber- und Pankreasgang vereinigen sich, bilden einen gemeinsamen Ausführungsgang mit Ampulla hepatopancreatica und münden an der Papilla duodeni major.

Typ II oder V-Typ (seltenes Vorkommen): Leber- und Pankreasgang ohne gemeinsames Endstück, aber mit gemeinsamer Mündungsöffnung an der Papille.

Typ III oder U-Typ (seltenes Vorkommen): Unabhängiger Verlauf des Leber- und Pankreasganges mit getrennten Mündungsöffnungen ins Duodenum, Papilla duodeni major für den Ductus choledochus und eine Papilla minor für den Ductus pancreaticus (Wirsungi) und eine zweite Papilla minor für den Ductus pancreaticus accessorius (Santorini).

Hinweis: Als Anomalie gilt ein „früher" oder „hoher" Zusammenfluß des Gallen- und Pankreasganges außerhalb der Duodenalwand mit einem langen gemeinsamen Kanal („common channel"). Der M. sphincter Oddi reguliert dabei den Ausfluß des Gallenganges als auch des Pankreasganges total. Diese besondere anatomische Situation wird vermehrt bei (kongenitaler) Gallengangsdilatation und extra- und intrahepatischen Gallengangszysten gesehen.

Gefäße im Lig. hepatoduodenale bzw. am Leberhilum

Arteria hepatica communis und propria (6 mm ⌀) (Abb. 10 u. 27)

Im Regelfall (¾ der Fälle) erfolgt die Blutversorgung ausschließlich aus dem Truncus coeliacus. Die in der Plica hepatopancreatica verlaufende A. hepatica communis teilt sich in etwa der Hälfte der Fälle in die A. gastroduodenalis und die A. hepatica propria, die im Lig. hepatoduodenale aufsteigt, um sich etwa 2 cm vor dem Eintritt in das Leberparenchym in einen R. dexter und R. sinister aufzuteilen. Die A. hepatica propria liegt ventral der V. portae an und links vom Ductus choledochus.

Vena portae (ca. 10–12 mm ⌀) (s. Abb. 1 u. 10)

Durch Vereinigung der V. splenica und der V. mesenterica superior hervorgegangener, 6–11 cm langer Hauptstamm der V. portae. Projektion der Vereinigungsstelle hinter dem Pankreaskopf etwa auf den 2. Lendenwirbel. Unterkreuzung des Duodenums, Eintritt ins Lig. hepatoduodenale und Gabelung in R. dexter und R. sinister.
Der R. dexter der V. portae teilt sich in anteriore und posteriore Gefäße. Der linke Pfortaderast ist länger als der rechte. Er teilt sich in mediale und laterale Zweige. Der linke Ast gliedert sich in eine Pars transversa und eine Pars umbilicalis, die aus Resten der embryonalen V. umbilicalis und des Ductus venosus besteht.

Variationen der Blutversorgung der Leber

Die Variationen sind sehr unterschiedlich. So findet man Leberarterien, die überzählig als A. hepatica accessoria aus der A. gastrica sinistra oder eigenständig (vikariierend) als linke A. hepatica propria auftreten können. Von besonderem Interesse sind hier die nicht seltenen, aus der A. mesenterica superior stammenden, akzessorischen oder vikariierenden Arterien zur Leber. In diesen Fällen sind Verlaufs- und Lagevariationen möglich. Insbesondere kann eine aus der A. mesenterica superior stammende Leberarterie die V. portae dorsal unterkreuzen und zwischen V. portae und Ductus choledochus oder (ganz selten) rechts vom Ductus choledochus aufsteigen.

Lagebeziehung der Gallenblase und der extrahepatischen Gallenwege zu anderen Organen und Strukturen der Nachbarschaft (Abb. 1, 10, 25, 26)

Die birnenförmige Gallenblase liegt in einer Vertiefung der Facies visceralis des rechten Leberlappens. Sie erstreckt sich vom rechten Rand der Leberpforte zum unteren Rand der Leber.
Der *Gallenblasenfundus* überragt in der Regel den vorderen Leberrand. Projiziert auf die vordere Bauchwand, entspricht seine Lage dem Winkel, den der rechte Rippenbogen mit dem lateralen Rand des M. rectus abdominis bildet, und liegt etwa in Höhe der Anlagerung des 9. an den 8. Rippenknorpel.
Nach dorsal-unten berührt der Fundus das Colon transversum wenige Querfinger medial der Flexura coli dextra. Der *Gallenblasenkörper* hat über das Leberbett direkte Beziehung mit der Leberoberfläche; die untere Oberfläche mit dem rechten Abschnitt des Colon transversum, der Pars superior und dem Beginn der Pars descendens des Duodenums.

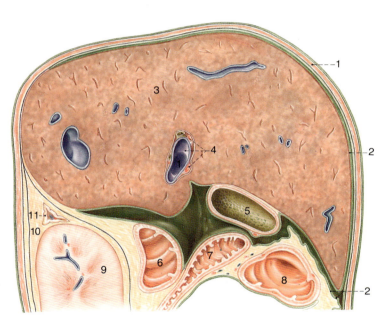

Abb. **25** Rechtsmedian geführter Sagittalschnitt durch den Oberbauch (nach Pernkopf).

1 Diaphragma
2 Peritoneum
3 Hepar
4 R. dexter der V. portae, der A. hepatica propria sowie des Ductus hepaticus dexter
5 Vesica biliaris
6 Flexura coli dextra
7 Pars superior duodeni
8 Colon transversum
9 Ren dexter
10 Capsula adiposa renalis
11 Glandula suprarenalis dextra

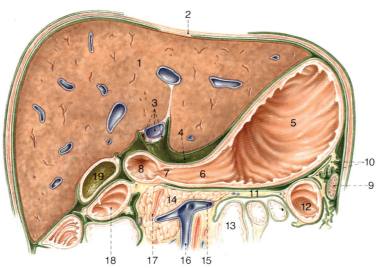

Abb. **26** Ventralansicht eines prävertebral geführten Frontalschnittes durch den Oberbauch (nach Pernkopf).

1 Hepar
2 Diaphragma
3 Lig. hepatoduodenale mit Ductus hepaticus communis, V. portae und R. dexter und sinister der A. hepatica propria
4 Bursa omentalis
5 Ventriculus
6 Antrum pyloricum
7 Pylorus
8 Duodenum, Pars superior
9 Splen
10 Lig. gastrocolicum
11 Mesocolon transversum
12 Flexura coli sinistra
13 Jejunum
14 Pancreas
15 V. splenica
16 V. mesenterica superior
17 A. pancreaticoduodenalis
18 Colon transversum
19 Vesica biliaris

Der *Gallenblasenhals* ist durch lockeres Bindegewebe an die Leber geheftet. Im Raum zwischen Ductus cysticus, Ductus hepaticus communis und Lobus quadratus hepatis (Trigonum cystohepaticum, Calotsches Dreieck) entspringt in der Regel die A. cystica aus dem rechten Ast der A. hepatica propria (s. Abschnitt Trigonum cystohepaticum). Der Halsteil steht mit der Pars superior duodeni und evtl. mit dem Pylorus in enger nachbarschaftlicher Beziehung. Diese topographischen Gegebenheiten ändern sich, wenn die Gallenblase einen Descensus durchmacht, wie dies nicht selten bei schlanken Frauen der Fall ist. Eine atonische Gallenblase kann bis zur Crista iliaca reichen.

Trigonum cystohepaticum, Calotsches Dreieck

Von Ductus cysticus und Ductus hepaticus nach unten begrenzter, nach oben durch die Leber (Lobus quadratus) abgeschlossener Bindegewebsraum von etwa 3 cm Durchmesser (s. Abb. **1, 10, 11**) mit den Leitungsbahnen:
R. dexter der A. hepatica propria und/oder R. dexter accessorius: dorsal (sehr selten ventral) vom Ductus hepaticus communis (Abb. **27** u. **28**).

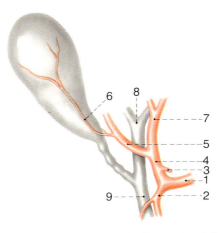

Abb. **27** Verlauf des R. dexter der A. hepatica propria ventral des Ductus hepaticus communis. Abgang des R. medius der Leberarterie vom R. sinister; Abgang der A. cystica vom R. dexter.

1 A. hepatica communis
2 A. gastroduodenalis
3 A. gastrica dextra
4 A. hepatica propria
5 R. dexter
6 A. cystica
7 R. sinister
8 Ductus hepaticus communis
9 Ductus choledochus

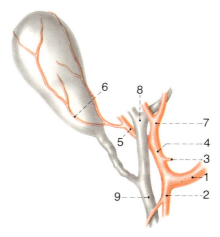

Abb. **28** Verlauf des R. dexter der A. hepatica propria dorsal des Ductus hepaticus communis.
Abgang der A. cystica vom R. dexter.

1 A. hepatica communis	6 A. cystica
2 A. gastroduodenalis	7 R. sinister
3 A. gastrica dextra	8 Ductus hepaticus communis
4 A. hepatica propria	9 Ductus choledochus
5 R. dexter	

R. medius des R. dexter: in etwa der Hälfte der Fälle.

A. cystica (1,3 mm ∅): Ursprung meist aus dem R. dexter (Abb. **27–31**); weiterer Verlauf meist oberhalb vom Ductus cysticus an den oberen Rand des Gallenblasenhalses; hier Gabelung in einen vorderen und hinteren Ast; ersterer für die freie serosabedeckte Seite der Gallenblase, letzterer für die lebernahe Gallenblasenwand und für das Leberparenchym des Gallenblasenbettes; erneute Teilung in vier Fundusäste und weitere feine, miteinander vernetzte Zweige.

Ductus hepaticus accessorius oder aberrans (s. S. 41, Variationen der Gallengänge).

V. portae, R. dexter in der Tiefe des Dreiecks (s. Abb. **10**).

V. cystica, häufiger Zufluß zum rechten Hauptast der V. portae.

Plexus venosus ductus hepatici und choledochi (Zuckerkandl). Plexus (nervosus) hepaticus posterior.

Nodus lymphaticus cysticus (Mascagni) der Nodi lymphatici hepatici am Gallenblasenhals.

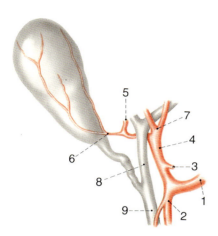

Abb. **29** Verlauf des R. dexter der A. hepatica propria dorsal des Gallenganges; Trifurkatio der A. hepatica propria in Rr. dexter, medius, sinister. Abgang der A. cystica vom R. dexter.

1 A. hepatica communis
2 A. gastroduodenalis
3 A. gastrica dextra
4 A. hepatica propria
5 R. dexter
6 A. cystica
7 R. sinister
8 Ductus hepaticus communis
9 Ductus choledochus

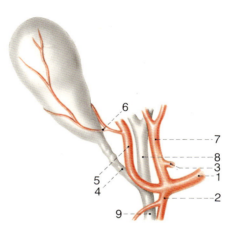

Abb. **30** „Frühe" Teilung der Leberarterie in einen R. dexter und R. sinister sowie in die A. gastroduodenalis; eine eigentliche A. hepatica propria ist nicht existent; Abgang des R. medius der Leberarterie vom R. sinister. Der R. dexter liegt vor dem Ductus hepaticus communis bzw. cysticus.

1 A. hepatica communis
2 A. gastroduodenalis
3 A. gastrica dextra
4 Ductus cysticus
5 R. dexter
6 A. cystica
7 R. sinister
8 Ductus hepaticus communis
9 Ductus choledochus

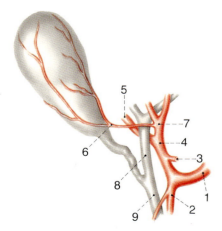

Abb. **31** Abgang der A. cystica vom R. sinister der Leberarterie; Verlauf des R. dexter dorsal vom Ductus hepaticus.

1 A. hepatica communis
2 A. gastroduodenalis
3 A. gastrica dextra
4 A. hepatica propria
5 R. dexter
6 A. cystica
7 R. sinister
8 Ductus hepaticus communis
9 Ductus choledochus

Variationen des Ursprungs der A. cystica im Calotschen Dreieck

A.-cystica-Doppelung oder frühe Teilung: häufig getrennter Abgang des vorderen und hinteren Astes aus dem R. dexter der A. hepatica propria. Gelegentlich sehr hoher bzw. „später", beinahe unsichtbarer Abgang des hinteren Astes fast im Leberparenchym selbst (Abb. **32**).
A. cystica aus aberrierendem R. dexter: nicht selten.
Vorderer Ast der A. cystica aus R. sinister der A. hepatica propria oder der A. gastroduodenalis bzw. der A. hepatica communis: selten.

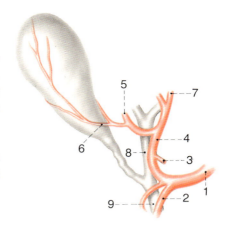

Abb. **32** „Später" Abgang der A. cystica aus dem R. dexter, der den Ductus hepaticus communis ventral überkreuzt.

1 A. hepatica communis
2 A. gastroduodenalis
3 A. gastrica dextra
4 A. hepatica propria
5 R. dexter
6 A. cystica
7 R. sinister
8 Ductus hepaticus communis
9 Ductus choledochus

Ursprung und Verlauf der A. cystica (des Stammes, eines Astes oder beider Äste) außerhalb des Calotschen Dreiecks

Seltener Ursprung aus der Wurzel der A. hepatica propria (Abb. **33**), bzw. der Gabel in R. dexter und sinister (Abb. **34**), A. gastroduodenalis oder Aa. pancreaticoduodenalis superior anterior oder superior posterior (Abb. **35**).
Seltener Ursprung aus R. dexter accessorius (aus A. mesenterica superior) (Abb. **36**).

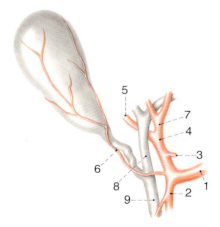

Abb. **33** Ursprung der A. cystica von der A. hepatica propria; Verlauf des R. dexter dorsal vom Ductus hepaticus communis.

1 A. hepatica communis
2 A. gastroduodenalis
3 A. gastrica dextra
4 A. hepatica propria
5 R. dexter
6 A. cystica
7 R. sinister
8 Ductus hepaticus communis
9 Ductus choledochus

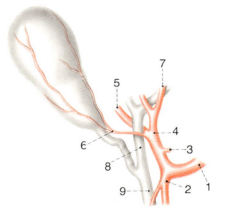

Abb. **34** Ursprung der A. cystica von der Gabel der A. hepatica propria. Verlauf des R. dexter dorsal vom Gallengang.

1 A. hepatica communis
2 A. gastroduodenalis
3 A. gastrica dextra
4 A. hepatica propria
5 R. dexter
6 A. cystica
7 R. sinister
8 Ductus hepaticus communis
9 Ductus choledochus

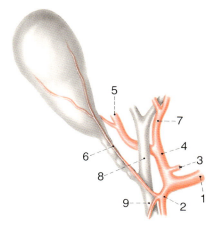

Abb. **35** Der vordere Ast der A. cystica aus der A. gastroduodenalis liegt eng an den Ductus cysticus angeschmiegt; R. dexter verläuft dorsal vom Ductus hepaticus communis.

1 A. hepatica communis
2 A. gastroduodenalis
3 A. gastrica dextra
4 A. hepatica propria
5 R. dexter
6 A. cystica
7 R. sinister
8 Ductus hepaticus communis
9 Ductus choledochus

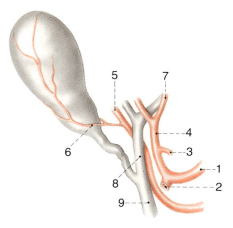

Abb. **36** A.-cystica-Ursprung aus einem R. dexter accessorius (meist aus A. mesenterica superior)

1 A. hepatica communis
2 A. gastroduodenalis
3 A. gastrica dextra
4 A. hepatica propria
5 R. dexter accessorius
6 A. cystica
7 R. sinister
8 Ductus hepaticus communis
9 Ductus choledochus

Arterielle Versorgung der Gallengänge

Ductus cysticus, hepaticus dexter und sinister, hepaticus communis und supraduodenaler Abschnitt des Ductus choledochus weisen eine relativ konstante Versorgung durch Ästchen der benachbarten A. cystica, des R. dexter und R. sinister und gelegentlich der A. hepatica propria selbst auf. Auch ist eine alleinige Versorgung der lebernahen Gallenwege aus der A. cystica oder retroduodenaler Abschnitte des Ductus choledochus aus einer akzessorischen oder aberrierenden Leberarterie möglich.

Der retroduodenale und der retropankreatische Abschnitt des Ductus choledochus zeigen drei jeweils unterschiedliche Versorgungstypen durch:

1. auf- und absteigende Ästchen der A. pancreaticoduodenalis superior posterior,
2. vorwiegend absteigende Ästchen aus der A. hepatica propria,
3. auf- und absteigende Ästchen aus der A. gastroduodenalis und der A. pancreaticoduodenalis superior posterior (Abb. **37–40**).

Bei allen Versorgungstypen des Ductus choledochus finden sich Papillenästchen aus der vorderen und hinteren pankreatikoduodenalen Arkade (Abb. **37, 41**).

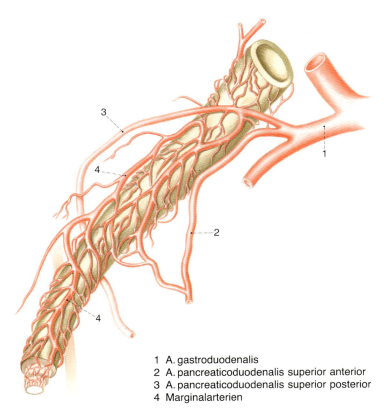

1 A. gastroduodenalis
2 A. pancreaticoduodenalis superior anterior
3 A. pancreaticoduodenalis superior posterior
4 Marginalarterien

Abb. **37** Arterielle Versorgung des unteren Ductus choledochus: Darstellung der äußeren Netze und Arkaden, sog. Marginalarterien, aus den A. pancreaticoduodenalis superior anterior und posterior; im abgestuft gezeichneten Abschnitt des terminalen Gallenganges dichte Anastomosen kleinster Arterien in der Submukosa und Mukosa, die aus den äußeren (adventitiellen) Netzen gespeist werden.

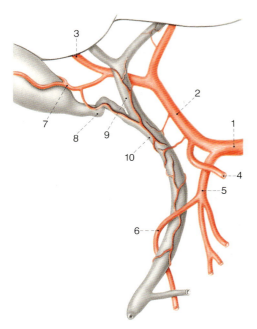

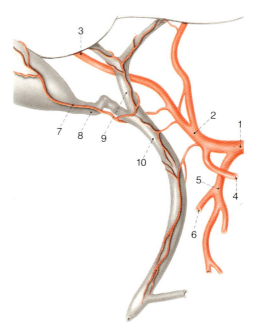

Abb. 38   Versorgung der Ductus cysticus und hepaticus communis sowie des Ductus choledochus im oberen Bereich aus der A. cystica und dem R. dexter der A. hepatica propria. Im unteren Bereich des Ductus choledochus dominieren auf- und absteigende Äste der A. pancreaticoduodenalis superior posterior, in der Mitte treten schmale Zweiglein aus der A. hepatica propria an den Gallengang.

1 A. hepatica communis
2 A. hepatica propria
3 R. dexter der A. hepatica
4 A. gastrica dextra
5 A. gastroduodenalis
6 A. pancreaticoduodenalis superior posterior
7 A. cystica
8 Ductus cysticus
9 Ductus hepaticus communis
10 Ductus choledochus

Abb. 39   Versorgung der Ductus cysticus und hepaticus fast ausschließlich aus der A. cystica, während der Ductus choledochus fast allein durch absteigende Äste der A. hepatica propria erreicht wird.

1 A. hepatica communis
2 A. hepatica propria
3 R. dexter der A. hepatica
4 A. gastrica dextra
5 A. gastroduodenalis
6 A. pancreaticoduodenalis superior posterior
7 A. cystica
8 Ductus cysticus
9 Ductus hepaticus communis
10 Ductus choledochus

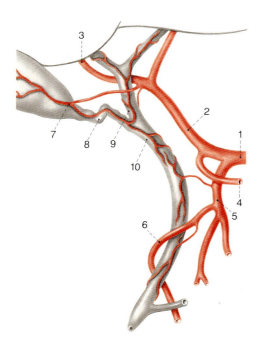

Abb. 40   Versorgung der Ductus cysticus und hepaticus communis und des Ductus choledochus im oberen Drittel aus der A. cystica, im mittleren Drittel aus der A. gastroduodenalis, im unteren Drittel aus der A. pancreaticoduodenalis superior posterior.

1 A. hepatica communis
2 A. hepatica propria
3 R. dexter der A. hepatica
4 A. gastrica dextra
5 A. gastroduodenalis
6 A. pancreaticoduodenalis superior posterior
7 A. cystica
8 Ductus cysticus
9 Ductus hepaticus communis
10 Ductus choledochus

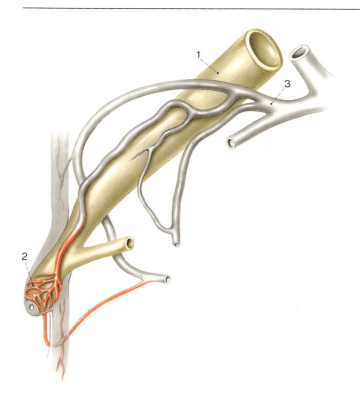

Abb. **41** Arterielle Versorgung des terminalen Ductus choledochus bzw. der Papilla duodeni durch dichte Netze, die von kranial aus der A. pancreaticoduodenalis superior posterior und von kaudal aus der A. pancreaticoduodenalis inferior gespeist werden (nach Spängler u. Böhmig, Dziwisch u. Lierse).

1 Ductus choledochus
2 Papilla duodeni major
3 A. pancreaticoduodenalis superior posterior

Hinweis: Am supraduodenalen und retroduodenalen Abschnitt des Ductus choledochus befindliche Ästchen (sog. Marginalarterien) müssen – obwohl Arkadenbildungen bzw. Anastomosen beobachtet wurden – funktionell als Endarterien angesehen werden. Hier kann bei ausgedehnter Freipräparation im Choledochotomiebereich eine Mangelversorgung (Ischämiezone) auftreten. Auch bei Unterbindung der A. pancreaticoduodenalis superior posterior ist die arterielle Versorgung des retroduodenalen Ductus choledochus gefährdet.

Venöse Drainage der Gallenblase und der extrahepatischen Gallengänge

V. cystica (Vorkommen in etwa zwei Drittel der Fälle) annähernder Parallelverlauf zur A. cystica, Mündung in den rechten Hauptast der Pfortader (s. Abb. **1**).
„Akzessorische Pfortadern", i. e. kleine Venen des Gallenblasenbettes direkt ins Leberparenchym.

Plexus venosus ductus hepatici und *choledochi* (Zuckerkandl) – großzügige Drainage aller Gallengänge mit Abfluß direkt in Leber, Pfortader oder/und V. pancreaticoduodenalis superior posterior.

Lymphdrainage der Gallenblase und der extrahepatischen Gallenwege (s. Abb. **1, 10**)

Nodus lymphaticus cysticus am Gallenblasenhals bzw. am Ductus cysticus und an der A. cystica im Calotschen Dreieck.
Drei Lymphknotenketten und deren afferente und efferente Vasa lymphatica im Lig. hepatoduodenale für die Lymphdrainage der Gallenblase, Gallengänge und den größten Teil der Leber:

1. Lymphabfluß entlang der Aa. hepatica propria et communis zu den Nodi lymphatici coeliaci.
2. Lymphabfluß entlang dem Ductus choledochus am freien Rand des Lig. hepatoduodenale (dazugehörig der Nodus lymphaticus foraminalis) zu den Nodi lymphatici suprapylorici und subpylorici und den Nodi lymphatici pancreatici bzw. pancreaticoduodenales superiores et inferiores und von dort zu den Nodi lymphatici coeliaci. Die Lymphknoten des Pankreaskopfes drainieren auch den terminalen Ductus choledochus und die Papillenregion und leiten zu den Mesenteriallymphknoten ab.

3. Lymphabfluß zur kleinen Magenkurvatur aufwärts zu den Nodi lymphatici gastrici und von hier zu den Nodi lymphatici coeliaci.

Die Vasa efferentia der Nodi lymphatici coeliaci münden in den Truncus intestinalis oder speisen direkt in die Cisterna chyli ein.

Innervation der Gallenblase und der extrahepatischen Gallenwege (s. Abb. **1**)

Gallenblase und Gallengänge, vor allem der Ductus choledochus im Papillenbereich, besitzen eine reiche Nervenversorgung mit adrenergischen, cholinergischen und peptidergischen Rezeptoren. Sie erhalten ihre Innervation aus sympathischen und parasympathischen Ursprungsgebieten. Die überwiegend marklosen Nerven der Gallenblase und des Ductus cysticus verlaufen zum größten Teil entlang der A. cystica und bilden in der Gallenblasenwand Geflechte. Ganglienzellhaltige Geflechte finden sich auch in der Subserosa und Muskularis des Ductus choledochus.
Die *parasympathische* Versorgung ist durch Äste der Trunci vagales gesichert.
Zur Leber, Gallenblase und den lebernahen Gallengangssegmenten laufen im Lig. hepatogastricum vorwiegend Äste (Rr. hepatici) des Truncus vagalis anterior.
Der Zusammenfluß der Ductus cysticus und hepaticus communis und der obere Ductus choledochus erhalten Fasern des R. antralis aus dem Truncus vagalis anterior. Vor allem die terminalen Segmente des Ductus choledochus beziehen Äste aus dem Truncus vagalis posterior.
Ein kräftiger Nervenstamm an der Pars supraduodenalis des Ductus choledochus wird auch als N. choledochus bezeichnet.
Die *sympathischen* Nervenfasern stammen vorwiegend aus

dem vegetativen Geflecht des Plexus coeliacus am Gefäßstamm des Truncus coeliacus und kleinen Nervenzellgruppen der Porta hepatis.

Die postganglionären Fasern erreichen Leber und Gallengänge unter Bildung des Plexus hepaticus anterior vorwiegend in Begleitung der Aa. hepatica propria et gastroduodenalis. Der Plexus hepaticus posterior setzt sich aus meist hinter dem Gallengang und der V. portae verlaufenden Fasergeflechten zusammen.

Sensible Fasern aus dem Bauchfellüberzug der Gallenblase und Leber, die Rr. phrenico-abdominales, gelangen durch das Foramen v. cavae des Zwerchfells zum rechten N. phrenicus.

Mobilität der Gallenblase und der extrahepatischen Gallenwege

Der Tonus der Gallenblase und ihre Mobilität sowie der Tonus der Schließmuskeln bestimmen den sog. Ruhedruck; er wird zum Teil durch Fasern des vegetativen Nervensystems, zum Teil durch Wirkstoffe hormonal (Cholecystokinin) beeinflußt. Sympathikus-Reiz führt zur Tonusminderung und zur Erschlaffung; Vagusreiz (fast ausschließlich N. vagus dexter) zur Anspannung der Gallenblase und Gallenwege.

Sympathikus-Reiz führt zur Erweiterung des M. sphincter Oddi, eine leichte Vagusstimulierung bewirkt eine Erniedrigung, eine kräftige Vagusreizung eine Erhöhung des Tonus des terminalen Verschlußapparates.

Bei der Verdauung erhöht sich der Gallenblasendruck auf 25 cm Wassersäule, und konzentrierte Blasengalle gelangt in die Ductus cysticus und choledochus. Diese enthalten keine nennenswerte Tunica muscularis und entwickeln daher kaum eigene Peristaltik. Die Abschnitte des Muskelkomplexes des M. sphincter ductus choledochi arbeiten teils ohne Zusammenhang mit der duodenalen Mobilität, teils sind sie gebunden an die Tätigkeit der Muskelschichten der Duodenalwand. Während der peristaltischen Wellen des Duodenums wird der M. sphincter ductus choledochi vor allem durch Kontraktion der zirkulären Darmmuskulatur verschlossen. Die Kontraktion der longitudinalen Faserbündel verkürzt die Papille und rafft ihre Wand, wodurch die Mündungsöffnung etwas erweitert wird. Bei Erschlaffung des Duodenums zwischen den Peristaltikwellen tritt eine Strömungsbeschleunigung im Ductus choledochus auf, die Papilla duodeni öffnet sich vollständig und der unter Druck stehende Gallensaft entleert sich in das Darmlumen; sog. alternierende Rhythmik des Gallenflusses. Eine gefüllte Gallenblase kann sich auf diese Weise in etwa 30 Minuten entleeren. Die Papilla duodeni ist auch in der Verdauungsruhe (durch ihren Ruhetonus) in Funktion: Überdruck im Duodenum hemmt den Gallefluß durch Kontraktion des M. sphincter ductus choledochi; Unterdruck fördert den Galleabfluß.

Gallenblase, Gallenwege und Schmerzempfindung

Gallenblase und extrahepatische Gallenwege sowie ihr viszerales Peritoneum enthalten in allen Wandschichten (ausgenommen die Tunica mucosa) feinste Netze aus vegetativen Nervenfasern, die auf Zug und Dehnung empfindlich sind.

Ein plötzlicher viszeraler Dehnungsschmerz gelangt über afferente Fasern durch das Ganglion coeliacum, die Nn. splanchnici und Äste des N. phrenicus zum Rückenmark und in den Hypothalamus, wird dort perzipiert und als Kolik empfunden. Ein scharf umschriebener somatischer Schmerz entsteht beispielsweise durch einen entzündlichen Prozeß am zerebrospinal innervierten parietalen Bauchfell oder an der Leberkapsel, z. B. bei akuter Cholezystitis.

Eine Projektion beider Schmerzarten in das zuständige Dermatom ist nicht selten.

Afferenzen gelangen auch zu Vagusästen und damit zum Hirnstamm. Sensible Endverzweigungen der Nn. phrenici kommen über die Rr. phrenicoabdominales dextri (möglicherweise auch sinistri) vom Peritoneum der Facies visceralis der Leber und des Gallenblasenkörpers und -daches, auch vom Duodenum und Pankreaskopf. Autonome vegetative Plexus werden in der Tunica muscularis und submucosa des Duodenums beschrieben.

Topographie der Zugangswege

Bauchdecke im rechten Oberbauch, Epigastrium dextrum.

Die Regio epigastrica dextra ist durch die Medianlinie begrenzt und kranialwärts durch den Schwertfortsatz des Brustbeins markiert. Lateral tastbar ist der Arcus costalis. Medial unten wird die Region durch den Mittelpunkt der Verbindungslinie zwischen Schwertfortsatz und Nabel abgeschlossen. Eine durch diesen Mittelpunkt gelegte Querlinie trennt unsere Region vom Mittelbauch, Mesogastrium.

Es dominieren medial das obere Drittel des *M. rectus abdominis* mit der Rektusscheide.

Lateral liegen die seitlichen Bauchwandmuskeln:

Der obere Teil des *M. obliquus externus abdominis* mit seinen von lateral-oben nach medial-unten gerichteten Faserbündeln. Medial geht der Muskel in die breitflächige, vor dem M. rectus abdominis gelegene Externusaponeurose über, die das vordere Blatt der Rektusscheide mitbildet.

Darunter liegt der *M. obliquus internus abdominis* mit seinen von lateral-unten nach medial-oben gerichteten Faserzügen. Diese enden medianwärts in der Internusaponeurose, die sich aufspaltet, wobei die beiden Blätter das vordere und hintere Blatt der Rektusscheide bilden.

Zutiefst liegt der *M. transversus abdominis*. In einer bogenförmigen Linie, Linea semilunaris, geht die Muskulatur in die Aponeurose über.

Die innerste Schicht der Bauchwand besteht aus Fascia transversalis und dem innen aufgelagerten Peritoneum parietale.

Anatomie und Nahtlager

Wandschichten der Gallenblase

Die Wand der Gallenblase besteht aus 3 Schichten, der Tunica mucosa aus Epithelschicht und subepithelialer Schicht, der Tunica muscularis und Tunica adventitia oder – außerhalb des Leberbettes – der Tela subserosa mit der Tunica serosa. Die Schleimhaut ist von gelblich-brauner Farbe und trägt kleine Falten, die eine Art Honigwabenmuster entstehen lassen.

Die Muskelschicht ist locker nach Art eines Scherengitters gefügt. Interstitiell finden sich zahlreiche Bindegewebszellen.

Wandkonstruktion der Ductus cysticus, hepaticus und choledochus

Alle Gallengänge sind glatte Schläuche, deren 200–300 μm dicke Wand aus einer Tunica mucosa, einer Tunica fibromuscularis (Faserhaut) und Tunica adventitia besteht.

Der Ductus cysticus enthält eine schraubig angeordnete Formation aus 5–12 hohen Schleimhautfalten, die Plicae spirales. Die Spiralklappe (Heister) erzeugt eine Schiene, die eine Schlängelung des Ductus cysticus verhindert und damit einen Fluß des Gallensaftes in beiden Richtungen ermöglicht (Abb. **42**).

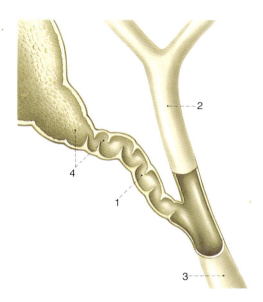

Abb. **42**   Plica spiralis (Heistersche Klappe) im eröffneten Ductus cysticus.

1 Ductus cysticus
2 Ductus hepaticus communis
3 Ductus choledochus
4 Collum vesicae biliaris

Die Schleimhaut der übrigen Gallengänge weist nur wenige hohe Falten auf. Duodenalwärts werden die Falten des Ductus choledochus hoch und sind teilweise miteinander verbunden, so daß sich tiefere Taschen bilden können.

Feingeweblich handelt es sich um hochprismatisches Epithel mit vereinzelten Becherzellen. Das Epithelium mucosae ist unterlagert von einer spärliche kollagen-elastische Fasern enthaltenden subepithelialen Schicht. Es folgt ohne scharfe Grenze die Tunica fibromuscularis (Faserhaut) aus einem Geflecht vorwiegend längsorientierter feinelastischer und grober kollagener Fasern; glatte Muskelfasern sind eher selten. Allerdings ist im Bereich des terminalen Ductus choledochus und der Ampulla hepatopancreatica, eingeschlossen den Ductus pancreaticus, die Wand durch zahlreiche zirkuläre glatte Muskelfasern zur Pars superior und Pars inferior des Sphinkterapparates vor der Papilla duodeni major verdickt. Die Faserhaut enthält außerdem arterielle, venöse, lymphatische und vegetativ nervöse Geflechte. Beim Ductus choledochus nehmen die Nervenplexus in der Nähe der Sphinkteren an Dichte zu, besonders ist der Plexus myentericus im Bereich der Papilla duodeni major kräftig entwickelt.

In allen Abschnitten der extrahepatischen Gallenwege sind im adventitiellen Hüllgewebe tubulo-azinöse Drüsen, deren schleimiges Sekret der Gallenflüssigkeit beigegeben wird. Im Bereich der Pars intrapancreatica wird der Ductus choledochus nur von einer zarten Bindegewebslage bedeckt, sog. Treitzsche Faszie.

Im sog. duodenalen Fenster lassen sich drei Abschnitte ausmachen: der M. sphincter ductus choledochi, der M. sphincter ductus pancreatici und der eigentliche M. sphincter ampullae, auch M. sphincter basis papillae genannt. Konstant ist allerdings nur der M. sphincter ductus choledochi vorhanden (s. S. 48). Am Ductus choledochus insbesondere besteht ein oberflächliches Netz aus anastomosierenden kleinen Arterien, sog. Marginalarterien; subepithelial jedoch nur eine Schicht von wenig dichten Kapillaren. Diese Beobachtung trifft vor allem für die untere Choledochushälfte zu.

Die abführenden Venen der Gallenwege haben ebenfalls Anastomosen.

Vor allem die Gallenblase besitzt ein dichtes, stark verzweigtes Lymphgefäßsystem. Wie bei den arteriellen Kapillaren sind die Vasa lymphatica auch in subepitheliale, intramurale und subseröse Plexus lymphatici geordnet.

Die extrahepatischen Gallengänge sind durch dichte intramurale, marklose Nervenplexus gekennzeichnet, die auch autonome Ganglienzellen enthalten.

Anatomie und Metastasierung

Bei lymphogener Tumorzellaussaat von Neubildungen der Gallenblase und der Gallenwege folgt der Metastasierungsweg den drei Lymphknotenketten, die parallel zur A. hepatica propria und communis und den Gallengängen verlaufen und dabei untereinander verbunden im Lig. hepatoduodenale gelegen sind.

Die Nodi lymphatici hepatici mit den Nodi lymphatici cystici und foraminales drainieren damit den Lymphstrom von der Leberpforte in Richtung auf den Zwölffingerdarm bzw. auf die kleine Magenkurvatur; die Lymphe fließt weiter zu den paraaortalen Lymphknoten am Ursprung des Truncus coeliacus (Nodi lymphatici coeliaci) und/oder ergießt sich alsbald in den Truncus intestinalis, gelegentlich auch direkt in die Cisterna chyli (s. auch S. 45).

Neubildungen im Bereich des terminalen Ductus choledochus und der Papilla duodeni major metastasieren in die paraduodenalen Nodi lymphatici subpylorici und retropylorici sowie die Nodi lymphatici pancreaticoduodenales superiores und gelegentlich die Nodi lymphatici mesenterici superiores und damit in die Nodi lymphatici coeliaci.

Bei hämatogener Tumorzellaussaat entstehen über den Pfortaderkreislauf Lebermetastasen.

Unterbindung der Leberarterie, Kollateralkreisläufe und extrahepatische Anastomosen

In vivo gelten die Leberarterien nicht als Endarterien. Allerdings ist die Bildung von Kollateralkreisläufen entscheidend vom Ort der evtl. Unterbindung abhängig.

1. Ligatur der A. hepatica communis nahe ihres Abganges:
Bei intaktem Pfortaderkreislauf (z. B. kein Vorliegen einer portalen Hypertension) kommt es nicht zur Nekrose des Leberparenchyms. Es bestehen zahlreiche Kollateralen zu den Aa. gastricae dextra und sinistra, A. gastroepiploica dextra und sinistra, A. pancreaticoduodenalis und A. gastroduodenalis.
Neben diesen Kollateralen sind in zahlreichen Fällen akzessorische bzw. Ersatzgefäße für die rechte oder linke Leberarterie angelegt. In diesen Fällen ist auch die Unterbindung der A. hepatica propria quoad vitam ungefährlich.
Vor einer dauerhaften Unterbindung der A. hepatica communis (z. B. wegen Leberneoplasma) sollte die Gallenblase entfernt werden zur Vermeidung einer Gallenblasennekrose und -perforation.
2. Ligatur der A. hepatica propria:
Es bilden sich nach einer etwa 24stündigen Ischämiephase zahlreiche intrahepatische Anastomosen über translobuläre und transsegmentale Kollateralen mit den Rr. dexter und sinister der A. hepatica propria sowie extrahepatische Kollateralen über die perivasalen Gefäße der V. cava inferior, die Gefäße des Lig. falciforme und der Leberkapsel, insbesondere mit den Aa. phrenicae inferiores. Allerdings erlauben die extrahepatischen Anastomosen nur eine geringe Ersatzdurchblutung des Lebergewebes. Atrophie des minder perfundierten Parenchyms ist die Folge. Eine Unterbindung der A. hepatica propria am Hilum kann bei vorgeschädigter Leber zu ausgedehnteren Nekrosen führen, die subkapsulären Gewebebezirke ausgenommen.
3. Ligatur eines Lappenastes der A. hepatica führt ebenfalls zu Atrophie des abhängigen Areals. Bei latenter Rechtsherzinsuffizienz mit Stauungsleber droht eine hyperämische Schädigungszone, ein „roter" Infarkt.
4. Ligatur der A. pancreaticoduodenalis superior posterior: Eine nach Verletzung notwendige Unterbindung der A. pancreaticoduodenalis superior posterior gefährdet die Blutversorgung des gesamten Ductus choledochus.

5. Ligatur einer aberrierenden Leberarterie:
Die Unterbindung einer größeren aberrierenden, vikariierenden Leberarterie hat dann eine umschriebene Leberischämie und spätere -atrophie zur Folge, wenn diese Arterie einen bestimmten Bereich allein versorgt.
6. Ligatur eines Lappenastes der A. hepatica und des korrespondierenden Astes der V. portae erzeugt einen anämischen Infarkt, ausgenommen die subkapsulären Areale.

Unterbindung der Pfortader

Die Unterbindung des Stammes oder der Äste der Pfortader wird vom „Lebergesunden" toleriert. Z. B. ist eine Pfortaderthrombose für die gesunde Leber dann ohne schwere Folgen, wenn keine stenosierende Sklerose der A. hepatica propria vorliegt. Es kommt aber zu einer allgemeinen Zellatrophie, da hepatotrophische Substanzen aus dem Darm und Pankreas fehlen. Grundsätzlich betrifft die Unterbindung der linken Äste der V. portae das linke Versorgungsgebiet bis zur Kava-Gallenblasen-Linie.
Unterbindung der rechten Äste der V. portae betrifft das rechte Versorgungsgebiet bis zur Kava-Gallenblasen-Linie. Die Ligatur eines Astes der V. portae oder der V. portae selbst bei Vorliegen einer latenten Rechtsherzinsuffizienz mit Stauung der V. cava inferior und Vv. hepaticae erzeugt ein gleiches Schädigungsmuster wie beim „roten" Infarkt. Hier reicht der Druck des korrespondierenden Arterienastes nicht aus, um das rückgestaute Blut des Krisengebietes auszutreiben. Eine Ligatur der V. portae führt somit bei auf diese oder andere Weise vorgeschädigter Leber meist zum Totalausfall des Organs.

Unterbindung eines segmentalen Leber-Gallen-Ganges

Ligatur eines segmentalen Gallenganges führt zum Verschlußikterus, hypercholischem Stuhl und Urin. Auf eine initiale Hypertrophie des verschlossenen Segmentes kann eine Atrophie folgen. Gelegentlich kann in diesen Fällen eine Segmentresektion erforderlich sein.

Unterbindung eines akzessorischen Leber-Gallen-Ganges

Ein gelegentlich beobachteter Ductus hepaticus accessorius kann bei einzelnen Individuen ein Kaliber von 3 mm erreichen. Hier muß angenommen werden, daß ein größeres Leberareal drainiert wird. Im Falle einer Ligatur besteht ein höherer Sekretionsdruck und die Gefahr des Abgleitens der Unterbindung und der Bildung einer Gallenfistel. Ein Ikterus soll durch die Ligatur eines akzessorischen Leberganges nicht auftreten.

Seltenere Anomalien der Gallenwege und des Pankreas

Atresie der extrahepatischen Gallenwege

Diese Anomalie wird bei einem von 8000–20 000 Neugeborenen gesehen.

Die kongenitale Atresie kann den ganzen Bereich der Gallenwege betreffen oder nur einen proximalen oder distalen Abschnitt. Nur einige der Erscheinungsformen der Gallengangsatresie sind operativ korrigierbar.

Kongenitale Zysten der Gallengänge

Örtliche, auch mehrfach vorhandene, 3–25 cm große ballonartige Erweiterungen der Gallengänge (vor allem Ductus choledochus) sind selten. Drei Formen werden abgegrenzt: am häufigsten die gleichförmige Gangerweiterung, dann die divertikelartige Gangausstülpung und selten die intramurale Erweiterung des terminalen Ductus choledochus, die Choledochozele. Eine weitere Form ist durch multiple Zysten der intra- und extrahepatischen Gallengänge gekennzeichnet.

Fehlen der Gallenblase und des Ductus cysticus

Diese Anomalie bedeutet entweder eine völlige Agenesie der Vesica biliaris und ihres Ausführungsganges oder eine Atresie von Abschnitten, während Reste der Gallenblase durchaus – wenn auch ohne Ableitung – nachweisbar sind.

Pancreas divisum

Beide Pankreasanlagen bleiben mit je eigenem Ductus pancreaticus und eigener Papilla duodeni getrennt (s. S. 7, 42).

Pancreas annulare, Pancreas bifidum

Ein dünner Streifen von Pankreasgewebe umfaßt und engt den 2. Duodenalabschnitt ein. Gelegentliches Vorkommen bei Down-Syndrom und bei Malrotation des Gastrointestinaltraktes sowie bei tracheoösophagealen Fisteln und Herzfehlern. Bei diesen selteneren Anlageanomalien des Pankreas ist mit Gang- und Mündungsunregelmäßigkeiten im Bereich der choledochopankreatischen Einheit zu rechnen (Gefahr der Pankreasfistel).

Pancreas accessorium, Nebenpankreas, ektopisches Pankreasgewebe

Versprengte Pankreaskeime finden sich innerhalb der Wand des Magens, des Duodenums, des Jejunums oder in einem Meckelschen Divertikel. Vorkommen in der Papilla duodeni major selbst kann zu ihrer Verlegung führen.

Spezielle Erkrankungen und Behandlungsmethoden

Cholelithiasis

Ziele und Methoden

Einheitlich und weitgehend unabhängig von der Pathogenese der Gallensteinbildung bezweckt die Chirurgie der Cholelithiasis die Entfernung der Gallenblase als dem Bildungsort der Konkremente. Rezidivsteine im Gallengangsystem sind überwiegend beim Ersteingriff übersehene Konkremente, also Residualsteine. Echte Steinrezidive sind nach Cholezystektomie selten und eher Folge von Abflußbehinderung der Galle. In diesen Fällen zielen chirurgische Maßnahmen auf die Beseitigung des Abflußhindernisses.

Bei etwa 15 % der Kranken mit Steinen in der Gallenblase gibt es gleichzeitig Gangsteine. Ziel der Operation ist daher auch die Erfassung von Gangsteinen durch intraoperative Diagnostik und ihre anschließende komplette Entfernung.

Indikationen

Absolute Indikationen

Die freie Gallenblasenperforation, die trotz optimaler konservativer Behandlung rasch progrediente akute Cholezystitis, der Gallengangssteinverschluß mit Ikterus und die chologene Pankreatitis sind zwingende Anzeigen zur Operation. Beim Gallengangssteinverschluß ist auch Entlastung durch endoskopische Maßnahmen möglich.

Relative Indikationen

Jede symptomatische Cholelithiasis sollte baldmöglichst operiert werden. Dagegen sind zufällig entdeckte asymptomatische Gallensteine kein Anlaß zu irgendeiner (operativen oder konservativen) Behandlungsmaßnahme. Calciumfreie und nicht zu große Cholesterinsteine in einer funktionstüchtigen Gallenblase sind auch einer medikamentösen Lysetherapie zugänglich. Neue Behandlungsmöglichkeiten durch perkutane Steinzertrümmerung sind in der Entstehung. Die akute Cholezystitis wird heute nach Möglichkeit im Frühstadium (bis zum 3. Krankheitstag) operiert.

Kontraindikationen

Bei angeblich chologenen Beschwerden ohne Steinnachweis besteht keine Operationsindikation. Das Gleiche gilt für Kranke mit relativer Operationsindikation und nicht kompensationsfähigen Insuffizienzen von Herz, Lunge, Leber, Nieren oder anderen schweren Risiken.

Operationsrisiken und Aufklärungshinweise

Die postoperative Letalität bei Cholezystektomie-Patienten mit unkompliziertem Gallensteinleiden liegt bei etwa 0,5 %. Sie steigt bei der operativen Revision des Gallengangs auf 3–5 % an. Bei Gallenblasenperforation erhöht sich die Sterblichkeit auf 30 %. Nachblutungen und Gallefisteln als unmittelbare postoperative Komplikation liegen in ihrer Häufigkeit unter 1 %. Die Entfernung der Gallenblase hinterläßt keine Beschwerden oder Symptome.

Der nach Cholezystektomie beschleunigte entero-hepatische Kreislauf der Gallensäuren scheint hinsichtlich der Lithogenität der Gallenblase eher günstigere Verhältnisse zu schaffen. Nicht definitiv geklärt ist die Frage, ob der Verlust der Gallenblase das Risiko erhöht, an einem Kolonkarzinom zu erkranken.

Spezielle Vorbereitungen

Zum präoperativen Gallensteinnachweis gehört die Sonographie. Ein cholostatisches Vitamin-K-Defizit (Quick-Test) muß präoperativ ausgeglichen werden.

Cholezystektomie bei Cholelithiasis

Der Eingriff dient der Entfernung der steinhaltigen Gallenblase und einer ergänzenden intraoperativen Gallengangsdiagnostik, wenn nicht schon präoperativ sichere Steinfreiheit und unbehinderte Durchgängigkeit der Gallenwege einschließlich der Papille nachgewiesen wurden.

Narkose: Allgemeinanästhesie mit Intubation.

Lagerung

Rückenlage auf strahlendurchlässigem Operationstisch mit Abknickung des Oberkörpers nach dorsal. Bereitstellung eines Fernseh-Bildverstärkers für die intraoperative Röntgendiagnostik.

Zugangswege

Universeller Zugang für alle Eingriffe am Gallesystem ist der rechtsseitige Rippenbogenrandschnitt. Er kann beliebig nach rechts lateral sowie nach links zum Oberbauchquerschnitt erweitert werden. Bei begrenztem Operationsziel (ausschließlich Cholezystektomie), auch bei sehr steilem Rippenbogen, gibt auch der rechtsseitige Transrektalschnitt ausreichende Übersicht. Geeignet ist auch der Schrägschnitt senkrecht zum Rippenbogen (Kausch 1900). Er führt vom Unterrand des Rippenbogens in Höhe des 8. Interkostalraums zur Mittellinie 1 Querfinger oberhalb des Nabels. Verlängerungsmöglichkeit in den 8. ICR zum thorakoabdominalen Schrägschnitt nach Heany und Humphreys (Abb. **43**).

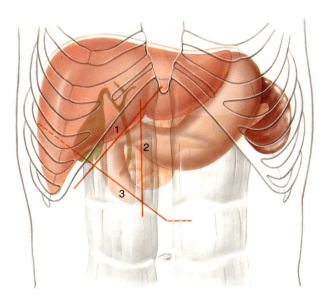

Abb. **43** Schnittführung

1 Rippenbogenrandschnitt
2 Transrektalschnitt
3 Schrägschnitt senkrecht zum Rippenbogen

Arbeitsschritte

1 Laparotomie durch Rippenbogenrandschnitt rechts.
2 Palpatorische Bestätigung der Cholelithiasis.
3 Identifizierung von Ductus choledochus und hepaticus communis, von Ductus cysticus und A. cystica im Lig. hepatoduodenale.
4 Ligatur und Durchtrennung der A. cystica.
5 Durchtrennung des Ductus cysticus.
6 Subseröse Exstirpation der Gallenblase.
7 Naht des Leberbetts.
8 Intraoperative Cholangiographie, Manometrie und Debimetrie.
9 Ligatur des Zystikusstumpfes.
10 Drainage im Wundverschluß.

Bei prograder Cholezystektomie verzichtet man auf die präliminare Präparation der A. cystica und des Einmündungsbereichs des Ductus cysticus; die Reihenfolge des Vorgehens ändert sich in folgender Weise:
2–6–4–5–7–8–9

Spezielle Technik

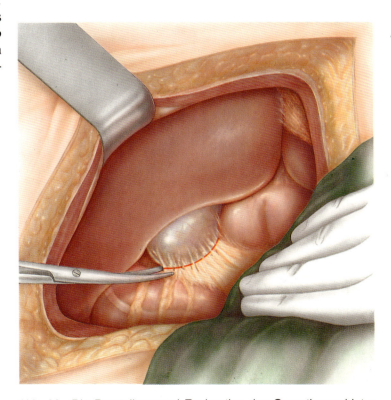

Abb. **44** Die Darstellung und Exploration des Operationsgebietes erfordert die Abdrängung von Colon und Mesocolon transversum nach kaudal durch den 1. Assistenten mit Hilfe eines aufgelegten Bauchtuches. Bestehende Adhäsionen zwischen Gallenblase und Querkolon, Mesokolon oder einem hochgeschlagenen Netzanteil werden dicht an der Gallenblasenwand scharf abgelöst. Keine Klemme auf die Gallenblasenwand, ehe die Indikation zur Cholezystektomie nochmals abgesichert ist.

Retrogrades Vorgehen

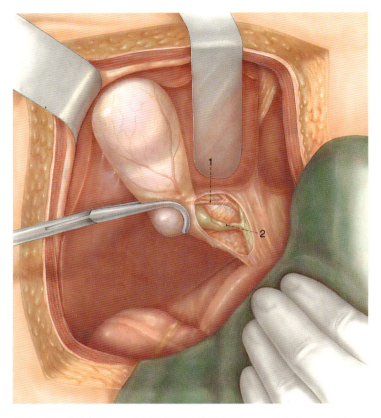

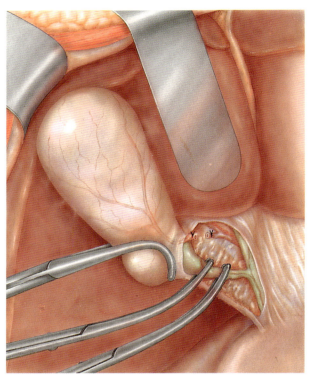

Abb. 45 Bei freier oder befreiter Gallenblase gibt ein medial von der Gallenblase auf die Leberunterfläche aufgesetzter Leberhaken (2. Assistent) durch Anhebung der Leber die erforderliche Übersicht über das Lig. hepatoduodenale. Die nachfolgende Exploration erfaßt die Gallenblasenwand, ihren Inhalt (Konkremente), das Lig. hepatoduodenale, den absteigenden Teil des Duodenums und – falls notwendig nach Kocher-Mobilisation des Duodenums – den Pankreaskopf. Der Halsteil der Gallenblase wird vom Operateur mit gebogener stumpfer Klemme (Walzel) gefaßt und nach lateralkranial angespannt. Der Serosaüberzug des Lig. hepatoduodenale wird über der vermuteten Zystikusmündung gespalten, und durch vorsichtige scharfe Dissektion des Binde- und Fettgewebes werden Ductus cysticus und A. cystica dargestellt. Dabei ist stets an die zahlreichen anatomischen Varianten sowohl von Gangsystem wie arterieller Versorgung zu denken. Zu starker Zug an der Klemme verändert die Verlaufsrichtung des Ductus choledochus und kann zum Abriß der A. cystica führen.
Die Arterie liegt „normalerweise" in dem Dreieck zwischen Gallengang, Leberunterfläche und Ductus cysticus bzw. Gallenblasenhals (Calot-Dreieck).

1 A. cystica
2 Ductus cysticus

Abb. 46 Die A. cystica wird nach ihrer Isolierung zwischen 2 Overholt-Klemmen durchtrennt und nach zentral und peripher ligiert (absorbierbarer Faden 3 × 0). Erst *nach* Durchtrennung der Arterie erfolgt die Durchtrennung des Ductus cysticus in möglichst weitem Abstand von seiner Mündung zwischen 2 aufgesetzten Overholt-Klemmen. Ist die Arterie primär nicht sicher auffindbar, wird der Ductus cysticus ausnahmsweise vor der Arterie durchtrennt.
Cave: Nur vorsichtiger Zug an der Gallenblase, da die Arterie sonst abreißt.

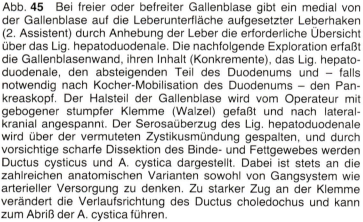

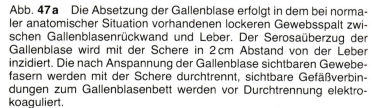

Abb. 47a Die Absetzung der Gallenblase erfolgt in dem bei normaler anatomischer Situation vorhandenen lockeren Gewebsspalt zwischen Gallenblasenrückwand und Leber. Der Serosaüberzug der Gallenblase wird mit der Schere in 2 cm Abstand von der Leber inzidiert. Die nach Anspannung der Gallenblase sichtbaren Gewebefasern werden mit der Schere durchtrennt, sichtbare Gefäßverbindungen zum Gallenblasenbett werden vor Durchtrennung elektrokoaguliert.
Cave: zusätzliche Gallengänge, die durch Ligaturen zu versorgen sind.

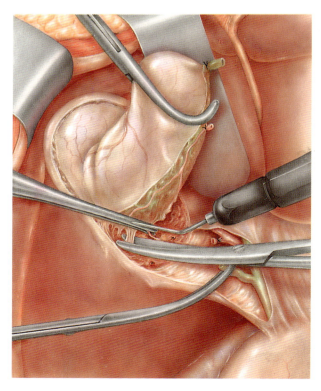

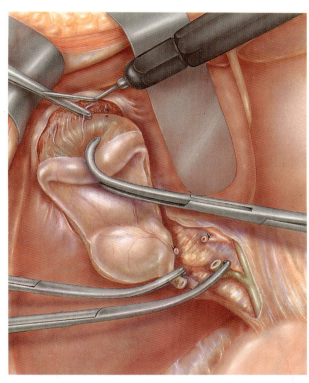

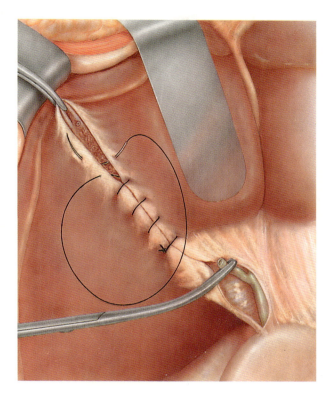

Abb. **47b**   Die Ablösung der Gallenblase kann auch nach Versorgung von A. cystica und Ductus cysticus vom Fundus aus zystikuswärts erfolgen. Eine auf den Fundus aufgesetzte Klemme entfaltet nach Spaltung des Serosaüberzuges der Gallenblase in 2 cm Abstand von der Leber den Gewebsspalt zwischen Leber und Gallengangshinterwand. Durchtrennung der Bindegewebszüge unter vorheriger Koagulation der sichtbarwerdenden Gefäße.
Cave: akzessorische Gallengangsverbindungen zwischen Gallenblase und Leber.

Abb. **48**   Das Gallenblasenbett wird nach Möglichkeit verschlossen. Nachdem Bluttrockenheit erzielt ist (Elektrokoagulationen oder gezielte Umstechungen), erfolgt die Vereinigung der verbliebenen Serosaränder durch fortlaufende Naht mit atraumatischem, absorbierbarem Faden 1 × 0, der jeweils einen kleinen Gewebsanteil in der Tiefe des Gallenblasenbettes mitfaßt, um die Bildung eines Hohlraumes zu vermeiden. Bei sehr breitem Gallenblasenbett oder durch Entzündung „aufgebrauchter" Serosa kann auf die Leberbettnaht, nicht jedoch auf die exakte Blutstillung im Leberbett verzichtet werden.

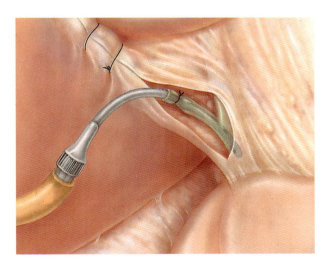

Abb. **49**   In den nach Abnahme der Klemme offenen Ductus cysticus führt man eine gebogene stumpfe Kanüle (Caroli, Hess, Mallet-Guy) ein und sichert sie durch Ligatur mit kräftigem Faden. Es folgt die Durchführung der Cholangiographie mit oder ohne gleichzeitige Manometrie und/oder Debimetrie.

Intraoperative Debimetrie und Manometrie der Gallenwege

Die anschließende Debimetrie und Manometrie erlaubt die Beurteilung der Abflußverhältnisse an der Papille. Gemessen werden der Standarddurchfluß (als Maß für den Papillendurchmesser) und der Residualdruck (als Maß für den Papillenwanddruck). Dazu geeignet sind Debitomanometer, die eine Flußmessung bei konstantem Druck erlauben (z. B. Debitomanometer nach Tondelli). Abb. **50** zeigt das Prinzip dieser Messungen.

Die einzelnen Schritte der Debitomanometrie sind in den Abb. **51** u. **52** dargestellt.

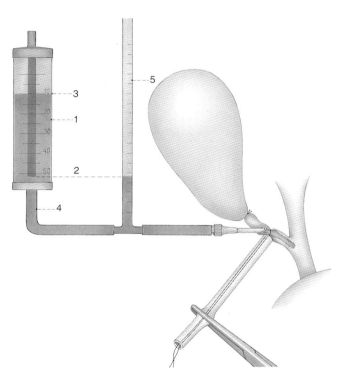

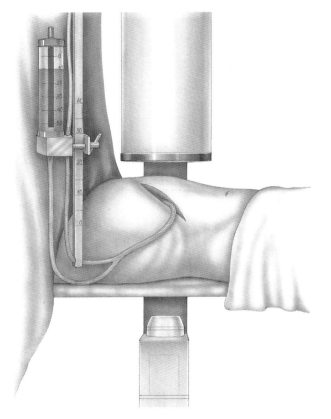

Abb. **50**   Das Flüssigkeitsreservoir (1) ist zur Erzielung eines konstanten Druckes (2) nach dem Prinzip einer Mariotte-Flasche konstruiert. Der Druck kann durch Höhenverstellung des Reservoirs eingestellt werden. Zur Bestimmung des Durchflusses wird die während einer bestimmten Zeit eingeflossene Flüssigkeitsmenge am Reservoir abgelesen (3). Der Residualdruck kann nach Unterbruch der Reservoirableitung (4) am Steigrohr (5) abgelesen werden.

Abb. **51**   Das Debitomanometer wird bei Beginn der Operation an der Tuchhalterung am Kopfende des Operationstisches fixiert. Für eine druckkontrollierte Cholangiographie wird das System blasenfrei mit Kontrastmittel gefüllt. Die Fluß- und Druckmessung kann mit Kontrastmittel oder besser mit physiologischer Kochsalzlösung durchgeführt werden.

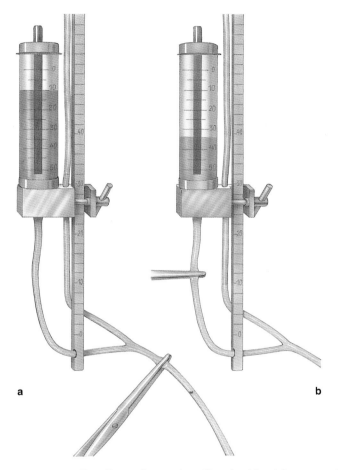

Die Normalwerte betragen für den Standarddurchfluß $\geqq$ 14 ml NaCl 0,9 %/Min., für den Residualdruck $\leqq$ 18 ml NaCl 0,9 % bzw. $\leqq$ 16 ml Kontrastmittel.

Sind die Werte pathologisch, muß eine funktionelle Papillenstenose („Papillenspasmus") ausgeschlossen werden. Dazu wird Buscopan (Hyoscin-N-Bromatin) 20 mg = 1 Amp. i. v., oder Pankreozymin (Cholecystokinin) 115 E = 1 Amp. i. v. verabreicht und die Messungen wiederholt. Während sich die Werte für Standarddurchfluß und Residualdruck bei „Spasmus" normalisieren, bleiben sie bei einem Abflußhindernis im Bereich von Ductus choledochus oder Papille pathologisch.

Liegt radiologisch eine obstruierende Choledocholithiasis vor, kann auf Grund der Fluß- und Druckmessung keine Aussage mehr über die Durchgängigkeit der Papille gemacht werden. Diese muß dann im Rahmen der anschließenden Gallenwegsrevision durch Sondierung der Papille mit einem Gummikatheter von 3 mm Durchmesser untersucht werden (s. S. 76). Liegt keine Choledocholithiasis vor, muß bei pathologischem Standarddurchfluß bzw. Residualdruck eine Papillenpathologie (Stein oder Stenose) angenommen werden und die Indikation zur transduodenalen Papillenspaltung und Revision gestellt werden (s. S. 119f).

a   b

Abb. 52a Zur Beurteilung des Standarddurchflusses wird das Reservoir auf 30 cm Wassersäule Druck eingestellt. Nach Ablesen des Volumens im Reservoir wird die Klemme am ableitenden Schenkel des Y-Schlauchsystems während einer Minute geöffnet. Das in dieser Zeit eingeflossene Volumen kann am Reservoir abgelesen werden und entspricht dem Standarddurchfluß.

Abb. 52b Zur Bestimmung des Residualdruckes wird die Klemme entfernt und an den Schlauch unterhalb des Reservoirs gesetzt. Dadurch fließt die Flüssigkeit aus dem Steigrohr bis auf den Residualdruck ab.

Versorgung des Zystikusstumpfes und abschließende Oberbauchdrainage

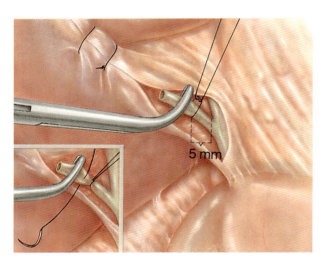

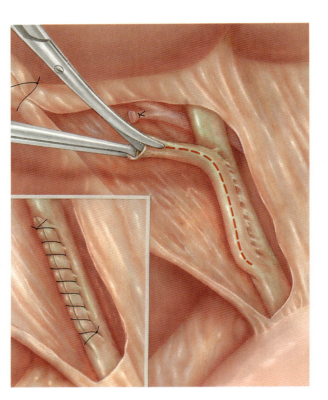

Abb. 53   Nach Sicherung der unbehinderten Durchgängigkeit und Steinfreiheit der intra- und extrahepatischen Gallenwege wird die Cholangiographiekanüle nach Lösung der Ligatur entfernt. Erneutes Aufsetzen einer Overholt-Klemme auf den Stumpf des Ductus cysticus und Ligatur mit absorbierbarem Faden 3 × 0 in 5 mm Abstand von der Choledochuswand. Gegebenenfalls Sicherung durch eine distale Durchstechungsligatur. Verläuft der Ductus cysticus dorsal hinter dem Ductus hepaticus communis und mündet an dessen Medialseite ein, wird auf die weitere Isolierung verzichtet und die Belassung eines Zystikusrestes bewußt in Kauf genommen.

Abb. 54   Bei einem auf längere Strecke parallel zur Wand des Ductus hepaticus communis verlaufenden Ductus cysticus ist es gefährlich und daher nicht sinnvoll, die Isolierung des Ductus cysticus vom Ductus hepaticus communis zu versuchen. Der Ductus cysticus wird daher bis kurz vor seiner Einmündung längsgeschlitzt und anschließend mit fortlaufend atraumatischer Naht (absorbierbarer Faden 4 × 0) so verschlossen, daß praktisch kein Restlumen verbleibt.

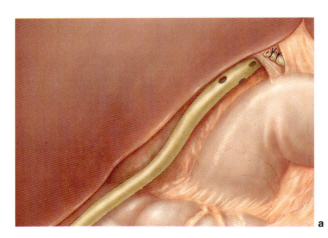

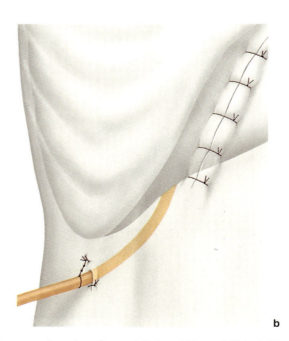

Abb. 55a u. b   Bei Bluttrockenheit wird die Cholezystektomie mit der Drainage des Operationsgebietes beschlossen. Ein an der Spitze mehrfach gelochter Silikonschlauch oder ein Penrose-Drain werden mit einem Ende in das Foramen epiploicum plaziert. Der Drain wird nach Stichinzision der Haut möglichst weit lateral unterhalb des Rippenbogens mit Hilfe einer stumpfen Klemme (Korn-zange) nach außen geleitet und hier nahtfixiert. Man hüte sich dabei vor einer Verletzung der rechten Kolonflexur. Von der Ausleitung der Drainage aus der Operationswunde ist dringend abzuraten. Bei sicher bluttrockenem Operationsgebiet, insbesondere nach direkter Naht des Leberbetts, kann auf die Drainage verzichtet werden.

Prograddes Vorgehen

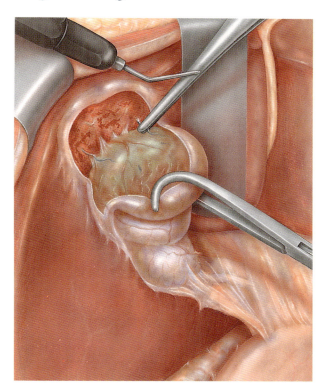

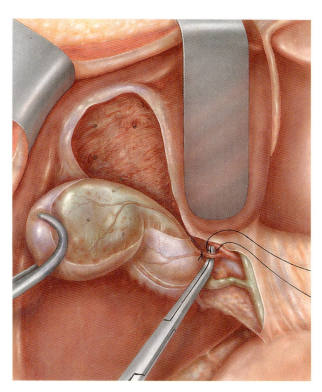

Abb. **56**   Bei prograder Cholezystektomie beginnt nach Exploration des Operationsgebietes die Exstirpation der Gallenblase mit deren Ablösung vom Leberbett vom Fundus aus abwärts (s. Abb. **5 b**). Die Blutungsneigung bei Durchtrennung des retrozystischen Gewebes ist, da die Gallenblasenarterie noch nicht durchtrennt ist, stärker. Die einzelnen Gefäße werden vor der Durchtrennung jeweils koaguliert, kleinste Gallengangsverbindungen ligiert.

Abb. **57**   Nach Ablösung der Gallenblase bis in den Bereich des Gallenblasenhalses spannen sich schließlich die Gallenblasenarterie oder deren beide Äste an, die jeweils durch Ligatur versorgt und durchtrennt werden. Die Gallenblase hängt dann nur noch am Ductus cysticus, der bis zu seiner Einmündungsstelle freigelegt wird.

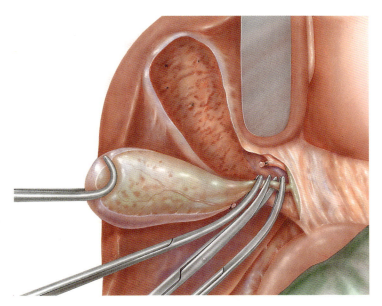

Abb. **58**   Die A. cystica ist zuverlässig versorgt, der Ductus cysticus vollständig präpariert; er wird zwischen 2 Overholt-Klemmen durchtrennt und die freie Gallenblase entfernt.

Ausweichmethoden

Vorgehen bei chronischen Entzündungs- und Adhäsionsprozessen
(Abb. **59–64**)

Chronische Entzündungsprozesse können zu einer derben schwieligen Induration der Gallenblase und des Lig. hepatoduodenale führen. Das regelhafte präparatorische Vorgehen zur Identifizierung von Gallengängen und Gefäßen kann unmöglich werden. Es muß jedoch sichergestellt werden, daß keine Struktur durchtrennt wird, deren Art und Zugehörigkeit nicht vorher erkannt wurden. Bei völliger Verschwielung des Lig. hepatoduodenale vom Leberhilus bis zum Duodenum gibt es 2 Orientierungsmöglichkeiten:

1. Das Duodenum, das sich nach typischer Mobilisation von lateral her partiell vom Lig. hepatoduodenale ablösen läßt, wodurch ein Teil des supraduodenalen Ductus choledochus zugänglich wird.
2. Die zunächst in situ belassene und in der Vorderwand eröffnete Gallenblase mit Sondierung des Ductus cysticus.

Bei starker Verschwielung auch der der Leber anliegenden Gallenblase kann auf die komplette Exstirpation der Gallenblase verzichtet werden, d. h., die Hinterwand bleibt partiell in situ.

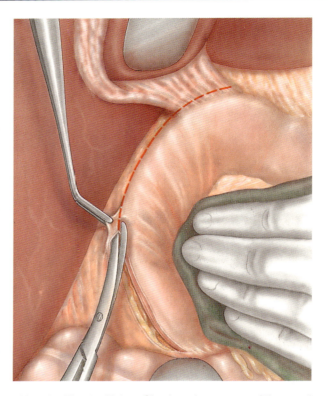

Abb. **59** Entzündliche Oberbauchprozesse führen oft zu einer Überlagerung des Lig. hepatoduodenale durch das Duodenum. Die Ablösung des Duodenums beginnt an möglichst tiefer Stelle der Pars descendens in Form einer typischen Kocher-Mobilisation: Das Duodenum wird durch den 1. Assistenten mit aufgelegtem Tuch nach medial angespannt, das Peritoneum parietale am lateralen Duodenalrand angehoben und mit der Schere inzidiert. Die dadurch mögliche Freilegung der lateralen und dorsalen Duodenalwand wird langsam nach kranial fortgesetzt.

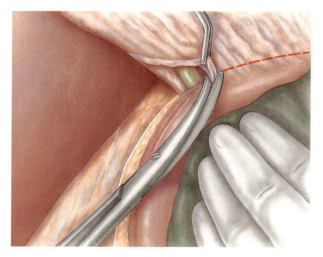

Abb. **60** Die jetzt mögliche Identifizierung der duodenalen Wandstrukturen läßt die fortschreitende Präparation stets dicht an der Duodenalwand und die sichere Ablösung des Duodenums vom Lig. hepatoduodenale zu.

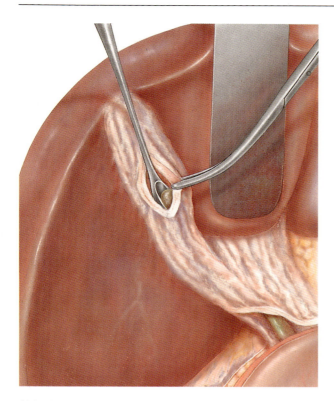

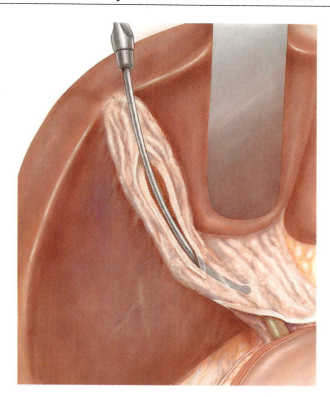

Abb. **61** Die entzündliche Verschwielung der Gallenblase kann sich auf das Lig. hepatoduodenale fortsetzen und eine sichere Präparation der Gefäße und Gangabschnitte nicht zulassen. Nach Abdeckung der Umgebung wird in diesem Falle die Gallenblase in der Vorderwand eröffnet, Konkremente werden mit Löffeln oder Zangen entfernt, der flüssige Inhalt abgesaugt.

Abb. **62** Von der eröffneten Gallenblase aus wird die Lage des Ductus cysticus durch Sondierung ermittelt und die Inzision der Gallenblasenwand bis an den Zystikusabgang fortgesetzt. Die weitere Abklärung der anatomischen Situation erfolgt durch Cholangiographie. Bei steinfreiem und durchgängigem Gangsystem kann der Ductus cysticus ohne weitere Präparation durch Umstechung verschlossen werden. Die Gallenblase wird anschließend komplett oder teilexstirpiert.

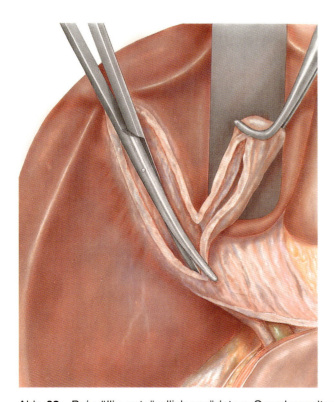

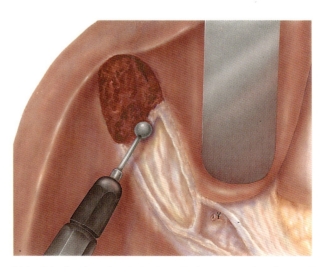

Abb. **63** Bei völlig entzündlich verödetem Gewebespalt zwischen Gallenblase und Leber würde die komplette Exstirpation der Gallenblase im Lebergewebe erfolgen müssen. Man beschränkt sich daher auf die Entfernung der das Niveau der Leberunterfläche überragenden Anteile der Gallenblase. Die dabei entstehenden Blutungen in der Gallenblasenwand werden durch Elektrokoagulationen oder Umstechungen versorgt.

Abb. **64** In dem im Leberbett belassenen Anteil der Gallenblase wird die verbliebene Schleimhaut mit einer kugelförmigen oder einer anderen großflächigen Elektrode durch Elektrokoagulation zerstört. Nach dieser Teilexstirpation der Gallenblase erfolgt grundsätzlich eine subhepatische Drainage mit Ausleitung zur rechten Flanke (s. Abb. **55a** u. **b**).

Vorgehen bei Steinpenetration in den Ductus hepaticus communis und Ductus choledochus
(Abb. 65–67)

Die allmähliche Schrumpfung der chronisch-entzündlich veränderten Gallenblase um ein Konkrement kann zu dessen allmählicher Penetration in den Gallengang mit partieller Wandzerstörung führen. Bei frühzeitigem Erkennen dieses Prozesses läßt sich der Defekt mit der partiell belassenen Gallenblase decken.

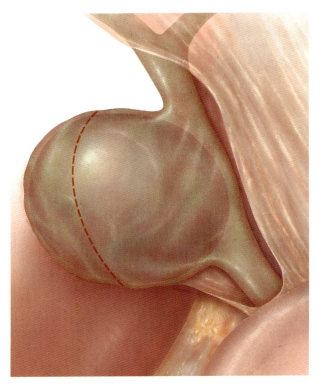

Abb. **65**   Das Innere einer Schrumpfgallenblase kann vollständig von einem großen Konkrement ausgefüllt sein, dessen Druck eine breite Kommunikation zwischen Gallenblase und Gallengang verursacht hat. Der Versuch einer regulären Cholezystektomie würde einen breiten Gallengangswanddefekt hinterlassen.

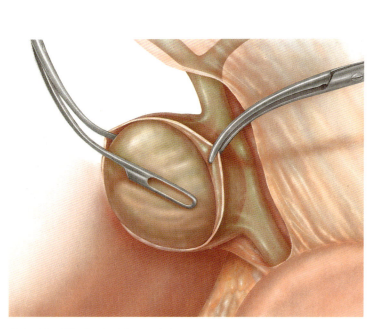

Abb. **66**   Die Gallenblase wird wenigstens 2–3 cm vom Gallengang eröffnet, das Konkrement extrahiert.

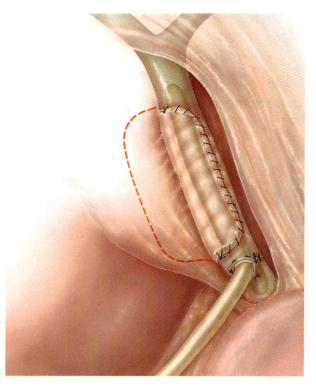

Abb. **67**   Die Exstirpation der Gallenblase erfolgt bei offenem Lumen in der Form, daß ein Stück der Hinterwand verbleibt, das zur Deckung des Wanddefektes herangezogen wird. Der Gallenblasenlappen wird in den Gangdefekt eingeschlagen und mit fortlaufend atraumatischer absorbierbarer Naht 4 × 0 eingenäht. Ein T-Drain wird außerhalb dieser Naht so eingeführt, daß ein langer Schenkel die Gallengangsplastik leberwärts überragt (s. auch Abb. **101 c**).

Vorgehen bei akuter Cholezystitis und Gallenblasenempyem
(Abb. **68** u. **69**)

Die Cholezystektomie bei akuter, nichteitriger Cholezystitis, auch bei auf die Gallenblase beschränkter eitriger Entzündung (Empyem), bietet keine zusätzlichen technischen Probleme. Zur Vermeidung einer Kontamination der Bauchhöhle mit infektiösem Inhalt der Gallenblase wird diese zu Beginn des Eingriffs durch Punktion entleert. Ausnahmsweise (bedrohlich schlechter Allgemeinzustand) wird die von flüssigem Inhalt und von Konkrementen entleerte Gallenblase nach außen gefistelt (Cholezystostomie). Voraussetzung ist das Fehlen manifester oder drohender Nekrosen der Gallengangswand.

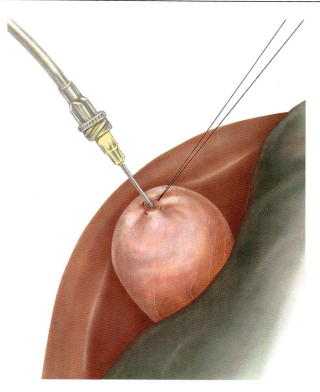

Abb. **68** Bei eitergefüllter Gallenblase wird der Fundus mit Bauchtüchern abgedeckt. Im Fundus Anlegung einer Tabaksbeutelnaht, in deren Zentrum erfolgt die Punktion der Gallenblase mit dicker Kanüle und einem mit ihr verbundenen Saugsystem. Sie wird leergesaugt, die Tabaksbeutelnaht bei Retraktion der Kanüle geknüpft.

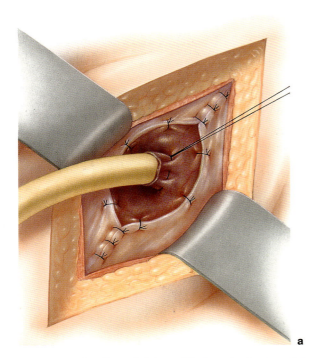

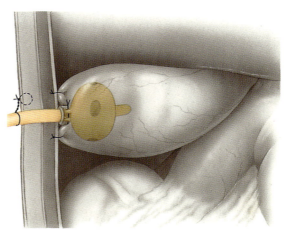

Abb. **69a** u. **b** Zur alleinigen Cholezystostomie erfolgt ein kleiner Hautschnitt über dem sonographisch lokalisierten Gallenblasenfundus. Inspektion der Gallenblase auf nekrotische oder nekrosegefährdete Abschnitte (diese erzwingen die Exstirpation). Tabaksbeutelnaht im Fundus und Punktionsentleerung der Gallenblase. Anschließende Stichinzision der Gallenblase und Extraktion vorhandener Konkremente mit Löffeln oder Zangen. Einführung eines Pezzer- oder Ballonkatheters, um dessen Schaft die Tabaksbeutelnaht geknüpft wird. Ausleitung des Katheterschaftes durch die Bauchdecke nach Stichinzision. Bei ausreichend mobiler Gallenblase Fixation der Katheteraustrittsstelle an das Bauchwandperitoneum im Bereich der Ausleitungsstelle. Fixation des Katheters mit Naht an der Bauchhaut.

Vorgehen bei gedeckter Gallenblasenperforation, pericholezystitischem Abszeß und bilio-digestiver Fistel
(Abb. 70–74)

Die gedeckte Perforation und Penetration einer Entzündung führen zu teilweise unübersichtlichen Entzündungskonglomeraten, zur Abszedierungen und auch zu Fistelbildungen zwischen Gallenblase und Duodenum oder Querkolon. Die Fistelbildung ist präoperativ meist erkennbar an der Luftfüllung von Gallenblase oder Gallenwegen im Nativ-Röntgenbild. Die hier meist schwierige Präparation muß sich zur Vermeidung von Darmwandverletzungen eng an die Gallenblasenwand halten.

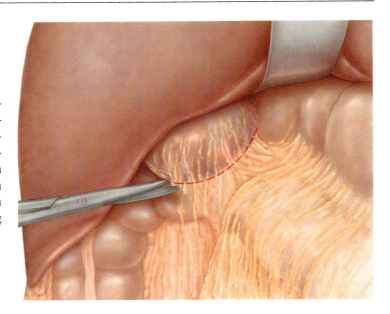

Abb. **70**   Die Präparation einer komplett in entzündlichen Adhäsionen verborgenen Gallenblase hält sich dicht an der Gallenblasenwand, wobei deren Läsion in Kauf genommen werden kann.

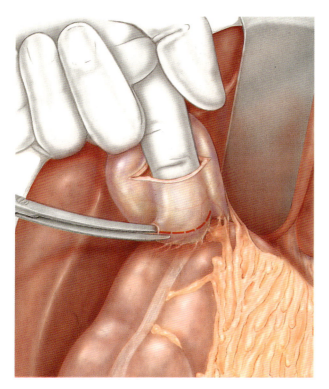

Abb. **71**   Gelingt die weitere Ablösung in Richtung auf den Gallenblasenhals nicht ohne Verletzungsgefahr für Querkolon oder Duodenum, wird die Gallenblase eröffnet und entleert, die weitere Präparation erfolgt mit Hilfe des in die Gallenblase eingeführten linken Zeigefingers des Operateurs.

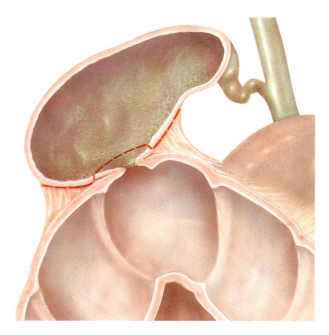

Abb. **72**   Bei bestehender Fistelbildung zum Querdarm wird die Gallenblase so abgesetzt, daß ein Teil Gallenblasenwand am Kolon verbleibt. Die Kolonfistel wird provisorisch mit einer Naht verschlossen und die Cholezystektomie zunächst vollendet.

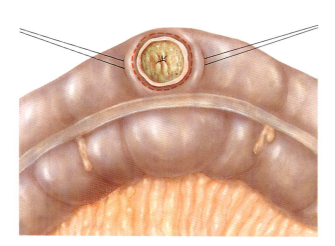

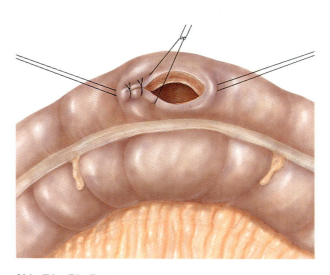

Abb. **73** Nach Anlegung von Haltefäden werden die am Querkolon verbliebenen Reste der Gallenblasenwand sorgfältig abpräpariert und die Fistelöffnung sparsam reseziert.

Abb. **74** Die Resektion der Fistelöffnung im Kolon hat einen Defekt mit gesunden nahtfähigen Rändern hinterlassen. Der Nahtverschluß erfolgt durch ein- oder zweireihige Naht.

Komplikationen

Intraoperative Komplikationen

Plötzliche intraoperative Blutung

Ursache ist meist der Abriß der A. cystica (durch Zug an der Gallenblase nach Durchtrennung des Ductus cysticus und vor Versorgung der Arterie), eine abgleitende Ligatur der A. cystica oder eine irrtümliche instrumentelle Gefäßverletzung.

Therapie: kein blindes Ansetzen von Klemmen, keine unkontrollierten Umstechungen, ausschließlich gezielte Versorgung der Blutung an einem zuvor identifizierten Gefäß. Bei mangelnder Übersicht durch die Überschwemmung des Operationsfeldes mit Blut erfolgt als erste Maßnahme die digitale Kompression oder das atraumatische Abklemmen von Leberarterie und Pfortader. Danach Präparation von Leberarterie und Gallengang und Identifizierung der Blutungsquelle durch vorübergehendes Öffnen der Blutsperre (Abb. **75**).

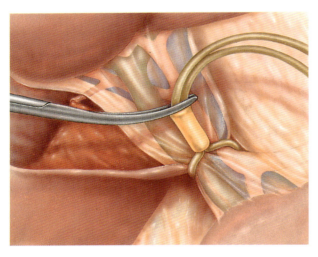

Abb. **75** Das Lig. hepatoduodenale wird im Foramen epiploicum (Winslowi) unter Durchstoßung des kleinen Netzes mit stumpfer Klemme unterfahren. Durch Anbringen eines Torniques oder mit Hilfe einer weichen Darmklemme werden A. hepatica propria und Pfortader vorübergehend (gefahrlos bis zu 30 Minuten) verschlossen.

Intraoperative Gallengangsverletzung

Unübersichtliche anatomische Situationen und überraschende Varianten können zu Verletzungen der Gallenwege führen. Die obligate Cholangiographie nach Entfernen der Gallenblase mit Darstellung des gesamten, also auch leberwärtigen Gangsystems schützt davor, eine solche Verletzung zu übersehen (sie vermeidet im übrigen auch das Übersehen eines lebernahen Gallengangstumors).

Therapie: Tangentiale Wandverletzungen ohne Substanzverlust schließt man mit feiner atraumatischer Naht unter Entlastung des Gallengangs durch eine T-Drainage (s. S. 78). Querdurchtrennungen des Ductus hepaticus communis und Ductus choledochus werden durch End-zu-End-Naht versorgt (s. S. 85f). Substanzverluste von mehr als

2 cm sind im Regelfall nicht mehr überbrückbar und fordern die bilio-digestive Anastomose mit dem leberwärtigen Gallengangsrest (s. S. 87).

Frühe postoperative Komplikationen und deren Therapie

Ein *anhaltender Galleverlust* aus der subhepatischen Drainage kann bis zu 3 Tage toleriert werden, sofern keine peritonitischen Zeichen und keine Allgemeinreaktion auftreten. Nach dieser Zeit ist eine Abklärung durch ERC angezeigt. Mögliche Quellen des Galleverlustes sind: das Leberbett, ein irrtümlich durchtrennter akzessorischer Gallengang, eine abgeglittene Zystikusligatur, eine übersehene Gallengangsverletzung.

Postoperative Blutungen stammen zumeist aus dem Leberbett, auch aus einer nicht sicher versorgten A. cystica. Der anhaltende Blutverlust fordert die Relaparotomie und die gezielte Blutstillung.

Zeichen *der subhepatischen Abszedierung* fordern die Relaparotomie mit Entleerung des Abszesses und ggf. Beseitigung einer bestehenden Infektionsquelle (übersehende Darmverletzungen).

Spätkomplikationen

Die Cholezystektomie hinterläßt keine spezifischen Defektsymptome. Beschwerden nach Cholezystektomie bedürfen einer Gallengangsdiagnostik, vorwiegend durch konventionelle intravenöse und durch endoskopische retrograde Cholangiographie.

Mögliche Ursachen sind:
ein zurückgebliebener Gallenblasenrest,
Rezidivsteine im Gallengang,
Gallengangsstrikturen,
übersehene Papillenstenosen.
Technisches Vorgehen in diesen Fällen s. S. 82ff.

Gallengangsrevision und Cholangiolithotomie

In etwa 15% der Gallensteinoperationen ist mit Gallengangsteinen zu rechnen. Beim prä- oder intraoperativen Nachweis oder beim nicht auszuschließenden Verdacht besteht die Indikation zur operativen Gallenwegsrevision. Mit der chirurgischen Gallengangsteinentfernung konkurriert die endoskopische Methode, die jedoch nahezu regelmäßig auf die endoskopische Papillotomie als Voraussetzung zur Steinentfernung angewiesen ist. Solange die Unbedenklichkeit einer Papillotomie auch bei jüngeren Menschen nicht zweifelsfrei erwiesen ist, bestehen Bedenken gegen die grundsätzliche endoskopische Entfernung von Gallengangssteinen in jedem Lebensalter.

Im Regelfall ist die chirurgische Entfernung von Gangsteinen ein Bestandteil der Gallensteinoperation mit dem primären Ziel der Entfernung der Gallenblase. Die erfolgte Gallenwegsrevision wird grundsätzlich mit einer Cholangiographie oder Cholangioskopie zur Kontrolle der Durchgängigkeit und Steinfreiheit abgeschlossen.

Narkose: s. S. 61.

Lagerung: s. S. 61.

Zugangswege: s. S. 61.

Spezielle Technik

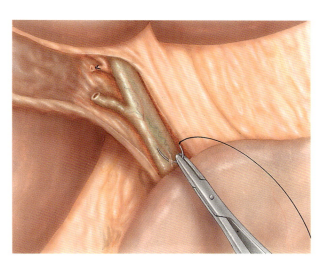

Abb. **76** Von der Zystikusmündung ausgehend wird der Serosaüberzug über dem Gallengang in Richtung auf die laterale Duodenalwand durchtrennt. Im vorgesehenen Inzisionsbereich (supraduodenaler Ductus choledochus zwischen Zystikusmündung und Duodenalrand) müssen evtl. ein oder zwei die Inzisionslinie überschreitende Gefäße mit feiner Umstechung (4 × 0 oder 5 × 0) verschlossen werden.

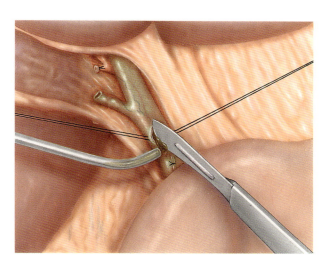

Abb. **77** Die Inzision der Gallengangsvorderwand erfolgt mit feinem Skalpell. Evtl. muß das Duodenum noch auf 5–10 mm Länge von der Gallengangsvorderwand abgelöst werden. Die Inzision zwischen 2 Haltefäden ist 15 bis 20 mm lang. Man hüte sich bei engem Gallengang vor gleichzeitiger Inzision der Gallengangsrückwand. Ein bereitgehaltener Sauger entfernt überfließende Galle.
Der Ductus cysticus kann bis zur definitiven Beendigung der Gallengangsrevision offenbleiben. Seine Versorgung erfolgt gemäß Abb. **53**, S. 66.

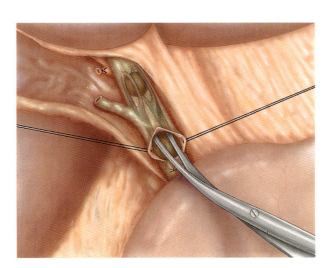

Abb. **78** Einzelne, zuvor durch Cholangiographie sicher erfaßte und möglicherweise tastbare Konkremente lassen sich im Idealfall mit einer Faßzange und einem Steinlöffel packen und ohne weitere Maßnahmen extrahieren.

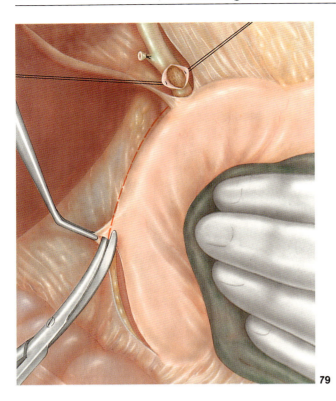

79

Abb. 79 Nach nicht auf Anhieb gelungener Steinentfernung muß der terminale Gallengangsabschnitt durch Kocher-Mobilisation von Duodenum und Pankreaskopf zugänglich gemacht werden. Das Duodenum wird mit Hilfe eines Tuches durch den 1. Assistenten nach lateral angespannt ebenso der Serosaüberzug des Duodenums im unteren Drittel der Pars descendens am lateralen Darmrand und mit der Schere bis an das Lig. hepatoduodenale inzidiert. Man gelangt dann leicht in die gefäßfreie lockere retroduodenale und retropankreatische Gewebsschicht, die scharf durchtrennt wird.

Abb. 80 Nach erfolgter Mobilisation von Duodenum und Pankreaskopf kann das Duodenum zwischen Daumen und den übrigen Fingern der linken Hand umgriffen werden. Man gelangt dadurch hinter den terminalen Gallengang und hinter die Papille, kann damit bewegliche Konkremente in Richtung auf die Gallengangsinzision bewegen und bei weiterer instrumenteller Exploration des Gallengangs diesen vor einer Perforation schützen.

→ = laterale Pankreaskontur durchscheinend

Abb. 81 Kleinere Konkremente im terminalen Gallengang lassen sich oft durch Spülung mobilisieren und entfernen. Dazu wird ein locker in das Gallengangslumen passender Katheter mit aufgesetzter Spritze (mindestens 10 ml) in den terminalen Gallengang eingeführt und körperwarme sterile physiologische Kochsalzlösung unter Druck eingespritzt. Die zurückströmende Flüssigkeit fördert dann oft die Konkremente in den Bereich der Gallengangsinzision, oder sie lassen sich anschließend instrumentell (Spezialzangen oder Löffel) extrahieren.

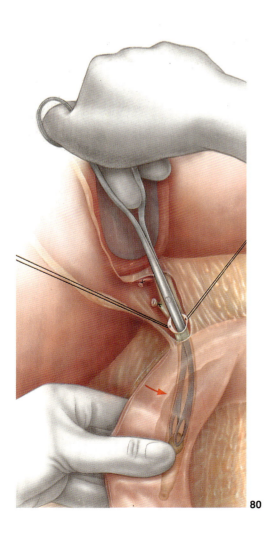

80

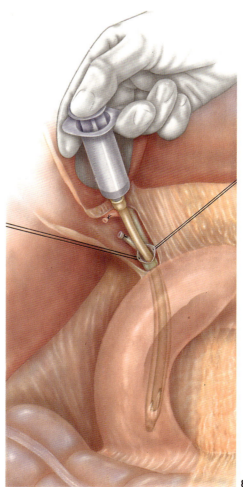

81

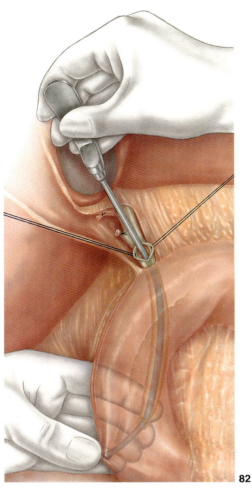

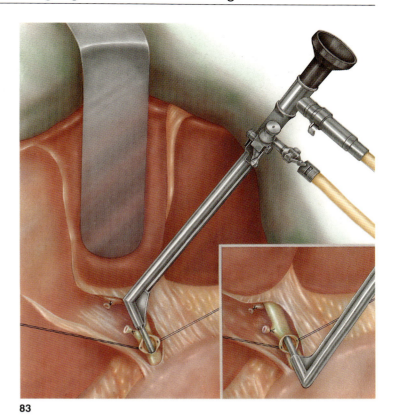

83

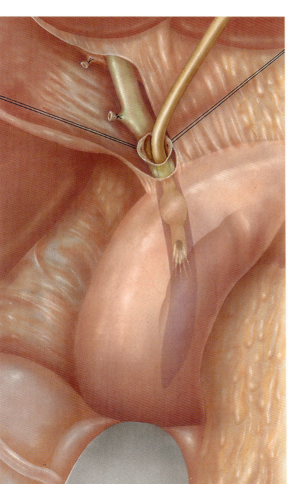

82

84

Abb. **82** Zur instrumentellen Kontrolle der Durchgängigkeit des terminalen Gallengangs und der Papille wird eine Gallensonde unter palpatorischer Kontrolle der linken Hand durch den terminalen Gallengang und die Papille bis ins Duodenum geführt. Die Sondenspitze hat die Papille nur dann sicher passiert, wenn man sie durch die über ihr angespannte, der Papille gegenüberliegende Duodenalwand metallen durchschimmern sieht.

Abb. **83** Das Cholangioskop wird in Richtung auf die Papille vorgeschoben, bis die Papille sichtbar ist. Unter langsamer Retraktion kommt der distale Gallengang zur Darstellung. Anschließende Einführung leberwärts, Inspektion der Bifurkation und der Eingänge in die Segmentgallengänge, schließlich Inspektion des Ductus hepaticus communis. Nach sicherer Steinfreiheit und Durchgängigkeit der Gallenwege kann die Gallengangsinzision verschlossen werden. Technik und Indikation zur Cholangioskopie s. S. 79.

Abb. **84** Nach Gallengangsinzision ist eine Röntgenkontrolle über einen Ballonkatheter möglich, dessen aufgefüllter Ballon das Lumen hinter der Inzision abdichtet.
Im übrigen ist ein Ballonkatheter auch zur Entfernung von Konkrementen geeignet, wenn man den leeren Ballon zunächst bis ins Duodenum vorschiebt, ihn füllt und durch Zug die Lage der Papille ermittelt, ihn in wieder entleertem Zustand durch die Papille zieht, um ihn erneut zu füllen und langsam bis zur Gallengangsinzision vorzuziehen.

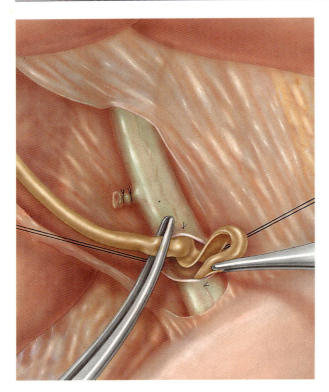

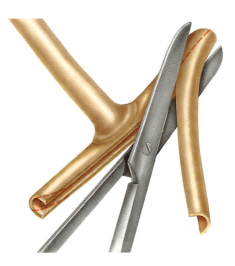

Abb. **85a**   Ein T-Drain, in der Regel Nr. 3–3,5 wird so zugeschnitten, daß das Querrohr in eine Rinne umgewandelt wird. Der obere und untere Querrinnenschenkel ist je 20–30 mm lang. Die sichere Position des intrakanalikulären Anteiles des T-Drains ist gewährleistet, wenn der Drainschaft sich leicht hin- und herbewegen läßt.

Abb. **85b**   Umwandlung des Querrohrs des T-Drains in eine Querrinne mit kurzen Schenkeln von je etwa 20–30 mm Länge.

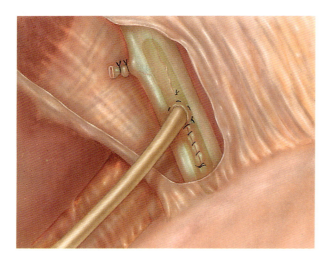

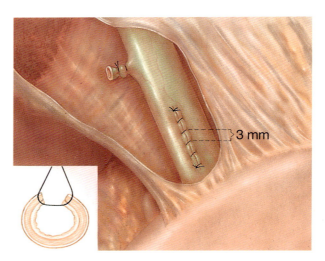

Abb. **86**   Bei der abschließenden Gallengangsnaht wird der lange T-Drain-Schenkel in den oberen (auch unteren) Winkel der Gallengangsinzision positioniert.
Die Naht mit monofilem, absorbierbarem atraumatischem Faden 4–5 × 0 beginnt am entgegengesetzten Ende der Inzision. Der Nahtabstand beträgt 3 mm, die Nähte fassen die Gallengangsschleimhaut möglichst knapp. Die letzte Naht umkreist den T-Drain-Schenkel und wird fest um ihn geknüpft. Die abschließende Injektion von physiologischer Kochsalzlösung in den T-Drain unter leichtem Druck kontrolliert die Dichtigkeit der Naht. Danach kann die cholangiographische Kontrolle erfolgen.

Abb. **87**   Die primäre Gallengangsnaht beginnt im oberen oder unteren Winkel der Gallengangsinzision. Material: monofiler, atraumatischer absorbierbarer Faden 4/0, Nahtabstand 3 mm. Die Nähte fassen die Schleimhaut möglichst knapp.

Komplikationen

Intraoperative Komplikationen und deren Therapie

Schwer entfernbare Steine

Eine große Anzahl von Steinen, ihre intrahepatische oder intrapapilläre Lokalisation können die restlose Entfernung erheblich erschweren. Im Einzelfall einer technisch sehr schwierigen Situation (erschwerter Zugang zum Gallengang bei sehr adipösen Patienten) kann es ratsam sein, die Steine postoperativ durch endoskopische Papillotomie zu extrahieren. Bei zahlreichen kleinen Konkrementen, deren restlose Entfernung unsicher bleibt, wird der Eingriff mit einer Sphinkterotomie beendet, das gleiche gilt für die intraoperativ festgestellte Papillenstenose (s. Abschnitt Papilla Vateri, S. 119 ff).

Technik cholangioskopischer Steinentfernungen: s. Abb. **88–90**.

Abb. **88** Ein endoskopisch erkennbares, kleines, präpapillär gelegenes Konkrement wird unter Sicht mit einer Instrumentierzange durch die Papille ins Duodenum geschoben.

Abb. **89** Ein intrahepatisches Konkrement wird unter endoskopischer Sicht mit einem Dormia-Körbchen gefaßt und extrahiert.

Abb. **90** Entfernung eines intrahepatischen Konkrementes mit Hilfe eines flexiblen Cholangioskops. Das Konkrement wird unter Sicht mit dem Dormia-Körbchen gefaßt und gleichzeitig mit dem Instrument extrahiert.

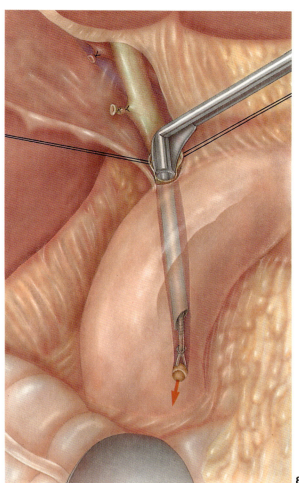

88

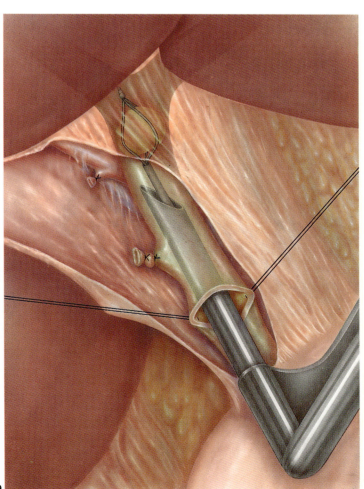

89

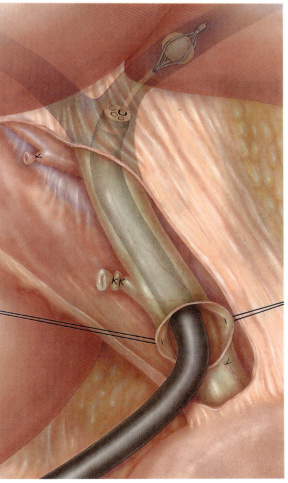

90

Papillenstenose

Die durch radiologisch erkennbare Engstellung, fehlende
Peristaltik, Druckerhöhung im Gallensystem und vermin-
dertem Durchfluß objektivierbare Papillenstenose bedarf
der Spaltung des Papillensphinkters (s. Abschnitt Papilla
Vateri, S. 119ff).

Instrumentelle Gallengangsverletzungen

Der gewaltsame Sondierungsversuch des retropankreatischen Ductus choledochus führt leicht zu dessen Perforation. Die Sondenspitze wird retropankreatisch tastbar oder
erscheint am medialen Duodenalrand.

Die meist kurz vor der Papille gelegene Perforationsstelle
ist nur ausnahmsweise darstellbar und kann dann übernäht
werden. Zusätzlich ist eine T-Drainage des Gallengangs an
üblicher Stelle erforderlich.

Gelingt die Darstellung und Übernähung der Perforation
nicht, empfiehlt sich folgendes Vorgehen:

1. komplette Steinausräumung des Gallengangs (radiologische oder endoskopische Kontrolle ist obligat!),
2. Durchführung einer transduodenalen Sphinkterotomie,
3. transpapilläre Drainage des Gallengangs durch T-Drain
   oder Völker-Drainage.

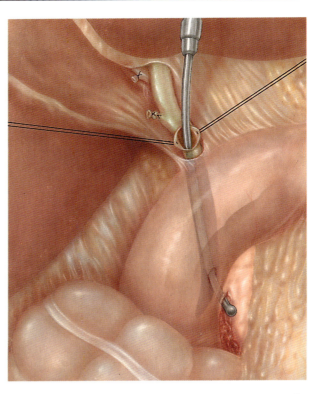

Abb. 91   Eine Gallensonde hat den retroduodenalen Ductus choledochus perforiert. Die Sondenspitze wird am medialen Duodenalrand sichtbar. Nur ausnahmsweise gelingt die präparatorische Darstellung der Perforationsstelle und deren direkte Naht.

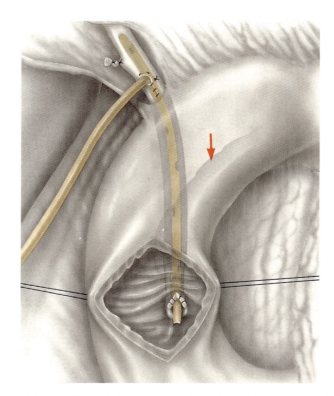

Abb. 92   Eine T-Drainage wird nach erfolgter Perforation, nach
Sicherung steinfreier Gallenwege und nach transduodenaler Papillotomie (s. Abb. 170–178b) so eingelegt, daß der papillenwärtige
Querschenkel die Papille um wenige Millimeter ins Duodenum hinein
überragt. Das halb rinnenförmig zurechtgeschnittene Drainrohr darf
das Lumen der Papille nicht ausfüllen.

→ = laterale Pankreaskontur durchscheinend

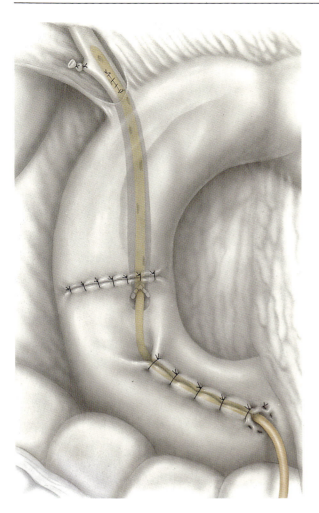

Abb. **93** Statt T-Drainage ist auch Entlastung des Gallengangs mit einer Voelcker-Drainage möglich: Ein mehrfach gelochtes Drain wird nach Papillotomie bis in den Ductus hepaticus geleitet. Das distale Katheterende wird durch eine Direktinzision aus der Duodenalwand durch einen Witzel-Kanal ausgeleitet und an nächstmöglicher Stelle durch die Bauchwand nach außen geführt und hier mit Naht fixiert.

Postoperative Komplikationen und deren Therapie

Frühkomplikationen

Sie entsprechen zum Teil den bei Cholezystektomie üblichen Komplikationen. Spezifisch für die Gallengangsoperationen sind:

Die Dislokation des T-Drains. Die fehlende Gallesekretion aus der T-Drainage oder das spontane Sistieren des Galleflusses fordern die Röntgenkontrolle nach Injektion von Kontrastmittel in den langen Drain-Schenkel.

Liegt der Querschenkel außerhalb des Gallengangs und besteht offensichtlich kein Gallengangsleck, so kann der Drain entfernt und abgewartet werden. Im Zweifelsfall ist eine ERC, bei nachweisbarem Leck eine transpapilläre Gallengangsdrainage ratsam. Nur wenn diese Maßnahmen nicht zum Erfolg führen, ist die Relaparotomie mit erneuter Gallengangs-T-Drainage indiziert.

Schwer entfernbarer T-Drain. Gelingt die planmäßige Extraktion des T-Drains 5–8 Tage nach der Operation und nach vorheriger Röntgenkontrolle des Gallengangs nicht unter leichtem Zug, ggf. auch unter Dauerzug, wird der Extraktionsversuch nach jeweils 2 Tagen noch 2- bis 3mal wiederholt.

Erst dann empfiehlt sich eine gewaltsame Traktion in kurzer Narkose. Eventuell im Gallengang zurückgebliebene Drain-Reste können endoskopisch entfernt werden.

Zurückgelassene Gallengangssteine. Deckt die obligate Drain-Cholangiographie vor der geplanten Drain-Entfernung zurückgebliebene Gangsteine auf, bieten sich folgende Lösungen an:

1. Endoskopische Papillotomie und Steinextraktion. Dies ist das bevorzugte Verfahren, zumindest bei Patienten jenseits des 60. Lebensjahres.
2. Bei kleinen Konkrementen Dauerspülung des Gallengangs mit körperwarmer physiologischer Kochsalzlösung unter pharmakologischer Weitstellung des Papillensphinkters mit Hymecromon.
3. Versuch einer Steinauflösung durch Spülung mit Mono-Octanoin und EDTA-Lösung.
4. Extraktionsversuch über den aufbougierten T-Drain-Kanal mit Dormia-Körbchen (Verfahren nach Burhenne).
5. Bei Versagen solcher Möglichkeiten Relaparotomie mit Wiedereröffnung des Gallengangs und instrumenteller Steinextraktion.

Spätkomplikationen

Sie entsprechen den bei der Cholezystektomie besprochenen Komplikationsformen (s. S. 74).

Wiederholungseingriffe am Gallengang

Frührelaparotomie

Blutungen, septische Komplikationen und Galleleck führen in 0,5–1% der Galleoperationen zur Notwendigkeit einer frühen Relaparotomie.

Der Zugang erfolgt jeweils durch den der Erstoperation. Ziele der Eingriffe sind

bei der *Blutung* die gezielte Blutstillung, meist im Leberbett der Gallenblase;

beim *Galleleck* der Verschluß des Lecks (Leberbett, Zystikusstumpf, durchtrennter akzessorischer Gallengang, unbemerkte Gallengangsverletzung, undichte Gallengangsnaht);

beim *septischen Prozeß* die Entleerung eines Abszesses und die Beseitigung einer möglichen Infektionsquelle.

Späte Relaparotomie

Ohne unmittelbaren zeitlichen Zusammenhang mit dem Primäreingriff werden Wiederholungseingriffe erforderlich

- bei Gangsteinrezidiven,
- bei zurückgebliebenem, mit dem Gallengang in Verbindung stehendem Gallenblasenrest mit oder ohne Stein,
- bei nicht primär korrigierten Papillenstenosen,
- bei Strikturen als Verletzungsfolgen.

Die intravenöse, bei bestehendem Ikterus die endoskopische retrograde oder perkutan transhepatische Cholangiographie gestatten in der Regel eine exakte Abklärung der Situation der extrahepatischen Gallenwege.

Steinrezidive wird man heute am ehesten endoskopisch entfernen, es sei denn, es entstünden, vorwiegend bei jungen Patienten, Bedenken gegenüber Spätfolgen der obligaten Papillotomie. Bei großen, endoskopisch nicht entfernbaren Gangsteinen hilft die perkutane Stoßwellenlithotripsie weiter.

Koliken oder kolikartige Beschwerden bei einem nachweisbar zurückgebliebenen Gallenblasenrest fordern dessen nachträgliche Exstirpation. Ob ein langer Zystikusstumpf ernstliche Beschwerden verursachen und eine Relaparotomie indizieren kann, ist eine offene Frage.

Die sekundär behandlungsbedürftige Papillenstenose ist eine Domäne der endoskopischen Papillotomie.

Indikationen

Es verbleiben als Indikationen zum Sekundäreingriff nach vorausgegangener Steincholezystektomie nur noch die endoskopisch nicht entfernbaren Gallengangsrezidiv-(Residual-)Steine, der verbliebene Gallenblasenrest, die endoskopisch nicht behandlungsfähige Papillenstenose (z. B. nach Billroth-II-Resektion) und die Gallengangsstriktur.

Kontraindikationen

Beschwerden nach Gallensteinoperationen ohne morphologisch faßbares Substrat und ohne klinisch oder biochemisch nachweisbare Cholostase sind nicht chirurgisch behandlungsfähig. Rezidivsteine bei alten Menschen sollten, wenn irgend möglich, endoskopisch und nicht chirurgisch entfernt werden.

Operationsrisiken und Aufklärungshinweise

Das Risiko des Wiederholungseingriffs ist gegenüber der Primäroperation deutlich gesteigert, dies betrifft jedoch fast ausschließlich die technisch anspruchsvollen Gallengangsrekonstruktionen. Eingriffe wegen Rezidivsteinen haben keine höhere Letalität zur Folge als die der primären Lithotomie und der endoskopischen Steinextraktion.

Spezielle Vorbereitung

Der Rezidiveingriff erfordert grundsätzlich die vorausgehende Gallengangsdarstellung durch i. v. Cholangiographie, besser durch ERC.

Wiederholungseingriffe wegen Steinrezidiv und Gallenblasenrest

Narkose: Allgemeinnarkose mit Intubation.

Lagerung: Rückenlage.

Zugangsweg: Ein Rippenbogenrandschnitt ist auch dann vorzuziehen, wenn beim Primäreingriff ein Längsschnitt angewandt wurde.

Spezielle Technik

Nennenswerte Schwierigkeiten liegen meist ausschließlich in der Darstellung und Präparation eines Gallengangs und in der Auffindung eines Gallenblasenrestes, da das Lig. hepatoduodenale nach der vorausgegangenen Cholezystektomie hinter Adhäsionen verborgen liegt. Die Präparation entspricht den auf S. 68 angegebenen Richtlinien.

Der Gallengang wird wie bei der primären Cholangiolithotomie im supraduodenalen Abschnitt eröffnet und exploriert (s. S. 75).

Der durch intraoperative Diagnostik geführte Nachweis einer Papillenstenose erfordert die Papillotomie (s. Abschnitt Papilla Vateri, S. 119ff).

Rekonstruktion des verletzten und strikturierten Gallengangs

In 1–5 % von Gallensteinoperationen entstehen Gallengangsverletzungen. Mehr als die Hälfte von ihnen wird intraoperativ nicht erkannt. Sie manifestieren sich unmittelbar postoperativ in einer äußeren Gallefistel, in einem Cholascos oder in einer biliären Peritonitis. Spätfolgen nicht erkannter oder unzureichend versorgter Gallengangsverletzungen sind Gallengangsstrikturen. Diese betreffen fast ausschließlich den supraduodenalen Abschnitt des Ductus choledochus, den Ductus hepaticus communis und die Gallengangsbifurkation. Spontane benigne Gallengangsstenosen nichttraumatischen Ursprungs sind sehr selten (Steindekubitus, stenosierende Choledochitis Delbert, segmentale Form der primär sklerosierenden Cholangitis). Gemeinsames Merkmal aller Gallengangsstrikturen und -stenosen ist die chemisch nachweisbare Cholostase mit oder ohne manifesten Ikterus. Die Diagnose und Lokalisation einer Striktur erfolgt durch ERC oder PTC, gelegentlich durch Kombination beider Verfahren.

Indikation

Jede frische Gallengangsverletzung und jede Stenose mit nachweisbarer Cholostase sind absolute Indikationen zur Wiederherstellung eines dauerhaften, unbehinderten Galleabflusses.

Versorgung der frischen, intraoperativ erkannten Gallengangsverletzung

Drei Rekonstruktionsverfahren stehen zur Verfügung:

1. die einfache Naht,
2. die End-zu-End-Anastomose,
3. die bilio-digestive Anastomose.

Die tangentiale Wandverletzung ohne Substanzverlust wird wie die planmäßige Cholangiotomie durch feine atraumatische Naht verschlossen, eine zusätzliche T-Drainage ist ratsam, wenn mit einer vorübergehenden Schwellung der Papille gerechnet werden muß (s. Abb. **86** u. **101 c**).
Die End-zu-End-Naht kann einen Substanzverlust von maximal 2–3 cm überbrücken. Größere Defekte erfordern die bilio-digestive Anastomose.

Präparation eines strikturierten Gallengangs

Bei nahezu allen iatrogenen Gallengangsstrikturen erschweren meist sehr ausgedehnte und dichte Adhäsionen den Zugang zum Gallengang und zur Leberpforte. Leitstrukturen für die meist schwierige Präparation sind die Leber, die rechte Kolonflexur, das absteigende Duodenum.

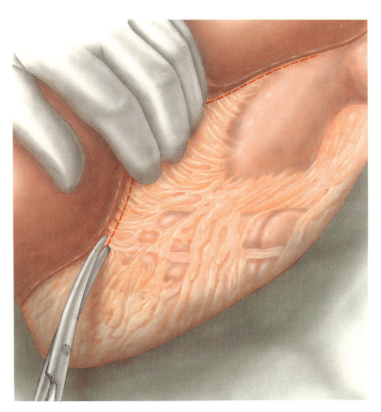

Abb. **94** Die Präparation und Freilegung des Lig. hepatoduodenale bei ausgedehnten subhepatischen Adhäsionen beginnt ganz lateral rechts. Hier kann die Leberunterfläche zunächst ohne Gefahr der Verletzung wichtiger Strukturen freigelegt werden. Diese Präparation geht dicht an der Leberunterfläche schrittweise von lateral nach medial weiter.

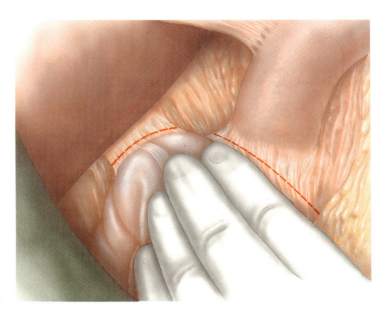

Abb. **95** Sobald die rechte Kolonflexur erkennbar ist, kann man diese und das zugehörige Mesokolon weiter ablösen, bis man zum Duodenum gelangt. Weiteres Vorgehen wie in Abb. **59** u. **60** beschrieben.

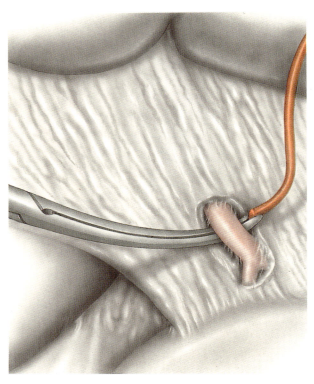

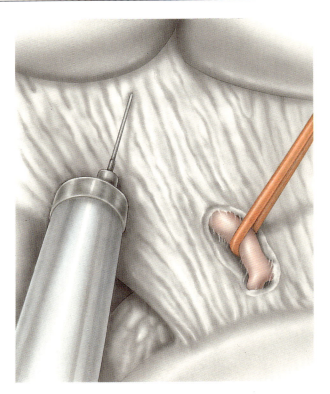

Abb. **96** Sobald das verschwielte Lig. hepatoduodenale freiliegt, wird die am meisten gefährdete Struktur, die A. hepatica propria, in ihrer Lage duodenalnahe durch Palpation ermittelt. Die Arterie wird dann möglichst leberwärts zunächst auf ein kurzes Stück freigelegt und mit einem Gummizügel angeschlungen, diese Freilegung muß evtl. auf die Aufteilung der Leberarterie bis in den Leberhilus fortgesetzt werden.

Abb. **97** Im Leberhilus wird etwas lateral vom Verlauf der Arterie die Lage des oberhalb einer Striktur gelegenen erweiterten Gallengangsabschnittes durch Punktion ermittelt. Gelingt die Aspiration von Galle, erfolgt die Injektion von Kontrastmittel und die anschließende Cholangiographie zur exakten Darstellung der anatomischen Situation.

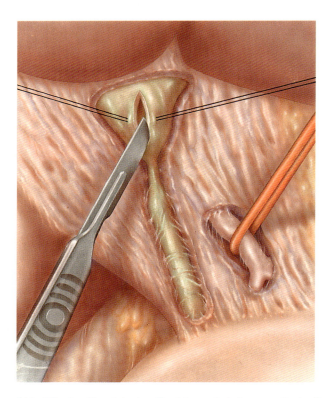

Abb. **98** Im Bereich der Punktion wird der erweiterte Gallengang zwischen 2 Haltefäden inzidiert. Die Inzision reicht bis in die Striktur hinein. Danach kann man deren Länge und die Möglichkeit einer End-zu-End-Anastomose prüfen.

Bilio-biliäre Anastomose

Die End-zu-End-Anastomose ist beim frisch durchtrennten Gallengang die Wiederherstellungsmethode der Wahl. Bei Strikturen vermag sie nur eine Distanz von 2–3 cm zu überbrücken. Voraussetzungen sind kongruenzfähige Lichtungsweiten von proximalem und distalem Gallengangsabschnitt und Spannungsfreiheit der Anastomose.

Spezielle Technik

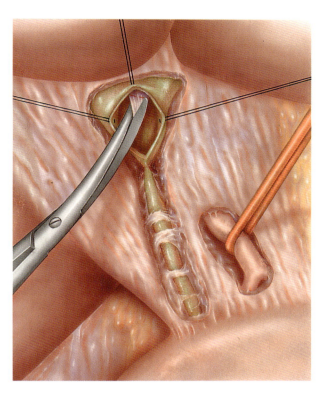

Abb. **99** Bei völlig aufgebrauchtem Ductus hepaticus communis, erfolgt eine Erweiterung der Gallengangsöffnung in der Bifurkation durch Inzision des Bifurkationsseptums. Dieses kann auf 5–10 mm Länge quer durchtrennt werden, dabei auftretende Blutungen lassen sich oft nur durch feinste Umstechungen mit sehr feiner atraumatischer Naht (6 × 0) versorgen.

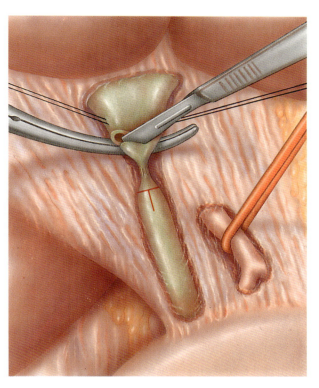

Abb. **100** Bei kurzstreckiger Einengung (maximal 30 mm) wird die Striktur reseziert. Sicherheitshalber erfolgt bei Zweifel an der Benignität eine histologische Schnellschnittuntersuchung. Wegen der meist erheblichen Lumendifferenz zugunsten des lebernahen Gallengangs wird der distale Gallengang in der Vorderwand um einige Millimeter längs inzidiert.

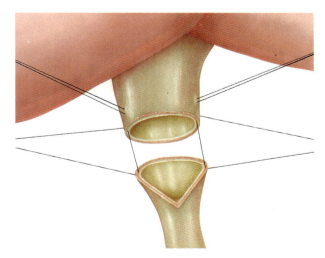

Abb. **101 a** Anlegung von Ecknähten, proximal außen innen, distal innen außen an den durch Inzision der Vorderwand des distalen Stumpfes angeglichenen Lumina der beiden Gallengangsstümpfe.

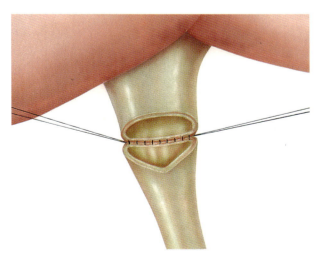

Abb. **101 b** Naht der Hinterwand der End-zu-End-Anastomose fortlaufend mit monofilem, absorbierbarem atraumatischem Faden 5 × 0.

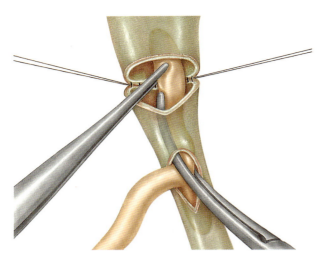

Abb. **101c** Bevor man die Vorderwand der Anastomose schließt, wird durch eine Stichinzision wenigstens 2 cm distal der Anastomose ein T-Drain Nr. 3 mit rinnenförmigem Querschenkel in den Gallengang so eingelegt, daß der eine Querschenkel die Anastomose leberwärts überragt.

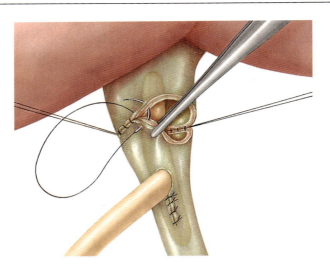

Abb. **101d** Die Naht der Anastomosenvorderwand wird fertiggestellt.

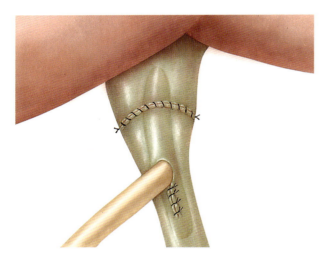

Abb. **101e** Fertige Anastomose und richtig plazierter T-Drain. Die Dichtheit der Anastomose wird durch Injektion von physiologischer Kochsalzlösung über den T-Drain in den Gallengang überprüft. Eine abschließende Cholangiographie dokumentiert die anatomische Situation.

Bilio-digestive Anastomose

Gangstrikturen über 3 cm Länge, Verletzungen mit größerem Gangverlust und Stenosen des retropankreatischen Ductus choledochus (pankreatitische Röhrenstenose) bedürfen der Anastomose zwischen lebernahem Gallengang und Dünndarm. Der Reflux von Darminhalt in den Gallengang wird am besten durch Verwendung einer etwa 40 cm langen, durch Roux-Y-Anastomose aus der Passage ausgeschalteten oberen Jejunumschlinge verhindert. Weniger günstig ist eine Anastomosierung mit dem Duodenum.

Prinzipien für alle bilio-digestiven Anastomosen:
möglichst weite Anastomosenöffnung,
primär dichte Naht mit einreihig allschichtigen Knopfnahtreihen,
exakte Adaptation von Galle- und Darmschleimhaut.

Hepatiko-Jejunostomie als adaptierende Dreiecksplastik (Gütgemann 1965)

Bei dieser Anastomosierungsform wird durch Längsspaltung des oberhalb der Striktur verbliebenen Gallengangsrestes, bei völligem Verlust des Ductus hepaticus communis durch möglichst breite Aufspaltung der Gallengangsbifurkation mit Inzision des Bifurkationsseptums oder durch Aufspaltung des oft noch erhaltenen, auf wenige Zentimeter Länge extrahepatisch verlaufenden Ductus hepaticus sinister eine möglichst weite Gallengangsöffnung geschaffen, in die sich bei der Anastomosierung die mobile gesunde Darmwand einfügen läßt.

Die dadurch erzielte Erweiterung des hepatischen Gallengangsrestes läßt auch nach unvermeidlicher Schrumpfung noch eine genügend weite Lichtung zurück.

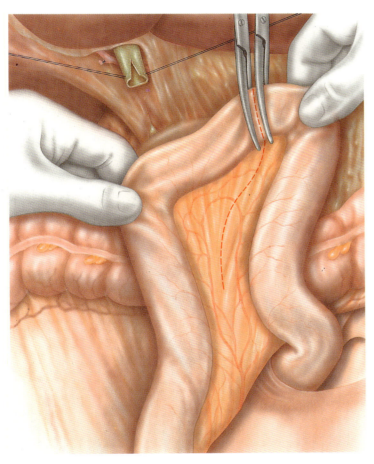

Abb. **102** Zur bilio-digestiven Anastomose wird eine nach dem Roux-Prinzip ausgeschaltete Jejunumschlinge verwandt. Man durchtrennt das Jejunum etwa 20–30 cm aboral der Flexura duodenojejunalis und senkrecht zu ihm das Mesenterium zwischen radiär einstrahlenden Gefäßstämmen und unter Versorgung der durchtrennten Gefäßarkaden durch Ligatur.

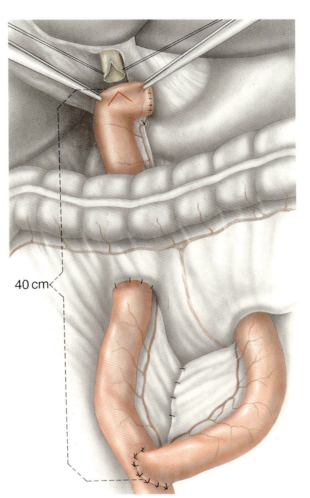

Abb. **103** Das aborale Resektionsende wird durch Handnaht (ein- oder zweireihig) oder durch Stapler-Naht blind verschlossen und durch eine Öffnung im Mesocolon transversum und im Lig. duodenocolicum (im weitgehend gefäßfreien Abschnitt seiner Wurzel über dem Duodenum) in den Oberbauch verlagert. 40 cm aboral des Blindverschlusses wird das orale Resektionsende des Dünndarms termino-lateral in den aboralen Schenkel eingepflanzt (s. Bd. 3, Abb. **186–191**).

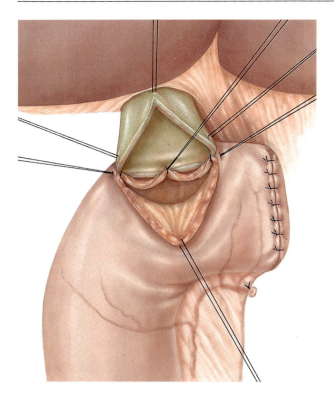

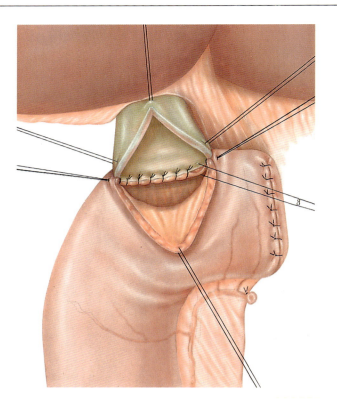

Abb. **104a** Die Vorderwand des Gallengangsstumpfes wird zur Eweiterung der Anastomosenöffnung möglichst langstreckig längs inzidiert, das obere Inzisionsende und beide distalen Enden des Gangs mit Haltefäden armiert. In 3–4 cm Entfernung von der Verschlußnaht wird der Dünndarm antimesenterial zwischen 2 Haltefäden auf eine Länge aufgetrennt, die der Gallengangsweite entspricht. Ecknähte, außen/innen am Gallengang, innen/außen am Darm gestochen, adaptieren zunächst beide Lumina.

Abb. **104b** Die Naht der Anastomosenhinterwand erfolgt mit monofilen, absorbierbaren atraumatischen Fäden 4 × 0 oder 5 × 0 in Form von Einzelknopfnähten, bei weiter Anastomose auch fortlaufend. Nahtabstände 3 mm.

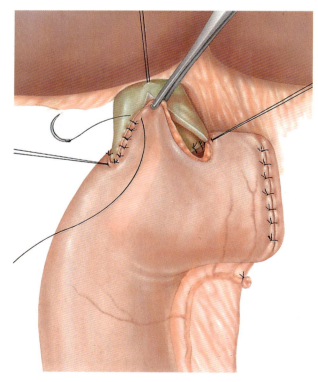

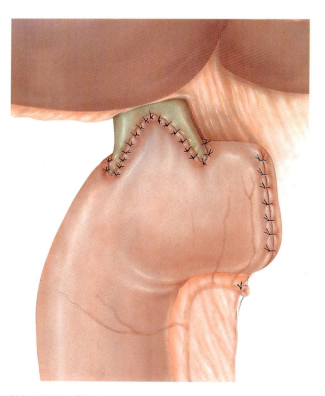

Abb. **104c**   Fortsetzung der Anastomosennaht auf die Vorderwand. Die Naht faßt möglichst viel der Serosa und der Muskularis und möglichst wenig Schleimhaut. Dennoch müssen Gallengangs- und Darmschleimhaut exakt aneinanderliegen. Die dehnbare Darmwand legt sich in die winkelförmig offene Gallengangsvorderwand hinein.

Abb. **104d**   Die fertige Anastomose muß eine primär wasserdichte, weite und spannungsfreie Verbindung zwischen Gallengang und Darm bilden.

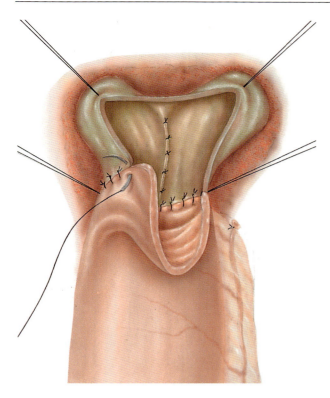

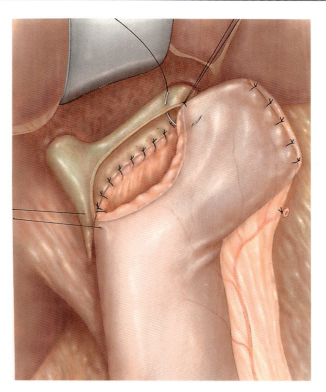

Abb. **105** Durch zusätzliche Längsinzision der bifurkationsnahen Anteile der Vorderwand des rechten, vor allem des linken Ductus hepaticus und nach weitgehender Resektion des Bifurkationsseptums kann oft noch eine weite hiläre Gallengangsöffnung geschaffen werden. Die Anastomosierung erfolgt wieder unter exakter Schleimhautadaptation nach den in den Abb. **59a–c** dargelegten Prinzipien.

Abb. **106** Bei weitgehender Einbeziehung der Gallengangsbifurkation in eine Striktur verbleibt oft noch der auf eine Strecke von 2–3 cm extrahepatisch verlaufende Anteil des linken Ductus hepaticus. Sein Verlauf kann durch Sondierung ausgemacht werden, seine Aufspaltung erfolgt über der eingelegten Sonde. Die anschließende Anastomosennaht muß den Zugang zum rechten Gallengangssystem sorgsam schonen.

Nahtlose, schleimhautadaptierende bilio-digestive Anastomose (R. Smith 1964)

Indikation

Nicht mehr nahtfähige intrahiläre Gallengangsstümpfe nach Resektion hoher benigner (auch maligner) Verschlüsse.

Spezielle Technik

Die Schleimhaut einer zur Gallengangsanastomose präparierten Dünndarmschlinge wird mit Hilfe einer transhepatischen Drainage in die Gallengangsstümpfe hineingezogen und hier durch Dauerzug so lange fixiert, bis eine feste Verbindung zwischen Gallengangs- und Darmschleimhaut eingetreten ist (Abb. **107–111**).

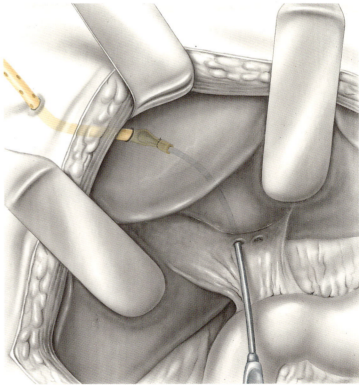

Abb. **107** Eine nicht mehr anastomosierungsfähige hiläre Gallengangsöffnung wird mit einer Knopfsonde entriert; diese wird durch das intrahepatische Gangsystem etwa in Richtung auf die Oberfläche des Segmentes 7 geführt und perforiert hier das Leberparenchym und die Kapsel. Möglichst dicht gegenüber der Perforationsstelle wird ein Silikonkatheter, etwa 5–6 mm durch eine Stichinzision durch die Bauchwand gezogen, über den Knopf der Sonde gestülpt, hier mit einer Ligatur fixiert und unter Retraktion der Sonde durch die hiläre Gallengangsöffnung gezogen.

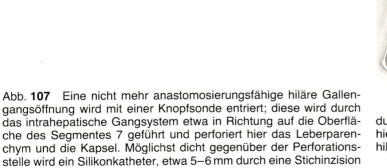

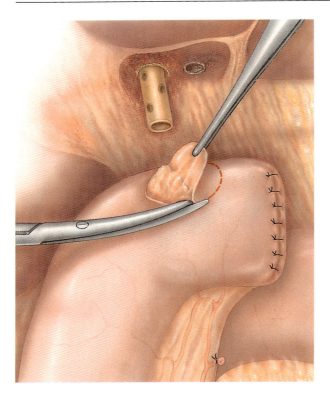

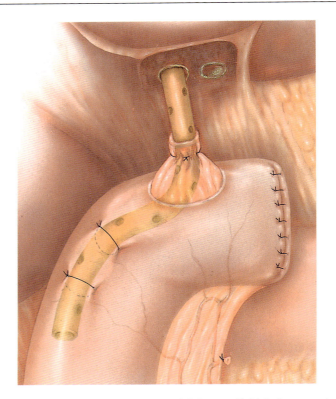

Abb. 108 3–4 cm aboral vom Blindverschluß wird die zur Anastomose verwandte und durch Roux-Anastomose von der Passage
ausgeschaltete Dünndarmschlinge in der Form präpariert, daß in
einem kreisförmigen Areal von etwa 3 cm Durchmesser die Serosa
und Tunica muscularis reseziert werden.

Abb. 109 In der Mitte des verbliebenen Schleimhautareals wird im
Zentrum einer Tabaksbeutelnaht die Schleimhaut vorsichtig inzidiert. Durch die Inzision wird der transhepatisch gezogene Katheter
auf etwa 10 cm Länge eingeführt, innerhalb des im Darm liegenden
Anteils sowie innerhalb des in der Leber liegenden Anteils werden
seitliche Öffnungen angebracht. Die Tabaksbeutelnaht wird um den
Katheter geknüpft. In 4 und 8 cm Abstand vom Schleimhautpatch
entfernt wird je eine absorbierbare Naht 2 × 0 durch die Darmwand
und um den Katheter gestochen und so fest verknüpft, daß der
Katheter sicher mit der Darmwand verbunden bleibt. Durch Anziehen des äußeren Katheterendes wird jetzt der Schleimhautzylinder
um den Katheter in die Gallengangslichtung eingezogen.

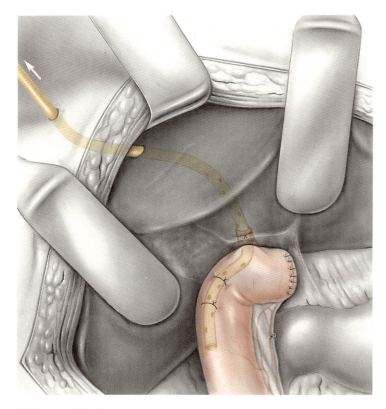

Abb. 110 Die Darmschleimhaut legt sich jetzt in die Gallengangsöffnung. Der Zug am Katheter wird aufrechterhalten, der Katheter in
der angespannten Position durch mehrere Nähte an der Haut fixiert.

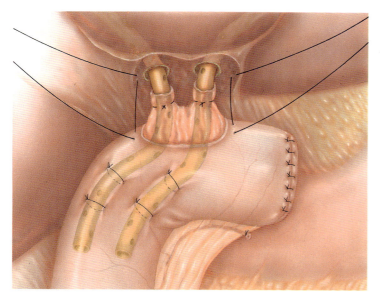

Abb. **111** Wenn eine gemeinsame Gallengangsmündung nicht mehr besteht und nach Resektion einer Striktur 2 getrennte Gallengangsöffnungen resultieren, muß die nahtlose Schleimhautadaptation mit rechtem und linkem Gallengangssystem getrennt durchgeführt werden. Das Schleimhautareal wird entsprechend größer angelegt, die beiden Katheter werden getrennt durch die rechte und linke Leberhälfte nach außen geführt und unter Anspannung fixiert.

Komplikationen

Intraoperative Komplikationen und deren Therapie

Die Präparation im verschwielten Lig. hepatoduodenale ist stets von *Blutungen* bedroht, wenn nicht die A. hepatica propria und ihre Äste vorrangig dargestellt werden. Kommt es zu stärkeren Blutungen aus einem Ast der Leberarterie, entspricht das Vorgehen der Blutung bei der Cholezystektomie (s. S. 74). Die Ligatur der A. hepatica propria oder des rechten oder linken Hauptastes ist nicht zwingend tödlich, sollte aber nach Möglichkeit vermieden werden.

Postoperative Komplikationen und deren Therapie

Eine *Nahtdehiszenz mit Galleleck* führt bei Zieldrainage der Anastomosenregion in der Regel nicht zur Peritonitis. Bei fehlender Allgemeinreaktion kann daher abgewartet werden. Kleinere Lecks schließen sich spontan, fördern jedoch die Schrumpfungstendenz einer bilio-digestiven Anastomose. Größere Defekte mit massivem Galleaustritt werden durch Relaparotomie und Naht behoben. Quellen postoperativer *Blutungen* sind nach langwieriger und schwieriger Präparation in der subhepatischen Region vielfältig, die klinischen Zeichen des Volumenmangels mit oder ohne Ablauf von Blut aus der Zieldrainage sollte daher schon frühzeitig den Verdacht auf eine Blutung lenken und zur Relaparotomie Anlaß geben.

Blutungen in den Darm stammen aus dem unmittelbaren Bereich der Anastomose. Hier muß die Gallengang-Darm-Verbindung gelöst und nach gezielter Blutstillung neu angelegt werden.

Spätkomplikationen und deren Therapie

Jeder von vornherein unzureichend weiten bilio-biliären und bilio-digestiven Anastomose droht die *Restriktur*, die sich auch noch nach Jahren unter den Zeichen der intermittierenden Cholangitis manifestieren kann.

Einziger Ausweg bei der geschrumpften bilio-biliären Anastomose ist die Durchführung einer bilio-digestiven Verbindung. Die geschrumpfte bilio-digestive Verbindung erfordert eine Reanastomosierung entsprechend den Regeln der primären Rekonstruktion.

Gallenblasenkarzinom

Ziele und Methoden

Gallenblasenkarzinome machen 3% aller malignen Tumoren aus, sie stehen an 5. Stelle in der Häufigkeit gastrointestinaler Tumoren. Man findet sie, bei zunehmender Frequenz im Alter, im Durchschnitt bei 1,9% aller Cholezystektomien, jedoch bereits in 50% der Cholezystektomien im 7. Lebensjahrzehnt.

Die ungünstige Prognose wird beeinflußt durch die unspezifische Symptomatologie, die frühe Ausbreitung in das benachbarte Lebergewebe (50–80% der Operierten) und die häufige regionale lymphogene Metastasierung (20–40% der Operierten).

Nachdem ausgedehnte Leberresektionen (Hemihepatektomien und Trisegmentektomien) eine Besserung der Prognose des Gallenblasenkarzinoms nicht zu erreichen scheinen, ist der derzeitige Standardeingriff die Resektion der Gallenblase mit einem 3–4 cm breiten Saum des Lebergewebes im Gallenblasenbett, die Ausräumung der Lymphknoten im Lig. hepatoduodenale, der retropankreatischen Lymphknoten und der suprapankreatischen im Verlaufe der A. hepatica communis bis zum Truncus coeliacus.

Bei der Zufallsentdeckung eines Karzinoms in einer wegen Lithiasis exstirpierten Gallenblase wird die Resektion des Leberbettes und die Lymphadenektomie dann nachgeholt, wenn der Tumor bei histologischer Untersuchung die Gallenblasenmuskulatur überschritten hat.

Die routinemäßige Resektion der tumorinfiltrierten Gallenblase mit den benachbarten Lebersegmenten IVb und V oder IVb, V und VI mit gleichzeitiger Lymphknotendissektion könnte künftig die Resektionsquote erhöhen und die Prognose möglicherweise bessern.

Palliative Maßnahmen beschränken sich auf eine Galleableitung bei Tumorinfiltration auch der Gallenwege und auf die partielle oder komplette Resektion der tumorinfiltrierten Gallenblase bei akuter Cholezystitis oder Gallenblasenperforation.

Indikationen

Absolute Indikationen

Jede makroskopisch erkennbare oder im Zweifelsfall intraoperativ histologisch gesicherte Tumorinfiltration der Gallenblase ist eine absolute Anzeige zur begrenzten Radikaloperation. Dringlich wird die Operation, wenn sich die Erkrankung in Form einer akuten Cholezystitis oder einer Perforation erstmalig manifestiert.

Relative Indikationen

Bei systemischer Metastasierung oder weitergehender intraabdominaler Ausbreitung kann – auch aus psychologischen Gründen – eine palliative Tumorresektion erwogen werden. Bei der grundsätzlich schlechten Prognose des Karzinoms der Gallenblase ist es jedoch nicht sinnvoll, größere Risiken einzugehen. Lebensverlängernd mag auch bei bestehendem tumorbedingtem Gallengangsverschluß eine palliative Galleableitung sein.

Kontraindikationen

Ein über die einfache Cholezystektomie hinausgehender Eingriff ist nicht mehr indiziert bei tiefer Tumorinfiltration in die Leber und bei intrahepatischen Metastasen, bei lymphogener Metastasierung über die regionalen Lymphknoten hinaus sowie bei Tumorinfiltration von Nachbarorganen und systemischen Metastasen.

Operationsrisiken und Aufklärungshinweise

Das Letalitäts- und Komplikationsrisiko einer Karzinom-Cholezystektomie ist im Einzelfall nicht abschätzbar und abhängig von der Ausbreitung der Tumorinfiltration, aber auch von der individuellen somatischen Situation der betroffenen, meist älteren Menschen.

Spezielle Vorbereitungen

Bei gleichzeitigem Ikterus ist die Verschlußlokalisation durch ERC ratsam, im Falle einer geplanten größeren Leberresektion eventuell auch eine Leberangiographie.

Ausgleich eines cholostatischen Vitamin-K-Defizits (Quick-Test).

Resektion der tumorinfiltrierten Gallenblase

Narkose: s. S. 61.

Lagerung: s. S. 61.

Zugangswege: s. S. 61.

Spezielle Technik

Der Lymphabfluß der Gallenblase erfolgt über die Lymphknoten des Ductus choledochus. Sammellymphknoten sind die oberen pankreatiko-duodenalen Knoten. Der weitere Abfluß erreicht die zöliakalen und die retropankreatischen Lymphknoten an der A. mesenterica superior (Abb. **112** u. **113**).

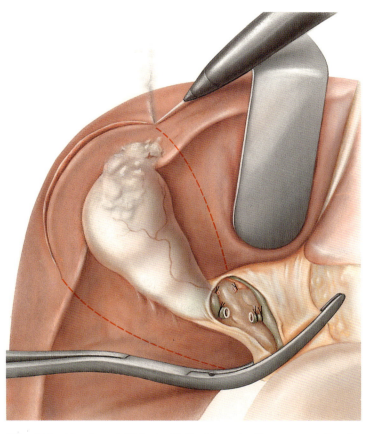

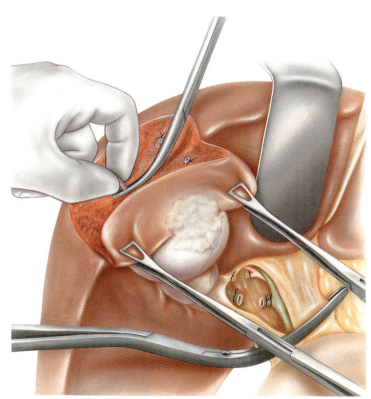

Abb. **112** Karzinominfiltrierte Gallenblase in Korpus und Fundus mit beginnender Infiltration der Leber.
A. cystica und Ductus cysticus werden freigelegt und nacheinander durchtrennt und ligiert. Pfortader und Leberarterie werden in der in Abb. **75** beschriebenen Form oder wie hier durch eine weiche Klemme vorübergehend verschlossen, danach die Leberkapsel in 3–4 cm Abstand von der Tumorinfiltration mit dem elektrischen Messer inzidiert.

Abb. **113** In gleichbleibendem Abstand von der Gallenblase wird das Leberparenchym stumpf (Messerrücken, Finger, geschlossene Schere) zerquetscht, die dabei sichtbar werdenden Gefäße und Gallengänge individuell versorgt.

Im Regelfall gehört zur Lymphadenektomie die Ausräumung der Lymphknoten des Lig. hepatoduodenale, der
suprapankreatischen Lymphknoten an der A. hepatica
communis bis zum Truncus coeliacus sowie der retropankreatischen bis zur Aorta (Abb. **114**).

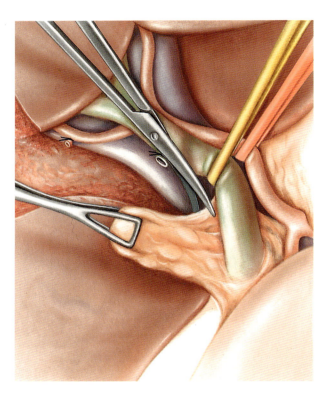

Abb. **114**   Nach Entfernung der tumorinfiltrierten Gallenblase mit
benachbartem Lebergewebe werden Gallengang und A. hepatica
propria kurzstreckig freigelegt und angeschlungen. Am Leberhilus
beginnend wird das gesamte erreichbare Lymph-, Fett- und Bindegewebe von Gallengang, Leberarterie und Pfortader abgelöst und
entfernt. Diese Präparation wird bis in den retropankreatischen
Raum und entlang der A. hepatica communis bis zum Truncus
coeliacus fortgesetzt.

Gallengangskarzinom

Ziele und Methoden

Das Gallengangskarzinom ist mit etwa 2% der autoptisch gesicherten Karzinome selten. Von den beiden wesentlichen Wachstumsformen ist der noduläre Typ knotig begrenzt, leichter erkennbar und besser resektionsfähig, der diffuse Typ in Form einer langstreckigen Wandverdickkung nur schwer als Tumorinfiltration erkennbar und weniger leicht resezierfähig.

Den Gegebenheiten der chirurgischen Anatomie entsprechen 3 Lokalisationsformen:

1. oberes Drittel (Gallengangsbifurkation und Ductus hepaticus communis),
2. mittleres Drittel (leberferner Anteil des Ductus hepaticus communis, Ductus choledochus bis zum Duodenalrand),
3. unteres Drittel (retroduodenaler und retropankreatischer Ductus choledochus bis zur Papille).

Mit zunehmender Erfahrung lassen sich auch die Bifurkationskarzinome (Klatskin-Tumoren) durch bildgebende Verfahren lokalisieren und durch Punktionsbiopsien oder zytologisches Material als Tumoren identifizieren. Dies hat zu einer höheren Resektabilität in neuerer Zeit geführt (s. Abschnitt Karzinom der Hepatikusgabel, S. 109). Der Radikalität aller resezierenden Eingriffe beim Gallengangskarzinom sind Grenzen gesetzt durch den Zwang, A. hepatica propria und Pfortader mit ihren Ästen zu erhalten.

Bei der Tumorinfiltration des retroduodenalen bzw. retropankreatischen Ductus choledochus gelingt eine Radikaloperation nur in Form einer partiellen Duodenopankreatektomie (s. Kap. Operative Verfahren am Pankreas). Die Tumoren im mittleren Drittel erfordern die Resektion von Ductus hepaticus communis von der Bifurkation abwärts bis in den retro- oder intrapankreatischen Abschnitt des Ductus choledochus hinein. Der Galleabfluß wird durch eine bilio-digestive Anastomose wiederhergestellt. Bei einer größeren Anzahl nicht mehr operabler Karzinome zielt die Operation ausschließlich auf eine dauerhafte Ableitung der Galle.

Indikationen

Absolute Indikationen

Eine absolute Indikation zum operativen Vorgehen besteht bei jeder Form der den Galleabfluß behindernden Einengung des Gallengangs. Im Einzelfall wird erst intraoperativ am freigelegten und eröffneten Gang die Tumordiagnose zu stellen sein. Lokale Gallengangseinengungen ohne Zusammenhang mit einer Cholelithiasis oder einer Gallenblasenoperation sind allerdings so selten, daß die Tumorinfiltration bei einschlägig leerer Anamnese von vorneherein naheliegt.

Relative Indikationen

Bei fehlender Möglichkeit, einen Gallengangstumor im Gesunden zu resezieren, verbleiben palliative galleableitende Maßnahmen zur Lebensverlängerung und zur Verbesserung der Lebensqualität.

Kontraindikationen

Ein fortgeschrittenes Tumorleiden, eine bereits eingetretene schwere Leberschädigung und hohes Alter schließen große resezierende Eingriffe am Gallensystem aus. Das gleiche gilt für die angiographisch festgestellte Infiltration des Stammes oder der Hauptäste von Leberarterie und Pfortader.

Spezielle Vorbereitung

Unter den Symptomen eines Ikterus oder einer nur laborchemisch feststellbaren Cholostase erfolgt ein Ausgleich des Vitamin-K-Defizits.

Die Frage, ob bei hochgradiger Gallestauung (Bilirubin höher als 15 mg/dl) eine vorübergehende Entlastung des Gallesystems durch perkutane transhepatische oder durch endoskopisch transpapilläre Drainage das Operationsrisiko mindert, ist bis heute nicht eindeutig entschieden.

Resektion des Gallengangs bei Tumorinfiltration im mittleren Drittel

Narkose: s. S. 61.

Lagerung: s. S. 61.

Zugangswege: s. S. 61.

Arbeitsschritte

1 Identifizierung der Gallengangsinfiltration und ihrer Ausdehnung durch Palpation, Cholangiographie und Cholangioskopie, ggf. durch Schnellschnittuntersuchung.
2 Exstirpation der Gallenblase (Cholezystektomie s. S. 61).
3 Freilegung der A. hepatica communis am oberen Pankreasrand und Ablösung der suprapankreatischen Lymphknoten, am Truncus coeliacus beginnend in Richtung auf das Lig. hepatoduodenale.
4 Freilegung der Pfortader hinter dem Pankreaskopf.
5 Freilegung des Gallengangs am Duodenalrand und möglichst weit retropankreatisch sowie dessen Durchtrennung am tiefstmöglichen Punkt.
6 Ablösung von Ductus choledochus und hepaticus communis mit dem umgebenden Gewebe einschließlich Lymphknoten unter fortlaufender Präparation von Leberarterie und Pfortader.
7 Abtrennung der vollständig ausgelösten Ductus choledochus und hepaticus communis im Bereich der Gallengangsbifurkation.
8 Bilio-digestive Anastomose zwischen Gallengangsbifurkation und Jejunum.
9 Zieldrainage und Wundverschluß.

Spezielle Technik

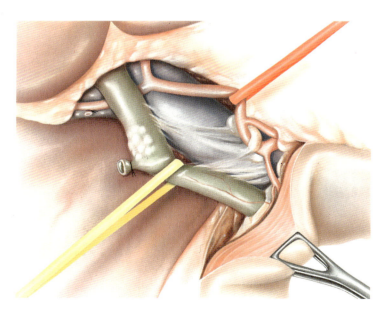

Abb. **115** Die Gallengangsresektion bei zirkumskripter Tumorinfiltration des mittleren Drittels beginnt mit einer typischen Cholezystektomie. Danach wird im Lig. hepatoduodenale zunächst die A. hepatica propria dargestellt, angeschlungen und vom Abgang der A. gastroduodenalis bis in den Leberhilus, bei früher Aufteilung mit Darstellung beider Hauptäste freigelegt. Dorsal der Arterie wird die Vorderwand der Pfortader dargestellt. Der verbliebene Gewebeanteil lateral und ventral von Arterie und Pfortader, der den Gallengang enthält, wird angeschlungen.

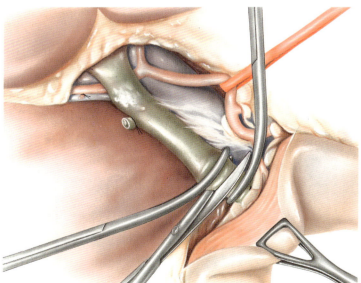

Abb. **116** Nach Kocher-Mobilisation von Duodenum und Pankreaskopf wird der Gallengang möglichst weit papillenwärts freigelegt und an der Eintrittsstelle in das Pankreaskopf-Parenchym durchtrennt, der distale Abschnitt mit Durchstechungsligatur blind verschlossen. Bei Zweifel an der Tumorfreiheit der Absetzungsstelle Klärung durch Schnellschnittuntersuchung.

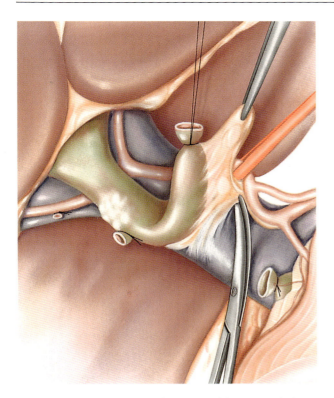

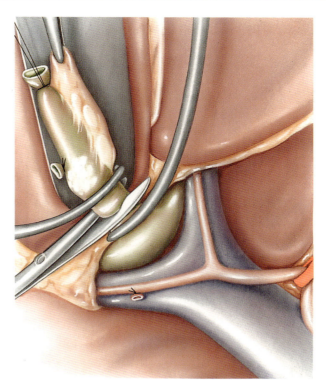

Abb. **117** Unter Zug an der angeschlungenen Leberarterie nach medial und unter Präparation auf der Pfortaderwand wird der Gallengang mit dem umgebenden Gewebsanteilen leberwärts so abpräpariert, daß nur noch die nackten Gefäße zurückbleiben.

Abb. **118** Fortsetzung der Präparation des Gallengangs mit den umgebenden Gewebeanteilen bis in die Gallengangsbifurkation. Hier wird der Gallengang durchtrennt. Bei Zweifel muß die Tumorfreiheit der Absetzungsstelle durch Schnellschnitt geklärt werden.
Die Wiederherstellung des Galleflusses erfolgt durch bilio-digestive Anastomose nach den auf S. 87 bis 89 dargestellten Prinzipien.

Komplikationen

Die Komplikationsmöglichkeiten der Gallengangsresektion entsprechen denen bei den übrigen Eingriffen am Gallengang und bei bilio-digestiven Anastomosen.

Palliative galleableitende Operationen

Bei allen nicht mehr radikal operablen Tumorverschlüssen der Gallenwege und der Papille lohnt meist die Wiederherstellung des Galleabflusses durch eine operative Maßnahme, die einen leberwärts der Abflußbehinderung gelegenen Gallengangsabschnitt mit dem Magen-Darm-Trakt kurzschließt oder ihn lediglich durch ein Drainagesystem nach außen ableitet. Mit chirurgischen bilio-digestiven Bypass-Methoden und äußeren Ableitungen konkurrieren endoskopische Verfahren in Form transpapillärer oder perkutaner transhepatischer Gallengangsdrainagen. Im Einzelfall wird man das Risiko einer geplanten palliativen bilio-digestiven Anastomose gegenüber den Möglichkeiten einer endoskopischen Maßnahme und gegenüber dem Spontanverlauf einer Tumorerkrankung abzuwägen haben, bei äußeren Drainagen auch das Ausmaß der subjektiven Belästigung des Kranken gegenüber dem begrenzten Effekt einer solchen Maßnahme.

Größere Eingriffe, etwa solche mit ausgedehnter Leberparenchymresektion, sind als Palliativmaßnahme nicht geeignet. Der kleinste Eingriff ist der beste, wenn er eine zuverlässige Galleableitung ohne Belästigung des Kranken gewährleistet.

In abnehmender Leistungsfähigkeit sind möglich:
Hepatiko-(Choledocho-)Jejunostomie,
Hepatiko-(Choledocho-)Duodenostomie,
Cholezysto-Duodeno- und Jejunostomie,
transpapilläre Endoprothesen (besser endoskopisch),
transhepatische Endlosdrainagen,
T- oder Y-Drainagen.

Solange das Duodenum nicht tumorinfiltriert ist oder seine Tumorinfiltration nicht in Kürze droht, ist es wegen des wesentlich kleineren Eingriffs dem Jejunum als Ableitungsrohr vorzuziehen.

Palliative Hepatiko-(Choledocho-)Jejunostomie

Sie bleibt Kranken mit vermutlich mehrmonatiger Lebenserwartung und ausreichender Belastungsfähigkeit vorbehalten.
Voraussetzung ist Tumorfreiheit eines extrahepatischen Gallengangsabschnittes, wenigstens der Hepatikusbifurkation. Die Gallenblase muß exstirpiert werden.

Spezielle Technik
Siehe Abb. **102** bis **106**.

Palliative Hepatiko-(Choledocho-)Duodenostomie

Bei tumorfreiem Duodenum treten im Falle der Palliativoperation die Bedenken gegenüber einer Gallengangsanastomose mit einem nicht aus der Nahrungspassage ausgeschalteten Darmabschnitt zurück gegenüber den Vorzügen eines schnelleren und risikoärmeren Eingriffs.

Spezielle Technik

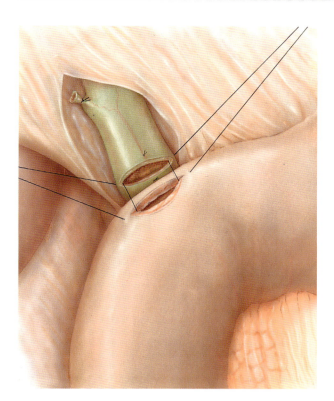

Abb. **119a**   Die Gallenblase ist entfernt. Querinzision des erweiterten Ductus choledochus 5–10 mm vom Duodenalrand entfernt, gleich lange Längsinzision der Duodenalwand 5–10 mm von deren lateralen Rand entfernt.
Ecknähte atraumatisch, absorbierbares Material 3 × 0 außen/innen am Gallengang, innen/außen im Duodenum adaptieren die beiden Lumina.

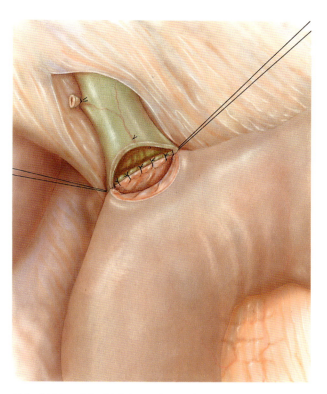

Abb. **119b**   Allschichtige, fortlaufende oder Knopfnahtreihe der Anastomosenhinterwand, Nahtabstand 3 mm, atraumatischer absorbierbarer Faden 3 × 0.

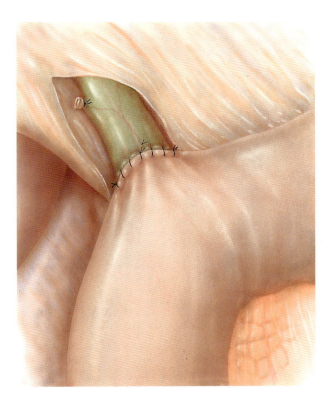

Abb. **119c**   Fortführung der Hinterwandnaht auf die Vorderwand. Die Schleimhaut des Duodenums wird möglichst knapp, die Serosa und Muskularis werden breit gefaßt.

Palliative Cholezystoduodenostomie oder Cholezystojejunostomie

Diese in kürzester Zeit und mit dem geringsten Risiko durchführbare bilio-digestive Anastomose verlangt den durch intraoperative Cholangiographie zu führenden Nachweis einer freien und nicht durch baldige Tumorinfiltration bedrohten Kommunikation zwischen Ductus choledochus, Ductus cysticus und Gallenblase.

Spezielle Technik

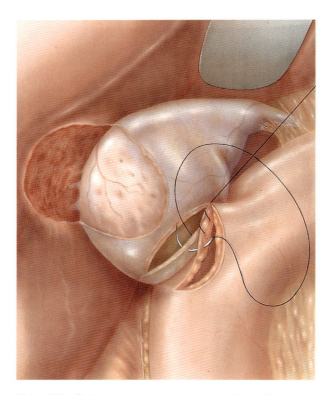

Abb. **120** Bei nicht ausreichend mobiler Gallenblase scharfe Abtrennung des Fundus aus dem Leberbett bis zur spannungsfreien Adaptation zwischen Gallenblase und Duodenum unter Elektrokoagulation dabei durchtrennter Gefäße. Eröffnung von Gallenblase und Duodenum in 20–25 mm Länge. Fortlaufende Allschichtnaht der Anastomosenhinterwand atraumatisch mit absorbierbarem Faden 3 × 0 Nahtabstand 3 mm.

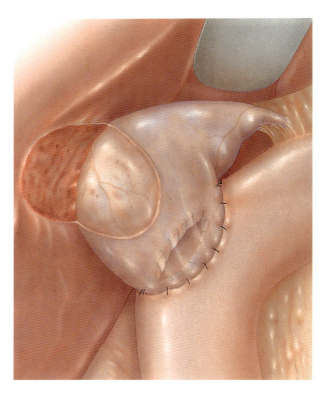

Abb. **121** Die Hinterwandnaht wird auf die Vorderwand fortgesetzt, diese wird mit einer sero-serösen Nahtreihe zusätzlich gedeckt (nicht obligat).

Hepato-Enterostomien

Bei inoperablem Tumorverschluß der Gallengangsbifurkation bleiben für eine Anastomose nur intrahepatische Gallengangsabschnitte. Für eine Galleableitung ist der Gallengang des Lebersegmentes III am besten geeignet, der links vom Lig. falciforme im Segmenthilus bei bestehender Gallestauung relativ leicht erreicht werden kann oder etwas weiter peripher durch die Resektion des Segmentes III (Abwandlung des Verfahrens von Longmire und Dogliotti). In der rechten Leberhälfte ist dieses Vorgehen schwieriger, da die Segmenthili tiefer im Parenchym verborgen liegen. Die Suche nach einem erreichbaren, also kapselnahen dilatierten Gallengangsabschnitt, auch die nach dem Segmentast III wird durch intraoperative Sonographie ganz wesentlich erleichtert.

Spezielle Technik

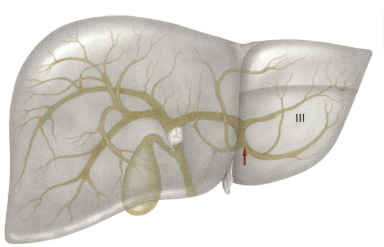

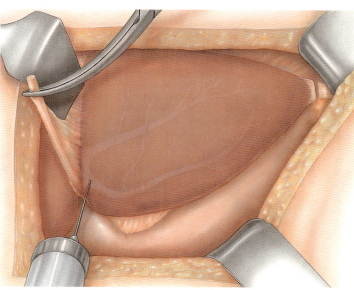

Abb. 122 Der Segmenthilus des Lebersegmentes III liegt oberflä-chennahe, so daß der bei Cholostase dilatierte Segmentgallengang relativ leicht erreichbar und für eine bilio-digestive Anastomose verfügbar wird. Durch intraoperative Sonographie werden die Auffin-dung des Segmenthilus und die gezielte Punktion des Gallengangs wesentlich erleichtert.

Abb. 123 Es werden durchtrennt das Lig. falciforme, das Lig. trian-gulare und das Lig. teres. Mit Hilfe einer aufgesetzten Klemme wird das Lig. teres nach ventral und rechts verzogen. Unmittelbar lateral vom Lig. teres trifft man in etwa 30 mm Tiefe auf den Segmentgallen-gang, dessen Lage durch ultraschallgesteuerte, sonst durch blinde Funktion und Aspiration von Galle ermittelt wird.

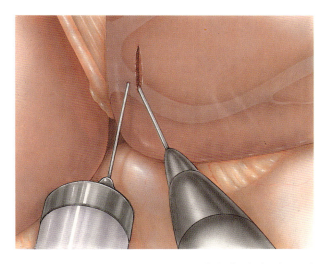

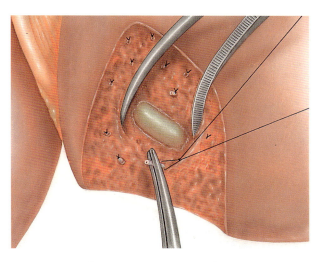

Abb. 124 Bei liegender Kanüle wird die Leberkapsel über dem Segmenthilus auf 3–4 cm Länge mit dem elektrischen Messer inzi-diert. Weiteres Vordringen durch stumpfe Dissektion des Leber-parenchyms mit geschlossener Schere, Messerhandgriff oder durch Spreizen von Overholt-Klemmen. Freigelegte Gefäße und Gänge werden durch Ligatur oder Umstechung versorgt.

Abb. 125 Im Segmenthilus liegt der Gallengang vor den Segment-gefäßen. Es wird lediglich seine Vorderwand auf 2–3 cm Länge freigelegt.

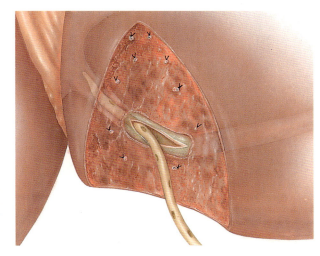

Abb. 126 Der Segmentgallengang wird auf 10 mm Länge längsge-schlitzt, ein feiner Katheter zur Kontrolle der Durchgängigkeit hilus-wärts eingeführt. Nach Injektion von Kontrastmittel in den Katheter kann die Kommunikation zum rechten Gallengang durch Röntgen-aufnahme überprüft werden.

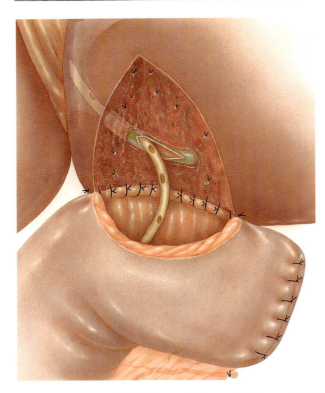

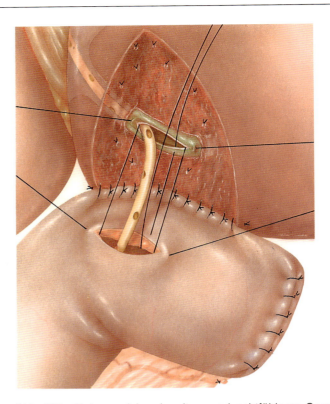

Abb. **127** Bei kleinkalibrigem, nicht unmittelbar nahtfähigem Segmentgallengang wird eine durch Roux-Anastomose aus der Darmpassage ausgeschaltete und blind verschlossene Dünndarmschlinge auf etwa 3 cm Länge längseröffnet. Einzelnähte durch Leberkapsel und -parenchym- und durch alle Schichten der Darmwand (atraumatisch, absorbierbar 2 × 0) heften die Darmwandöffnung an die Ränder der Leberwunde in der Form, daß der eröffnete Segmentgallengang im Zentrum der Leber-Darm-Anastomose liegt. Die Schienung der Anastomose durch einen mehrfach gelochten Katheter ist nicht obligat.

Abb. **128** Bei ausreichend weitem und nahtfähigem Segmentgallengang erfolgt die Anastomose durch direkte Nahtvereinigung von Gallengangs- und Darmwand. Eine Knopfnahtreihe fixiert den Darm zunächst an den Unterrand der Leberwunde. Die eigentliche Gallengangs-Darmnaht erfolgt mit Knopfnähten 4 × 0 oder 5 × 0 absorbierbar in 3 mm Nahtabstand über liegendem Katheter. Dieser kann zur vorübergehenden Schienung der Anastomose belassen, durch Witzel-Kanal aus der Dünndarmschlinge und durch die Bauchdecke nach außen geführt werden. Die Schienung ist jedoch nicht obligat.

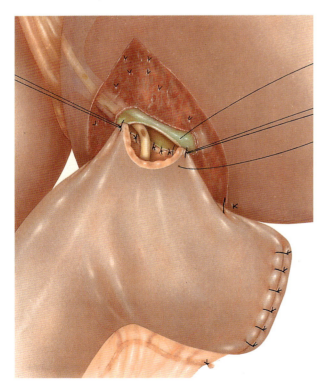

Abb. **129** Nach Fertigstellung der Hinterwand wird die Anastomose durch Naht der Vorderwand geschlossen.

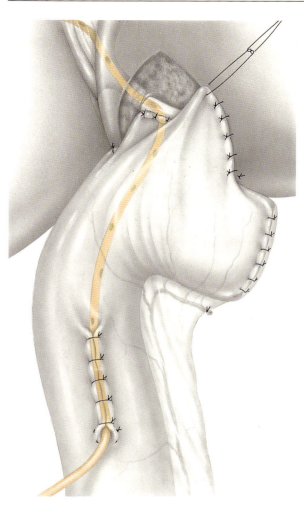

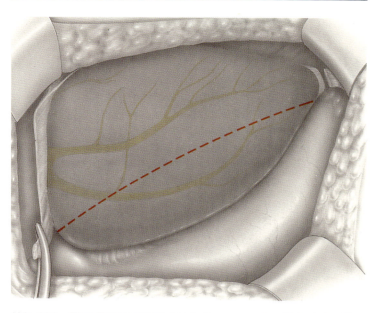

Abb. 131 Eine Teilresektion des Lebersegmentes III legt den Segmentast III auf der Resektionsfläche frei, wenn der Gang im Hilus nicht erreichbar ist. Nacheinander werden das Lig. teres, das Lig. falciforme und das Lig. triangulare zur Mobilisation des linken Leberlappens freigelegt und durchtrennt. Die Resektionslinie verläuft links vom Ansatz des Lig. teres bis zur Spitze des linken Leberlappens. Vor Resektionsbeginn werden Leberarterie und Pfortader mit einem Tornique vorübergehend verschlossen (s. Abb. 75).

Abb. 130 Eine weitere Knopfnahtreihe zwischen Leberkapsel und Parenchym sowie Serosa und Muskulatur des Darms dichtet die Anastomose zusätzlich ab.

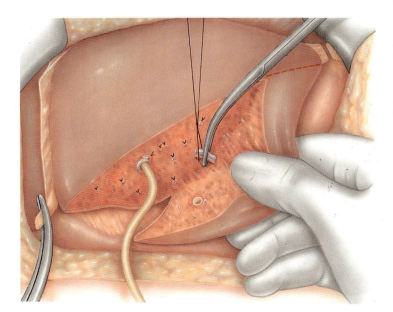

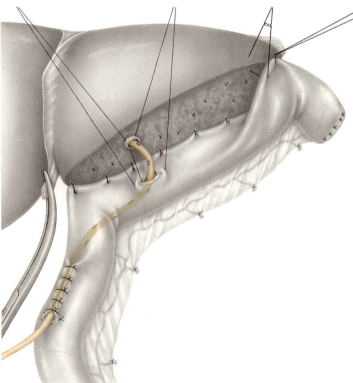

Abb. 132 Das Lebergewebe wird stumpf durchtrennt, größere Gefäße und Gallengänge werden individuell ligiert oder umstochen. Der Segmentgallengang wird mit einem Katheter entsprechenden Lumens intubiert, der später in die anastomosierte Dünndarmschlinge und durch einen Witzel-Kanal nach außen geleitet wird.

Abb. 133 Eine durch Roux-Anastomose ausgeschaltete Dünndarmschlinge wird am Unterrand der Resektionsfläche mit Knopfnähten fixiert. Eine kleine Darmwandöffnung gegenüber dem Gallengang nimmt den Katheter auf. Sie wird mit 3 oder 4 Knopfnähten an die Gallengangswand geheftet. Abschließende Nahtreihe zwischen Dünndarm und Oberrand der Resektionsfläche.

Permanente äußere Gallengangsdrainagen

Bei fehlender Anastomosierungsmöglichkeit extra- und intrahepatischer Gallenwegsabschnitte lohnt der Versuch einer Endodrainage. Von den verschiedenen Möglichkeiten sind die vorzuziehen, die die Galle in den Darm und nicht nach außen ableiten. Äußere Katheterfisteln des Gallensystems sind die schlechteste Form einer Palliativ-

maßnahme und nur zu verantworten, wenn ein ikterischer Patient von quälendem Juckreiz geplagt ist und seine Beschwerden auf andere Weise nicht gemildert werden können.
Ansonsten ist die therapeutische Resignation eine beachtenswerte Alternative.

Spezielle Technik

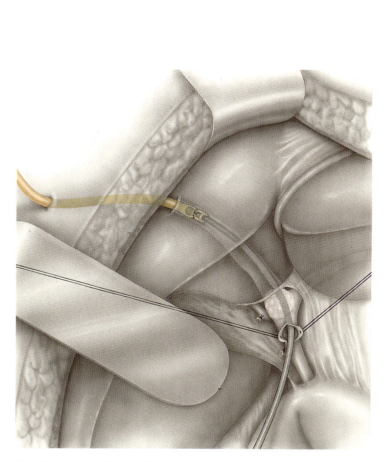

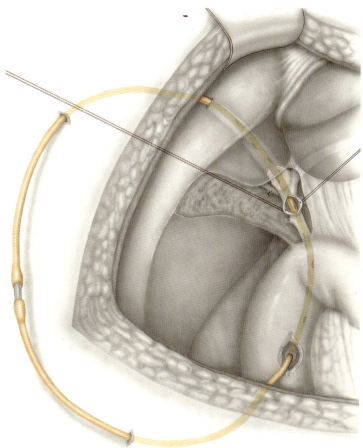

Abb. **134**   Nach Feststellung der Inoperabilität wird eine Tumorstenose in- oder oberhalb der Gallengangsbifurkation von einer Gallengangsinzision im Ductus hepaticus communis aus vorsichtig aufgedehnt. Sobald eine Sonde von 3–4 mm Weite passiert, wird diese unter die Oberfläche des rechten Leberlappens dirigiert; Parenchym und Leberkapsel werden hier perforiert. Ein gegenüber der Perforationsstelle durch eine Stichinzision der Bauchwand in die Bauchhöhle eingeführter Silikonkatheter von 3–5 mm Durchmesser wird auf den Sondenknopf geschoben und mit einer Ligatur fixiert.

Abb. **135**   Durch Retraktion der Sonde wird der Katheter bis in die Gallengangsinzision und von hier weiter durch die Papille bis ins Duodenum geführt, etwas unterhalb der Papille durch eine Öffnung der Duodenalwand und eine dieser benachbarten Stichinzision der Bauchdecke nach außen. Im gesamten intrahepatischen, intraduktalen und intraduodenalen Verlauf erhält der Katheter seitliche Öffnungen. Außerhalb der Bauchhöhle werden die beiden Katheterenden mit Hilfe eines Kupplungsstückes kurzgeschlossen. Der Katheter kann bei reversibler Verstopfung durchgespült, bei irreversibler Form komplett erneuert werden, wenn man einen neuen Katheter an den liegenden anschließt und ihn durch die gesamte Katheterbahn zieht.

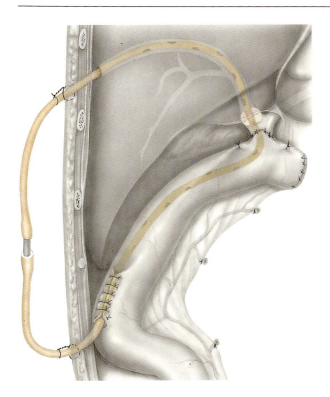

Abb. **136** Wenn die Ableitung des transhepatischen Katheters durch das extrahepatische Gallengangsystem nicht gelingt, wird die Austrittsstelle der Sonde aus dem Gallengang unterhalb der Tumorstenose in eine durch Roux-Y-Anastomose ausgeschaltete Dünndarmschlinge implantiert. Dazu wird die blind verschlossene Schlinge 3–4 cm unterhalb des Blindverschlusses auf 1 cm Länge eröffnet, der Katheter in das Darmlumen eingeführt und die Darmwand mit einigen Knopfnähten an die Gallengangsöffnung oder deren unmittelbare Umgebung fixiert. Durch eine 10 cm tiefer angelegte Stichinzision bringt man den Katheter aus dem Darmlumen und dichtet die Austrittsstelle durch einen 3–4 cm langen Witzel-Kanal ab. Durch eine Bauchwandinzision leitet man den Katheter sodann nach außen und schließt ihn mit dem transhepatischen Schenkel kurz.

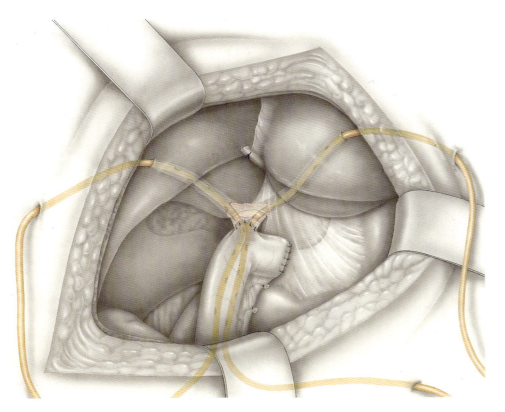

Abb. **137** Bei kompletter inoperabler Tumorverlegung beider Ductus hepatici werden rechtes und linkes intrahepatisches Gallenwegsystem nach Aufdehnung der Tumorstenose getrennt mit Sonde entriert und getrennte Katheter für die rechte und linke Seite durchgezogen. Die Austrittsstelle der Sonden unterhalb der Tumorstenose wird in eine durch Roux-Y-Anastomose ausgeschaltete Dünndarmschlinge eingepflanzt. Beide Katheter werden getrennt außerhalb der Körperhöhle kurzgeschlossen.

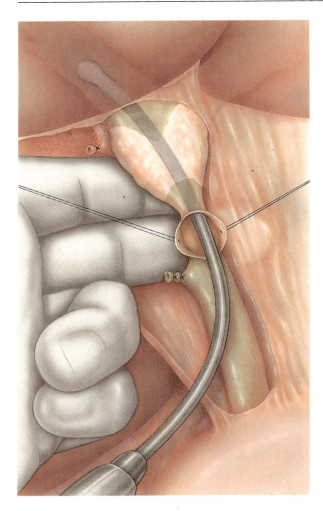
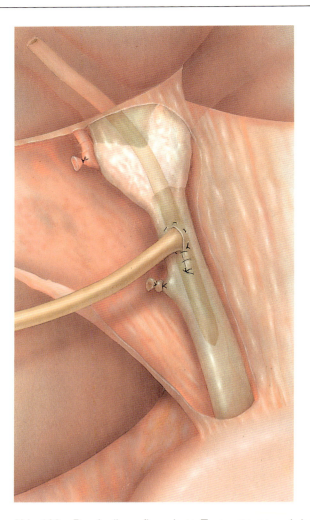

Abb. **138** Eröffnung des Gallengangs unmittelbar unterhalb einer inoperablen Tumorstenose des Ductus hepaticus communis. Die Tumorstenose wird aufbougiert auf eine Weite von etwa 3–4 mm.

Abb. **139** Durch die aufbougierte Tumorstenose wird ein in Rohrform belassener Schenkel eines T-Drains (wenigstens 3–3,5) über die Stenose hinaus vorgeschoben, der distale Schenkel wird in üblicher Weise als Halbrinne zugeschnitten, auf 2 cm verkürzt und in den distalen Gallengangsabschnitt eingebracht. Der Gallengang wird in üblicher Weise (s. Abb. **86**) um den langen Schenkel des T-Drains verschlossen.

Karzinom der Hepatikusgabel (Klatskin-Tumor)
(Klatskin 1965)

Ziele und Methoden

Die Therapie von Karzinomen der Hepatikusgabel, sog. Klatskin-Tumoren, erfordert spezifische diagnostische und chirurgisch-technische Kenntnisse.

Vom makroskopischen Wachstumsverhalten werden protruierende, papilläre, sklerosierende und konstringierende Wachstumsformen unterschieden, denen eine gewisse prognostische Bedeutung zukommt. Dabei haben papillär wachsende Karzinome die beste Prognose und höchste Resektabilitätsrate.

Die Abgrenzung der sklerosierenden Wachstumsformen gegen eine sklerosierende Cholangitis oder benigne Gallengangsstriktur kann spezielle Probleme bereiten.

Chirurgisch-technische Probleme ergeben sich aus der ungünstigen Lokalisation der Tumoren im Leberhilus mit engster topographischer Beziehung zur rechten und linken Leberarterie bzw. zum rechten und linken Pfortaderstammast. Häufig vorkommende Tumorinfiltrationen dieser Gefäße repräsentieren meist nur unvollkommen lösbare diagnostische und chirurgisch-technische Probleme.

Ziel der chirurgischen Therapie des Hepatikusgabelkarzinoms ist die kurative Resektion des Tumors. Auch wenn man die in der Chirurgie gastrointestinaler Karzinome sonst geforderten tumorfreien Sicherheitsgrenzen verständlicherweise nicht zum Maßstab nehmen kann, sind Resektionen von Klatskin-Tumoren nur selten kurativ, selbst wenn man Kurativität hier nur als histologisch tumorfreie Resektionsgrenzen an den zentralen Gallengangsstümpfen definiert.

Folgende chirurgische Verfahren werden mit kurativer Intention in der Therapie des Hepatikusgabelkarzinoms angewendet:

1. zentrale Resektion der Hepatikusgabel mit Cholezystektomie und Resektion der extrahepatischen Anteile des Gallenwegssystems,
2. erweiterte zentrale Hepatikusgabelresektion mit Bisegmentektomie der Segmente V und IVb,
3. rechts- oder linksseitige Hemihepatektomie oder erweiterte Resektion mit Resektion der Hepatikusgabel und der extrahepatischen Gallenwege,
4. Erweiterung der genannten Eingriffe um die Resektion von Segment I,
5. Lebertransplantation.

Therapeutische Verfahren mit primär palliativem Charakter sind die verschiedenen Durchzugsverfahren, die Hepatojejunostomie sowie die endoskopisch retrograde Pig-tail-Drainage oder die perkutan transhepatische Gallenwegsdrainage.

Intraluminäre, transtumoröse und transhepatische Drainagesonden können heute mit einer endoluminären Bestrahlung („Afterloading") und externer Aufsättigung kombiniert werden.

Unter dem Aspekt, daß ein großer Anteil der Patienten mit einem Hepatikusgabelkarzinom eine gestörte Nieren- und Leberfunktion mit Koagulopathie, Gallenwegsinfektion und herabgesetzte Immunreaktivität haben, erscheint es verständlich, warum das therapeutische Management weiterhin kontrovers diskutiert und gehandhabt wird. Endoskopeure, Radiologen und Chirurgen favorisieren ihre eigenen therapeutischen Möglichkeiten, wobei die therapeutischen Verfahren und publizierten Ergebnisse erheblich widersprüchlich diskutiert werden. Die mitgeteilte Letalität der verschiedenen Verfahren liegt zwischen 5 und 59 %, die erreichbaren Überlebensspannen sind im Mittel auf 12–24 Monate limitiert. Vereinzelte Langzeit-Überlebende mit mehr als 5 Jahren werden sowohl in der Gruppe potentiell kurativ behandelter als auch in Gruppen primär palliativ behandelter Patienten beobachtet.

Hinsichtlich der Chancen von Patienten mit einem Hepatikusgabelkarzinom lassen sich die derzeit verfügbaren Daten wie folgt zusammenfassen:

Unbehandelt ist die Lebenserwartung derartiger Patienten auf 2–5 Monate begrenzt.

Palliative Verfahren wie die endoskopische, perkutane oder chirurgische transtumorale Drainage haben eine signifikante Letalität und Morbidität bei limitierter Lebenserwartung und eingeschränkter Lebensqualität. In Abhängigkeit von Erfahrung und Methode liegen die bekannten Letalitätsraten der palliativen Verfahren zwischen 5 und 30 % bei einer mittleren Lebenserwartung von 6–11 Monaten. Das wesentliche Problem der Palliativverfahren ist die rezidivierende Cholangitis besonders durch Verstopfen der Drainagen.

Frühere Mitteilungen über radikale Tumorresektionen in Kombination mit ausgedehnten Leberresektionen waren mit einer operativen Letalität von 17–50 % behaftet. Dementsprechend war der Sinn derartig risikoreicher Operationen in Frage gestellt. Neuere Daten kombinierter Hepatikusgabelresektionen mit Resektion der zentralen Lebersegmente, Hemihepatektomie und eventuell Gefäßersatz zeigen bessere Ergebnisse mit einer Letalität zwischen 5 und 30 %.

Indikationen

Die Indikationen zur Resektion der Hepatikusgabel, evtl. mit Lebersegmentresektion, Hemihepatektomie und Gefäßersatz besteht grundsätzlich bei jedem gesicherten und lokal noch begrenzten Hepatikusgabelkarzinom. Einschränkungen ergeben sich aus dem Allgemeinzustand des Patienten, d. h. seiner Komorbidität in Relation zum Stadium der Tumorerkrankung.

Die Lebertransplantation hat bisher nur bei Patienten mit nichtresektablen Klatskin-Tumoren im Stadium T_{1-2}, N_0, M_0 Ergebnisse mit akzeptabler Langzeitprognose gezeigt.

Kontraindikation

Sichere Kontraindikationen sind die Fernmetastasierung (Lungenmetastasen) sowie im allgemeinen eine ausgedehnte Lymphknotenmetastasierung entlang der A. hepatica communis und des Truncus coeliacus, die schon computertomographisch oder besser endosonographisch erfaßbar ist. Neuere Erfahrungen haben gezeigt, daß der direkte computertomographische Nachweis eines Hepatikusgabelkarzinoms im Leberhilus regelhaft mit einer nicht mehr kurablen Resektabilität des Tumors übereinstimmt, da in der Regel Klatskin-Tumoren im Computertomogramm direkt nicht nachweisbar sind.

Operationsrisiken und Aufklärungshinweise

Die Risiken der Operation sind die Verletzungen des arteriellen oder portalen Gefäßsystems der Leber, besonders bei Tumorinfiltration des Hepatikusgabelkarzinoms in eines oder beide Versorgungssysteme. Demzufolge können erhebliche Blutverluste auftreten, wenn bei zentraler Präparation des Ductus hepaticus und der Hepatikusgabel die Pfortader einreißt, bevor der rechte und linke Hauptstamm der Pfortader präpariert und damit kontrolliert werden können.

Ist für die Resektion des Hepatikusgabelkarzinoms eine rechts- oder linksseitige oder erweiterte Hemihepatektomie nötig, so liegt das Letalitätsrisiko deutlich über dem der Hemihepatektomie oder erweiterten Leberresektion anderer Indikationen.

In Abhängigkeit vom Ausmaß der zentralen Resektion erfordert die Rekonstruktion der biliären Abflußwege die Anastomosierung von nicht selten mehr als 5 Segmentgallengängen mit einem isolierten Y-Roux-Segment oder Jejunuminterponat. Dementsprechend können derartige feine bilio-digestive Anastomosen anfangs lecken.

Solche Leckagen sind aber nur selten der Anlaß für eine Reoperation. Sie sistieren meist spontan, können jedoch Ausgangsgebiet für Infektionen der Wunde oder des Operationsgebietes sein. Die Ausbildung eines subphrenischen oder subhepatischen Abszesses kann gelegentlich doch Indikation invasiver therapeutischer Maßnahmen sein (z. B. interventionelle Radiologie).

In Abhängigkeit von der Möglichkeit, präoperativ den bestehenden Ikterus zu beheben und von dem Ausmaß einer möglicherweise erforderlichen Leberresektion besteht die Gefahr des postoperativen Leberausfallkomas, da die Funktionsreserve der Leber durch die Grunderkrankung erheblich eingeschränkt sein und durch potentielle Infektionen postoperativ zusätzlich belastet werden kann. Dementsprechend sehen wir in der suffizienten präoperativen Pig-tail-Drainage, wenn möglich sowohl des rechten wie des linken Ductus hepaticus, die beste Prophylaxe gegen einen postoperativen hepatogenen Funktionsausfall.

Spezielle Vorbereitungen

Die Sonographie gibt Aufschluß über Ausdehnung und Lokalisation derartiger Tumoren. Als neuestes Verfahren wurde von uns die Bürstenzytologie in Verbindung mit der ERCP eingeführt. Sie offeriert bei Patienten mit einem Gallengangskarzinom eine 95%ige diagnostische Treffsicherheit. Die Computertomographie ist in der Regel ohne Bedeutung für die Entdeckung von Hepatikusgabelkarzinomen, hat aber ihren Stellenwert in der Selektion von Patienten für ein therapeutisches Verfahren mit primär kurativer bzw. primär palliativer Intention, da Hepatikusgabelkarzinome, die im CT als zentrale Tumormasse nachweisbar sind, praktisch regelhaft nicht mehr kurativ resektabel sind. Die Zöliakographie in Kombination mit indirekter Portographie selektioniert ebenfalls beim Nachweis einer vaskulären Tumorinfiltration die eher ungünstigen Fälle.

Resektion beim Hepatikusgabelkarzinom

Narkose

Es gelten die Prinzipien eines jeden großen leberchirurgischen Eingriffs mit größtmöglicher Vermeidung lebertoxischer Substanzen in Korrelation zu einer chirurgischen Technik, deren Ziel es ist, Blutverlust und Ischämiezeiten der Leber durch notwendiges Ausklemmen des Lig. hepatoduodenale minimal zu halten.

Lagerung: Rückenlage.

Zugangswege

Quere Oberbauchlaparotomie mit Erweiterung in der Medianen bis zum Xiphoid (Abb. **140**).

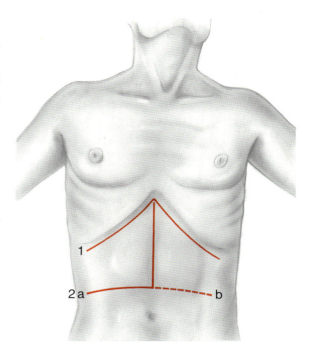

Abb. **140**   Schnittführung.

1   bilateraler Subkostalschnitt
2a mediane Oberbauchlaparotomie nach rechts in die Flanke geführt
2b quere Oberbauchlaparotomie mit Erweiterung in der Medianen bis zum Xiphoid

Spezielle Technik

Hepatikusgabelresektion

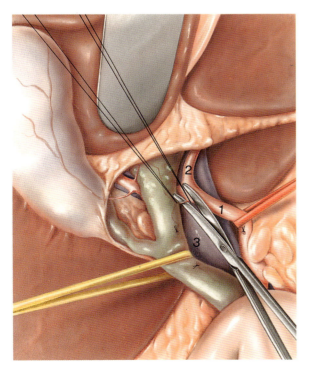

Abb. **141**   Der Aspekt der Leber kann grundsätzlich unterschiedlich sein, bei komplettem Galleaufstau hat die Leber eine schmutzig grünschwärzliche Farbe, bei inkomplettem Verschluß des Ductus hepaticus sieht das Leberparenchym normal aus.
Präparation des Lig. hepatoduodenale: Ductus choledochus angeschlungen und nach rechts verzogen, A. hepatica propria ebenfalls angeschlungen und nach links gehalten, dadurch Darstellung der Vorderfläche der Pfortader.

1   A. hepatica propria
2   R. sinister
3   V. portae

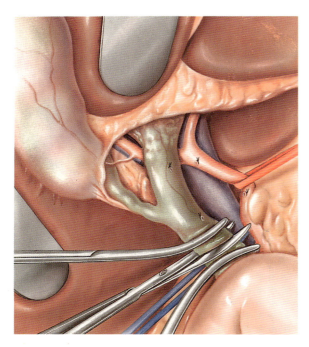

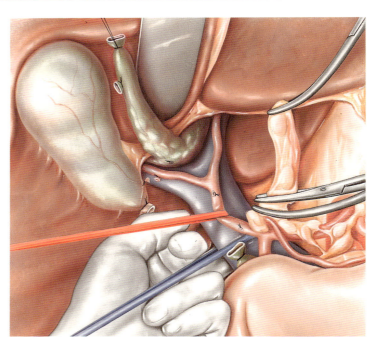

Abb. **142**   Durchtrennung des Ductus choledochus zwischen feinen Overholt-Klemmen knapp am Duodenum. Weiterhin Durchtrennung des Ductus cysticus zwischen Ligaturen (s. Abb. **143**) (Lymphbahnen s. Abb. **140**, S. 109, u. Abb. **149**, S. 112).

Abb. **143**   Die Stümpfe des Ductus choledochus werden mit Durchstechungsligaturen versorgt. Der hiläre Anteil des Ductus choledochus kann am Haltefaden nach oben gehalten werden, so daß Verwachsungen zwischen Tumor und Leberarterien bzw. Pfortader präpariert werden können. Auf diese Weise kann die Hepatikusgabel sicher von dorsal dargestellt und verfolgt werden, nachdem der Ductus cysticus zwischen Ligaturen durchtrennt worden ist. Das Lymph- und Bindegewebe zwischen Gallengang und Leberarterien sowie beidseits und dorsal der Pfortader wird komplett reseziert. Die Lymphadenektomie wird bis auf den Truncus coeliacus und die A. mesenterica superior fortgesetzt. Dabei Freilegen der A. gastroduodenalis, der A. gastrica dextra sowie des Abgangs der A. splenica.

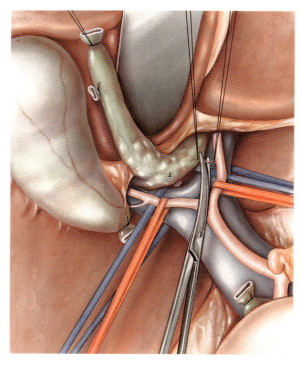

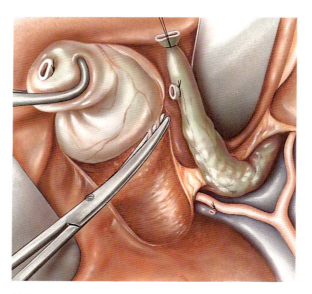

Abb. **144**   Der rechte und linke Ductus hepaticus werden weiter nach zentral verfolgt. Kleine adventitielle Gefäße zum Gallengang müssen zwischen feinen Ligaturen oder Titan-Clips durchtrennt werden. Das Vermeiden von Blutungen ist hier für den Erhalt guter Übersicht besonders wichtig.

Abb. **145**   Die orthograde oder retrograde Cholezystektomie sollte spätestens jetzt zur Verbesserung der Übersichtlichkeit und zur Erleichterung des Zugangs zum rechten Ductus hepaticus vorgenommen werden. Sie kann auch erster Akt der Operation sein.

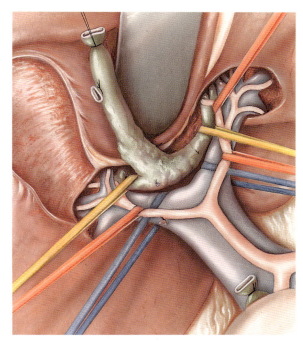

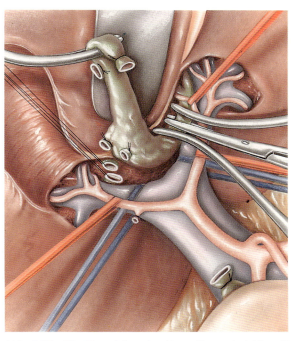

Abb. **146** Hat das Hepatikusgabelkarzinom die hilären Gefäße nicht infiltriert, können rechter und linker Ductus hepaticus meist bis zur Aufzweigung in die Segmentgallengänge verfolgt und Klatskin-Tumoren vom Typ I und II nach Bismuth meist ohne zusätzliche Parenchymresektion entfernt werden.
Infiltriert der Tumor das Leberparenchym, oder reicht er weiter nach zentral, sollte eine Resektion der Lebersegmente IV b und V angestrebt werden, um einen besseren und ausgedehnteren Zugang zur Hepatikusgabel zu bekommen.

Abb. **147** Die Resektion der Hepatikusgabel hinterläßt bei ausreichend zentraler Präparation 5–7 Segmentgallengangsstümpfe. Bei der Resektion werden durchtrennte Segmentgallengänge sofort mit feinsten Haltefäden markiert, da sonst die Gefahr der Retention und des Übersehens bei der späteren bilio-digestiven Anastomosierung besteht.

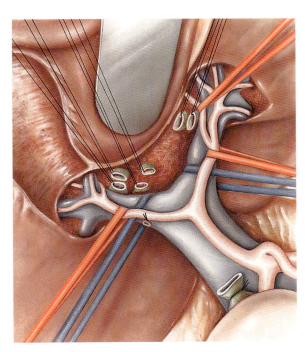

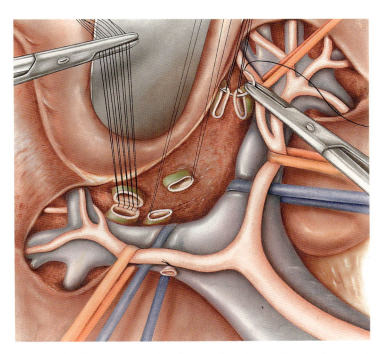

Abb. **148 a** Die Hepatikusgabel ist komplett reseziert. Die einzelnen Segmentgallengänge sind mit feinen Haltefäden markiert.

Abb. **148 b** Die zugewandten Innenseiten benachbarter Segmentgallengänge werden mit feinen (6 × 0; 7 × 0) absorbierbaren Knopfnähten oder fortlaufend adaptiert, so daß eine spätere gemeinsame bilio-digestive Anastomosierung ermöglicht wird.

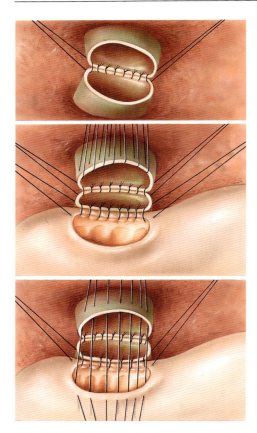

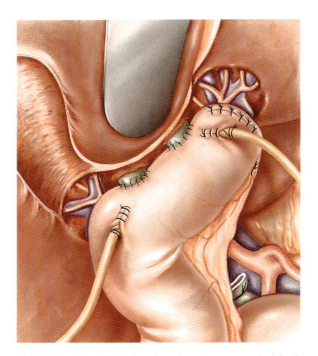

Abb. **150** Die bilio-jejunalen Anastomosen sind fertiggestellt. Eine transluminäre Schienung kann als Voelcker-Drainage oder transhepatisch vorgenommen werden. Allgemein ist jedoch eine Anastomosenschienung als nicht obligat anzusehen.

Abb. **149** Schematische Detaildarstellung der Technik zentraler bilio-digestiver Anastomosen mit Segmentgallengängen. Benachbarte, mit den zugewandten Wandsegmenten anastomosierte Stümpfe werden gemeinsam mit z.B. einem isolierten Y-Roux-Jejunumsegment anastomosiert. (Vom Lumen aus gestochene Knopfnähte, absorbierbares Nahtmaterial; 6 × 0, 7 × 0; alternativ: fortlaufende Naht von innen mit gleichem Nahtmaterial.)

Hepatikusgabelresektion mit Hemihepatektomie links

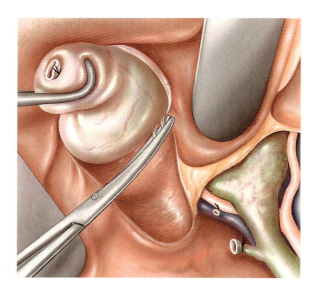

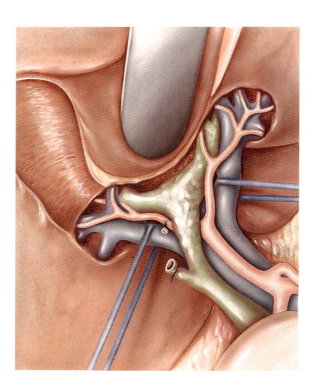

Abb. **151** Beginn der Operation mit retrograder Cholezystektomie. Ductus cysticus und A. cystica sind durchtrennt und ligiert.

Abb. **152** Die Strukturen des Lig. hepatoduodenale sind identifiziert und präpariert. Rechter und linker Pfortaderstammast sind mit einem Vesselloop angeschlungen. Da der Tumor linksseitig langstreckig den Ductus hepaticus bis in die Aufzweigungen der Segmentgallengänge infiltriert, muß die Hepatikusgabelresektion mit einer Hemihepatektomie unter Einschluß von Segment I kombiniert werden (Klatskin-Tumor Typ III nach Bismuth).

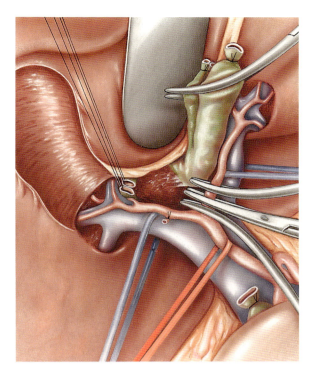

Abb. **153** Der Ductus choledochus ist an der duodenalen Kante durchtrennt. Der rechte Ductus hepaticus ist zusammen mit dem tumortragenden Teil der Hepatikusgabel im Bereich der rechten Segmentgallengänge reseziert. Die rechtsseitigen Segmentgallengänge sind durch feine Haltefäden markiert.
Die linke Leberarterie wird zwischen Gefäßklemmen durchtrennt. Rechter und linker Pfortaderstammast sowie die A. hepatica propria sind angezügelt.

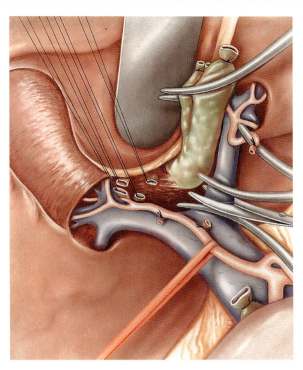

Abb. **154** Die linksseitige Hemihepatektomie wird mit der Durchtrennung des linken Pfortaderstammastes zwischen Gefäßklemmen weiter vorbereitet.

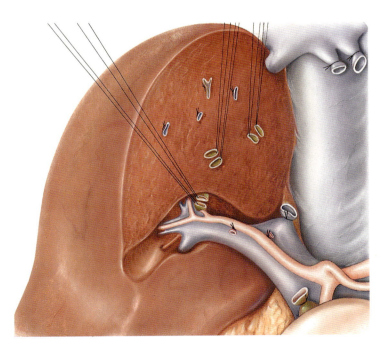

Abb. **155** Zustand nach Beendigung der transparenchymatösen Phase der Hemihepatektomie links mit Resektion von Segment I. Linke und mittlere Lebervene sind mit Durchstechungsligaturen versorgt. Gefäßstümpfe auf der Resektionsfläche sind einzeln ligiert oder durchstochen.

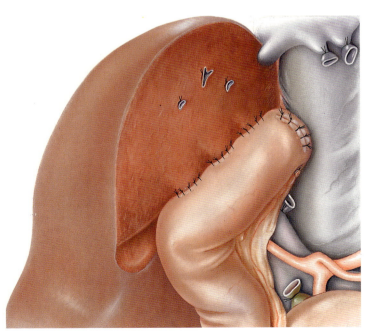

Abb. **156** Die Segmentgallengänge werden in der beschriebenen Art und Weise einzeln oder paarweise mit dem Jejunumsegment anastomosiert (Nahtmaterial: 6 × 0; 7 × 0, absorbierbar).

Hepatikusgabelresektion mit Hemihepatektomie rechts

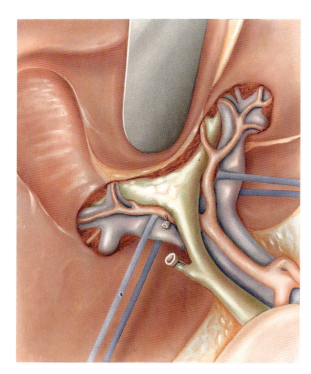

Abb. **157**   Die Leitungsbahnen des Lig. hepatoduodenale sind präpariert. Die Lymphadenektomie ist durchgeführt. Der Tumor infiltriert
langstreckig den rechten Ductus hepaticus (Klatskin-Tumor Typ III
nach Bismuth). Die Resektion des Tumors erfordert die rechtsseitige
Hemihepatektomie. Die Cholezystektomie ist durchgeführt, rechter
und linker Pfortaderstammast sind mit Vesselloop angeschlungen.

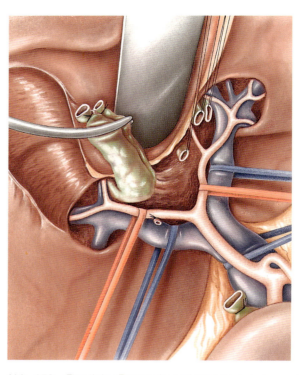

Abb. **158**   Der linke Ductus hepaticus ist zentral vom tumortragenden Teil durchtrennt. Die linksseitigen Segmentgallengangsstümpfe
sind mit feinen Haltenähten markiert. Der Ductus choledochus ist an
der duodenalen Kante durchtrennt und ligiert worden. Durch leichten
Zug nach proximal kann der Tumor von dorsal von den Leberarterien
und der Pfortader abpräpariert werden. Die zentralen Lebergefäße
können durch vorgelegte Gefäßzügel jederzeit kontrolliert werden.

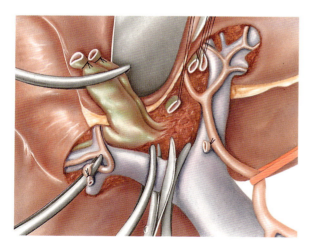

Abb. **159**   Nach Durchtrennung der rechten Leberarterie und Versorgung der Stümpfe mit feinen Gefäßligaturen kann der rechte
Pfortaderstammast ebenfalls leicht zwischen Gefäßklemmen durchtrennt werden. Die Gefäßstümpfe werden mit feiner Gefäßnaht
(4 × 0; 5 × 0) übernäht.

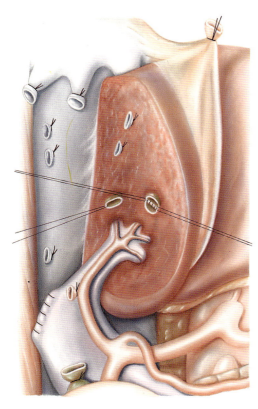

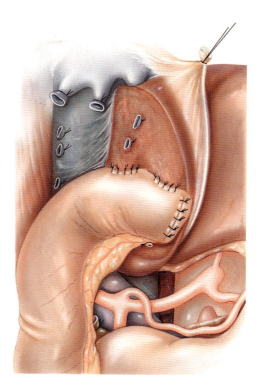

Abb. 160 Zustand nach Fertigstellung der transparenchymatösen Phase einer erweiterten rechtsseitigen Hemihepatektomie (Lobektomie rechts). Das retrohepatische Kavasegment ist freigelegt. Direkt einmündende Lebervenen sind ligiert. Rechte und mittlere Lebervene sind mit Durchstechungsligaturen versorgt. Gefäßstümpfe auf der Resektionsfläche wurden einzeln ligiert oder durchstochen. Benachbarte Stümpfe von Segmentgallengängen werden mit den zugewandten Seiten durch feine absorbierbare Nähte (6 × 0; 7 × 0) adaptiert und so für eine paarweise bilio-jejunale Anastomosierung vorbereitet.

Abb. 161 Zustand nach Fertigstellung der zentralen bilio-digestiven Anastomosen mit einem Jejunumsegment (Y-Roux oder Interponat).

Resektion zentraler Anteile der Hilusgefäße

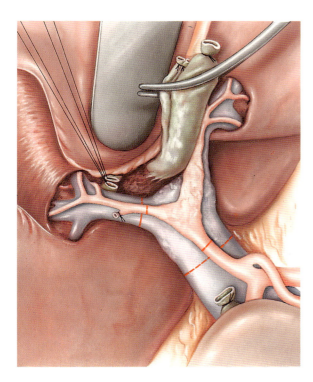

Abb. 162 Das Hepatikusgabelkarzinom infiltriert die Aufzweigung der rechten und linken Leberarterie bzw. Pfortader. Der Tumor infiltriert längerstreckig die linksseitigen Hilusstrukturen. Die Resektion des Tumors erfordert die linksseitige Hemihepatektomie einschließlich Segment I mit Resektion der arteriellen und portalen Gefäßaufzweigung.

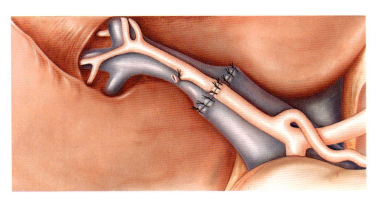

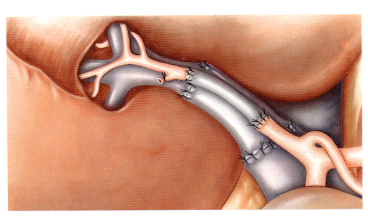

Abb. 163a Bei kurzstreckiger Tumorinfiltration der Hilusgefäße kann das betroffene Gefäßsegment reseziert werden unter direkter Reanastomosierung der Gefäßstümpfe. Eine warme Ischämie der Leber durch Ausklemmen des arteriellen und portalen Blutflusses von 45 Minuten wird bei normalem Restparenchym ohne Probleme toleriert.

Abb. 163b Längerstreckige Gefäßresektionen erfordern ein Gefäßinterponat. Als Pfortaderersatz haben sich Segmente der V. iliaca interna oder alloplastisches Material bewährt. Zur Überbrükkung resezierter Anteile der rechten oder linken Leberarterie ist die V. saphena besonders geeignet.

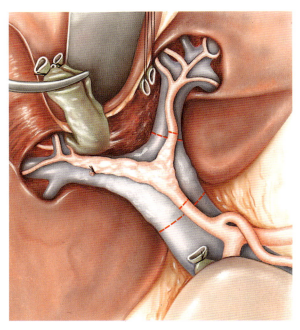

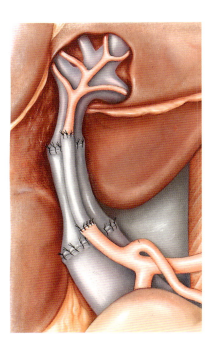

Abb. 164 Langstreckige Gefäßinfiltration der rechtsseitigen Hilusgefäße durch ein Hepatikusgabelkarzinom. Die Tumorresektion erfordert eine rechtsseitige Hemihepatektomie mit Resektion der portalen und arteriellen Gefäßaufzweigung.

Abb. 165 Die tumorinfiltrierten Segmente des linken Pfortaderstammastes sowie der linken Leberarterie sind reseziert und durch Veneninterponate überbrückt.

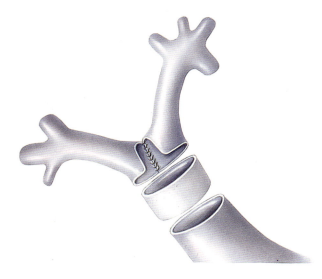

Abb. 166 Bei Resektionen der Pfortaderaufzweigung ohne Hemihepatektomie werden zuerst der rechte und linke Pfortaderstumpf anastomosiert. Anschließend erfolgt die Anastomosierung mit dem Pfortaderstumpf entweder direkt oder über ein Veneninterponat bzw. über ein alloplastisches Gefäßinterponat.

Rekonstruktionsvarianten der biliodigestiven Galleflußableitung

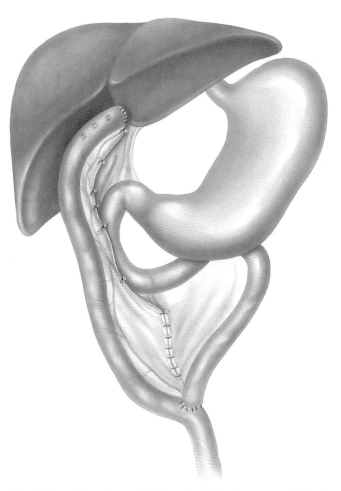

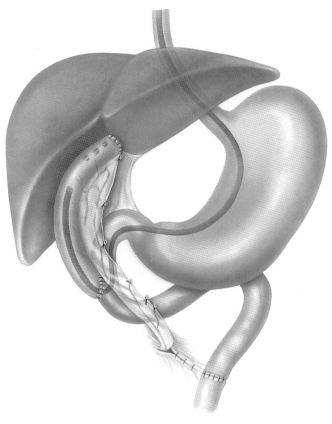

Abb. **167b** Die Rekonstruktion als cholangio-duodenale Jejunum-interposition (Kremer u. Mitarb. 1989) mit einem 20–30 cm langen isolierten Jejunumsegment hat im speziellen Fall des rezidivgefährdeten Zustandes nach Resektion eines Hepatikusgabelkarzinoms den Vorteil, daß die zentralen bilio-digestiven Anastomosen einer endoskopischen Nachsorge und Therapie zugänglich sind.

Abb. **167a** Die cholangio-jejunale Galledrainage erfolgt überwiegend in ein nach Roux-Y ausgeschaltetes, ca. 40 cm langes Jejunumsegment.

Komplikationen und deren Therapie

Intraoperative Komplikationen

Die Beurteilbarkeit der Resektabilität eines Klatskin-Tumors erfordert die Durchtrennung des Ductus choledochus, um überhaupt die Präparation der Hepatikusgabel ausreichend weit im Bereich des Leberhilus vornehmen zu können. Das heißt aber auch, daß der „Point of no return" bei dieser Operation sehr früh überschritten werden muß im Bewußtsein, daß nach Resektion der Hepatikusgabel möglicherweise die zentralen Resektionsgrenzen auch bei Resektion der zentralen Lebersegmente oder einer Leberhälfte letztlich nicht tumorfrei sein können.

Bei der Präparation der Hepatikusgabel müssen Verwachsungen und feine Tumorgefäße zwischen dem Klatskin-Karzinom und den Hilusgefäßen vorsichtig durchtrennt und versorgt werden. Blutungen sind unbedingt zu vermeiden, da sie die Beurteilung des Tumorausmaßes und die weitere Präparation erheblich erschweren und Ausgangspunkt weiterer technischer Probleme sein können. Großzü-

gige Umstechungen haben hier keinen Platz und kompromittieren die Gefäßversorgung der Leber.

Die rechte Leberarterie ist häufig am Tumor adhärent und muß vorsichtig abpräpariert werden. Bei Tumorinfiltration oder Verletzung kann ein Defekt durch ein Veneninterponat überbrückt werden. Gleiches gilt für Verletzungen oder Tumorinfiltrationen der Pfortader oder ihrer Stammäste, wobei hier kurze Segmente eher reseziert und End-zu-End reanastomosiert werden können.

Bei der Resektion der Hepatikusgabel sollten durchtrennte Segmentgallengänge sofort mit feinsten Haltenähten markiert werden, da sie sich sonst retrahieren können. Wird ein Segmentgallengang bei der cholangio-digestiven Anastomosierung übersehen, sind septische postoperative Komplikationen vorprogrammiert. Gleiches gilt für den versehentlichen Verschluß eines Segmentgallenganges bei der Anastomosierung.

Postoperative Komplikationen

Typische Komplikationen sind die folgenden:

Nachblutung: Entweder an der Resektionsfläche der Leber oder am Zwerchfell nach Mobilisation der Leber. Bei entsprechendem Blutverlust über die Drainagen oder Klinik ist die frühe Reintervention indiziert.

Galleleckage: Entweder an der cholangio-digestiven Anastomose oder aufgrund eines nicht anastomosierten Segmentgallenganges. Im ersten Falle sistiert die Leckage meist spontan, im zweiten ist eine Reintervention indiziert, eine Rekonstruktion aber äußerst schwierig.

Subphrenischer oder subhepatischer Abszeß: Die gelegentlich nach wie vor notwendige Reintervention mit Spülung und Drainage wird zunehmend durch Möglichkeiten der interventionellen Radiologie mit sonographischer oder computertomographischer Plazierung von Spüldrainage-Kathetern abgelöst. Ein Pleuraerguß kann als Folge septischer Komplikationen, aber auch aufgrund der Mobilisation der Leber auftreten.

Sepsis: Sie kann Folge eines intraabdominellen Abszesses sein, ist jedoch häufiger durch eine aufsteigende oder vorbestehende Cholangitis verursacht. Die Therapie der Wahl ist die Antibiotikatherapie mit gallegängigen Substanzen. Eine entsprechende perioperative Antibiotikaprophylaxe sollte vorgenommen werden.

Spätkomplikationen

Die „klassische" Spätkomplikation nach Resektion eines Hepatikusgabelkarzinoms ist der Rezidivikterus. Die zwei häufigsten Ursachen sind das *Tumorrezidiv* im Bereich der Anastomose und die *Cholangitis*. Letztere kann auch zu intrahepatischer Abszedierung führen. Die dritte mögliche Ursache ist eine *benigne Striktur* der cholangio-digestiven Anastomosen.

Tumorrezidiv und benigne Strikturen können in den meisten Fällen durch perkutane transhepatische Drainage (PTD) behandelt werden. Wurde die Rekonstruktion der Galleableitung durch eine cholangio-duodenale Jejunuminterposition durchgeführt, können endoskopische Verfahren wie Laserresektion und Pig-tail-Drainage eingesetzt werden. Eine operative Reintervention ist nur in seltenen Fällen möglich und sinnvoll.

Chirurgische Erkrankungen der Papilla duodeni major (Papilla Vateri)

Papillotomie und Papillenplastik

Ziele und Methoden

Ziel der Papillotomie ist meist die Behebung eines Abflußhindernisses für Galle bzw. Pankreassekret im Bereich der Papille. Sie kann auch prophylaktisch durchgeführt werden, um die freie Passage von Restkonkrementen vom Gallengangssystem ins Duodenum zu ermöglichen.

Es kann unterschieden werden zwischen partieller Papillotomie, bei der nur der distale Teil des Sphinkterapparates (M. sphincter ampullae hepatopancreaticae Oddi) durchtrennt wird (Abb. **168b**) und vollständiger Papillotomie mit Durchtrennung des gesamten Sphinkterapparates (d. h. zusätzliche Durchtrennung des M. sphincter ductus choledochi; Abb. **168a**)*. Eine partielle Sphinkterotomie ist in der Regel ausreichend.

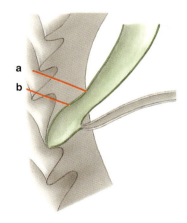

Abb. 168 Vollständige und partielle Papillotomie.
a Vollständige Papillotomie, komplette Durchtrennung des gesamten Sphinkterapparates (M. sphincter ampullae hepatopancreaticae und M. sphincter ductus choledochi). Der Ductus choledochus wird breit zum Duodenum hin eröffnet.
b Partielle Papillotomie. Dabei wird nur der distale Sphinkteranteil (M. sphincter ampullae hepatopancreaticae und je nach Ausmaß der partiellen Sphinkterotomie auch distale Anteile des M. sphincter ductus choledochi) durchtrennt. Die Länge der dazu notwendigen Sphinkterotomie ist abhängig von der Länge des gesamten Sphinkterapparates, d. h. auch von der Länge des Verlaufes des Ductus choledochus in der Wand des Duodenums. Die gesamte Sphinkterlänge variiert zwischen 6 und 30 mm Länge.

---

* Einige Autoren verwenden den Begriff „Papillotomie" für die partielle Sphinkterdurchtrennung und bezeichnen die vollständige Sphinkterdurchtrennung als „Sphinkterotomie". Hier werden die Begriffe „Papillotomie" und „Sphinkterotomie" synonym verwendet.

Eine partielle Sphinkterotomie kann als einfache Papillotomie ohne Naht zwischen eröffnetem Ductus choledochus und Duodenum durchgeführt werden. Die Wunde wird in diesem Fall wie bei der endoskopischen Papillotomie der p.s.-Wundheilung überlassen. Der Eingriff wird zur Papillenplastik, wenn im Anschluß an die Papillotomie eine Naht zwischen der Wand des Duodenums und des Ductus choledochus durchgeführt wird. Sie ist bei einer vollständigen Papillotomie unumgänglich, um ein Leck im Bereich der Duodenalhinterwand zu vermeiden. Bezüglich Wirksamkeit und postoperativem Verlauf besteht kein Unterschied zwischen einfacher Papillotomie und Papillenplastik.

Wird ein Abflußhindernis für Pankreassekret auf Höhe der Papilla Vateri angenommen, kann zusätzlich eine Papillotomie bzw. eine Plastik der Mündung des Ductus pancreaticus (Septotomie des Septums zwischen Ductus choledochus und Ductus pancreaticus) oder eine Papillotomie bzw. Plastik der Papilla minor erfolgen.

Indikationen

Die Indikation zur operativen Papillotomie ergibt sich am häufigsten intraoperativ im Rahmen einer Gallenwegsrevision. Die Laparotomie zur Papillotomie als Reoperation nach Cholezystektomie ist bei vorhandener Möglichkeit der endoskopischen Papillotomie nur noch selten indiziert (z. B. nach Magenresektion nach Billroth II).

Der Nachweis der Galleabflußstörung erfolgt intraoperativ durch Cholangiographie, Druck- und Durchflußmessung und Kalibrierung der Papille, präoperativ durch Cholangiographie, ERCP, PTC, endoskopische retrograde Manometrie des Sphincter Oddi und Morphin-/Prostigmin-Test.

Absolute Indikationen

Häufigste absolute Indikation zur Papillotomie ist der inkarzerierte Papillenstein. Seltener besteht eine benigne Papillenstenose, wobei eine primäre Stenose (Papillensklerose, Adenomyomatose) von einer sekundären Form (bei Status nach Steinabgang, Pankreatitis, peptischem Ulcus duodeni) unterschieden werden kann. In diesen Fällen ist die Indikation gegeben, wenn bei der intraoperativen Cholangiographie bzw. Druck-/Durchflußmessung trotz intravenöser Gabe von Spasmolytika kein oder nur wenig Kontrastmittel ins Duodenum abfließt (Durchfluß bei Druck von 30 cm H$_2$O unter 14 ml/min, Residualdruck über 16 cm H$_2$O) und die Papille für einen weichen Gummikatheter von 3 mm Durchmesser nicht durchgängig ist.

Relative Indikationen

Eine relative Indikation zu einer Papillotomie stellt der nicht entfernbare Residual- bzw. Rezidivstein im Gallengangssystem dar. Durch eine Papillotomie wird eine verbesserte Möglichkeit für einen spontanen Steinabgang geschaffen. Die Papillotomie kann sehr selten auch bei vermuteter oder nachgewiesener Dysfunktion der Papille (funktionelle Papillenstenose; endoskopisch retrograde Papillenmanometrie, Morphin-Prostigmin-Test), bei Postcholezystektomiesyndrom oder rezidivierender Pankreatitis unklarer Ätiologie in Frage kommen.

Kontraindikationen

Die Papillotomie ist kontraindiziert, wenn gleichzeitig eine akute Pankreatitis vorliegt, es sei denn, daß mit der Papillotomie eine akute Obstruktion des Pankreasganges (wie bei inkarzeriertem Papillenstein) behoben werden kann. Bei ausgeprägter Periduodenitis wegen akuter eitriger Cholezystitis bzw. Cholangitis im Rahmen einer Cholezystektomie sollte eine Duodenotomie vermieden und einer endoskopischen Papillotomie im postoperativen Verlauf der Vorzug gegeben werden.

Eine lange Stenose des distalen Ductus choledochus (z. B. bei chronischer Kopfpankreatitis) ist durch Papillotomie meist nur unvollständig zu beheben. In diesem Fall ist eine bilio-digestive Anastomose unter Ausschluß der langstreckigen Choledochusstenose das Verfahren der Wahl (s. S. 86).

Normale Werte für den Residualdruck im Gallengang und den Durchfluß durch die Papille unter standardisierten Bedingungen sprechen, wie auch die Durchgängigkeit der Papille für einen Gummikatheter von 3 mm Durchmesser, gegen eine Papillenstenose und damit gegen eine Papillotomie.

Operationsrisiken und Aufklärungshinweise

Eine im Rahmen einer Cholezystektomie und Gallenwegsrevision durchgeführte Papillotomie steigert das Operationsrisiko nur unwesentlich. Es ist erhöht bei vorbestehender Pankreaserkrankung und bei akuter Cholezystitis bzw. Cholangitis.

Das Risiko einer schweren Pankreatitis als Folge der Papillotomie liegt bei 1–2%, die perioperative Letalität zwischen 0–8,5%. Lokale Komplikationen sind selten.

Die Spätresultate sind in über 90% der Fälle gut. Trotz häufigem duodeno-biliärem Reflux ist eine Cholangitis sehr selten (unter 1%).

Spezielle Vorbereitungen

Es empfiehlt sich eine perioperative Antibiotikaprophylaxe (z. B. Cephalosporin als Einmaldosis intravenös vor Operationsbeginn).

Papillotomie und Papillenplastik im Rahmen einer Cholezystektomie und Gallenwegsrevision

Arbeitsschritte (Abb. **169**)

1 Mobilisation des Duodenums.
2 Choledochotomie und Sondierung der Papille mit einem Fogarty-Katheter oder einer nicht traumatisierenden Metallsonde.
3 Duodenotomie.
4 Aufsuchen des Fogarty-Katheters in der Papillenöffnung und Austausch gegen eine Treppensonde.
5 Inzision der Papille, evtl. Papillenplastik.
6 Verschluß der Duodenotomie.
7 T-Drainage des Ductus choledochus.

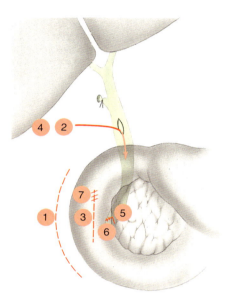

Abb. **169**

Spezielle Technik

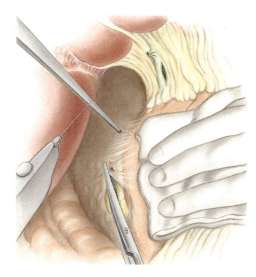

Abb. **170** Zur Mobilisation des Duodenums muß als erster Schritt die rechte Kolonflexur unter Durchtrennung des Lig. duodenocolicum nach kaudal abgeschoben werden. Zur Mobilisation des Duodenums von lateral wird der Darm mit einem Tupfer nach medial angespannt und das Peritoneum nach Koagulation von kleinen Gefäßen mit der Schere eingeschnitten. Die weitere Präparation retroduodenal kann in einer wenig gefäßreichen lockeren Verschiebeschicht meist stumpf erfolgen.

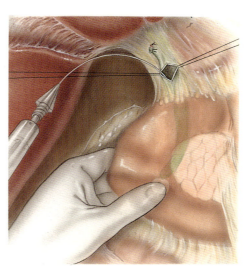

Abb. **171** Der Operateur unterfährt mit der linken Hand das mobilisierte absteigende Duodenum und palpiert die Region der Papille. Die genaue Lokalisation der Papille kann schwierig sein. Es empfiehlt sich deshalb das Einführen eines Fogarty-Katheters durch die Choledochotomie transpapillär bis ins Duodenum. Der im Duodenum aufgeblasene Katheterballon wird anschließend sanft bis vor die Papille zurückgezogen und ist dort zur Lokalisation der Papille gut palpabel.

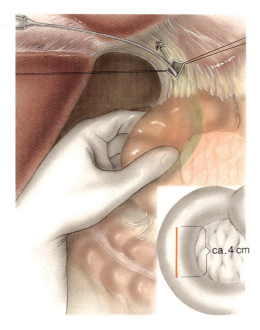

Abb. **172** Läßt sich der Fogarty-Katheter nicht durch die Papille ins Duodenum vorschieben (z. B. bei inkarzeriertem Papillenstein), kann möglicherweise das Konkrement selbst oder eine via Choledochotomie eingebrachte Metallkopfsonde oberhalb des Konkrementes palpiert werden.
Insert: Die Duodenotomie erfolgt längs über der Papille auf einer Länge von ca. 4 cm. Bei unsicherer Lokalisation der Papille eröffnet man das Duodenum am besten ebenfalls längs, etwas aboral der Mitte der Pars descendens.

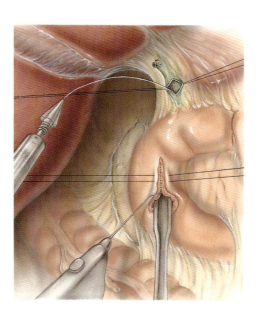

Abb. **173** Nach Anbringen von 2 Haltefäden medial und lateral der geplanten Inzision wird mit der Diathermienadel die vordere Duodenalwand schrittweise eröffnet. Die Hinterwand wird dabei mit einer Holzsonde vor Verletzungen geschützt. Blutende Gefäße der Duodenalwand werden koaguliert.

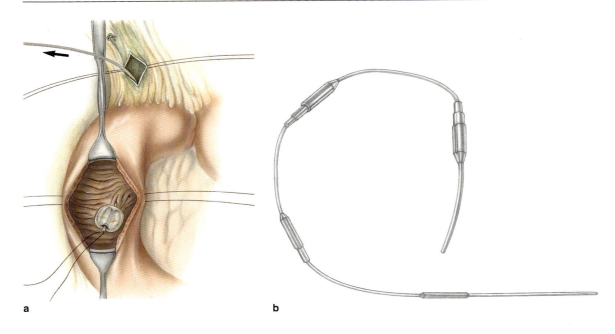

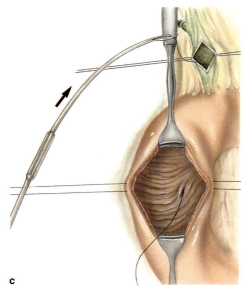

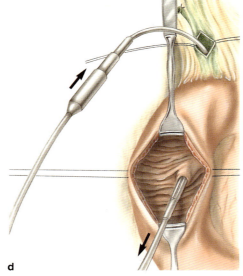

Abb. 174a–d Durch Zug an den Haltefäden und 2 Lidhaken nach kranial und kaudal werden die Duodenalhinterwand und die Region der Papille dargestellt.

Ist die Sondierung mit dem Fogarty-Katheter möglich, wird zunächst ein Faden an diesem Katheter befestigt und durch Papille, Ductus choledochus und Choledochotomie eingezogen (**a**).

Zur übersichtlichen Sphinkterotomie empfiehlt sich die Schienung der Papille mit einer treppenförmigen Sonde mit ansteigendem Durchmesser von 4–8 mm (**b**).

Die Treppensonde wird am eingezogenen Faden befestigt und durch den Ductus choledochus und die Papille eingezogen (**c**, **d**).

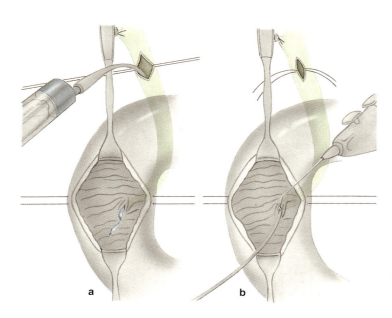

Abb. 175a Ist das Einziehen der Treppensonde nicht möglich, muß die Papille visuell oder palpatorisch lokalisiert werden. Gelingt dies nicht, kann eine Lokalisation der Papille durch Einspritzen von Methylenblau durch einen Blasenkatheter mit geblähtem Ballon im Ductus choledochus versucht werden.

Abb. 175b Wenn der Einzug der Treppensonde durch die Papille primär nicht gelingt, wird medial und lateral neben der Papillenöffnung ein feiner atraumatischer Haltefaden gesetzt und die Papille vom Duodenallumen her mit einer feinen Knopfsonde intubiert. Der lumennächste Anteil des Sphinkters wird dann über dieser Knopfsonde mit der Diathermie inzidiert. Ein inkarzerierter Papillenstein kann danach meist entfernt werden. Es folgt die Sondierung der Papille mit der gleichen Knopfsonde vom Ductus choledochus her unter Sicht. Durch Einzug eines Fadens mit dieser Knopfsonde kann anschließend die Treppensonde eingeführt werden.

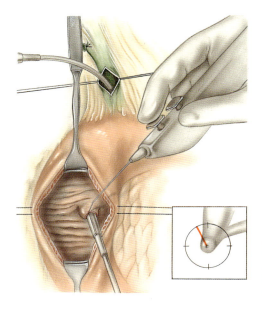

Abb. **176**   Die Treppensonde wird soweit vorgezogen, bis sich die Papille prominent darstellt. Es folgt die Papillotomie mit der Diathermienadel. Die Sphinkterotomie erfolgt am sichersten bei 11 h (Projektion einer Uhr auf die Duodenalwand), um eine Verletzung des Ductus pancreaticus zu vermeiden (Insert).

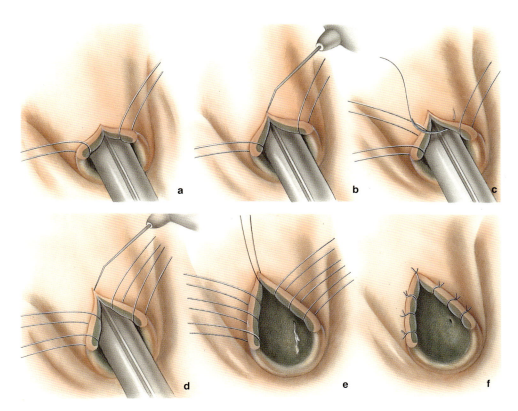

Abb. **177a–f**   Nach Inzision der am weitesten distalen 3–4 mm der Papille wird beidseits eine atraumatische Naht mit absorbierbarem Nahtmaterial (Fadenstärke 4 × 0 oder 5 × 0) vorgelegt (**a**). Diese Nähte fassen jeweils die Schleimhaut des Gallenganges, die gemeinsame Wand und die Schleimhaut des Duodenums und werden zunächst nicht geknotet. Nach dieser ersten Papillenerweiterung kann die Treppensonde bis zu einem Segment mit weiterem Durchmesser vorgezogen werden. Durch Zug an den vorgelegten Fäden wird die Übersichtlichkeit der Papillotomie erhöht. Die weitere Papillotomie erfolgt schrittweise, indem zunächst mit der Diathermie die Papille ein weiteres kurzes Stück nach kranial inzidiert wird und anschließend an beiden Lefzen eine weitere Naht für die spätere Papillenplastik vorgelegt wird (**b**, **c**). Die Papillotomie ist ausreichend, wenn das Segment der Treppensonde mit 5 mm Durchmesser die Papille gut passiert. Die dazu notwendige Länge der Papillotomie ist variabel; meistens genügt dazu eine partielle Sphinkteroto-

mie (**d**). Eine zusätzliche Naht wird in gleicher Weise in der kranialen Ecke vorgelegt. Die Treppensonde wird anschließend entfernt und als nächster Schritt die Pankreasgangmündung identifiziert. Falls diese Mündung nicht zu erkennen ist, kann durch Gabe von Sekretin i. v. die Pankreassekretion stimuliert und dadurch der Ort der Pankreasgangmündung identifiziert werden (**e**). Nur bei sicher identifizierter Pankreasgangmündung und fehlender Möglichkeit einer Stenosierung durch eine Naht dürfen die vorgelegten Fäden geknotet werden. Es entsteht damit aus der einfachen Papillotomie eine Papillenplastik (**f**). Kann die Pankreasgangmündung nicht sicher geortet werden, müssen zumindest die medialen, vorgelegten Nähte wieder entfernt werden.

Merke: Wichtig sind bei der Papillotomie und bei der Papillenplastik die Vermeidung eines Lecks in der Duodenalhinterwand und eine exakte Blutstillung.

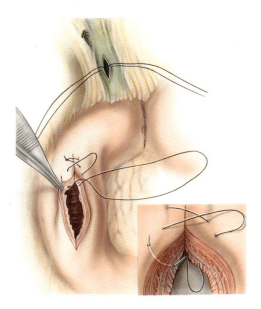

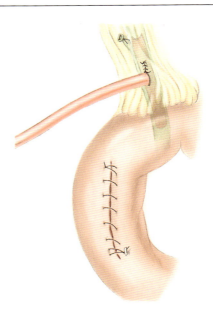

Abb. **178 a** Die Duodenotomie wird bei uns mit einer einreihigen fortlaufenden, atraumatischen Naht aus absorbierbarem Nahtmaterial (Stärke 4 × 0) längs verschlossen. Der Verschluß kann auch durch dichtgestochene Knopfnähte erfolgen. Diese Naht faßt Serosa, Muskularis und Submukosa (Insert).

Abb. **178 b** In den Ductus choledochus wird ein T-Drain eingelegt und die Choledochotomie mit atraumatischer, absorbierbarer, fortlaufender Naht verschlossen. Das Wundgebiet wird drainiert und die Bauchdecken werden schichtweise verschlossen.

Komplikationen

Intraoperative Komplikationen

Werden zur Sondierung der Papille via Choledochotomie anstelle von flexiblen Ballonkathetern Metallsonden verwendet, besteht die Gefahr einer Via falsa mit Perforation des Ductus choledochus ins Retroperitoneum oder ins Duodenum neben der Papille (Abb. **179**). Eine weitere Komplikationsmöglichkeit besteht in der Stenosierung oder Okklusion des Ductus pancreaticus beim Knoten der Nähte für die Papillenplastik (Abb. **180**).

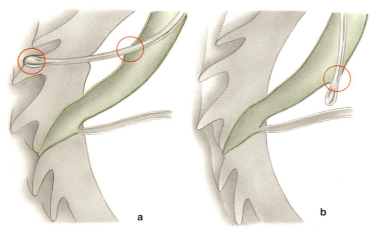

Abb. **179 a** u. **b** Beim Versuch der Sondierung einer stenotischen Papille mit Metallinstrumenten kann eine Perforation intra- oder retroduodenal folgen.

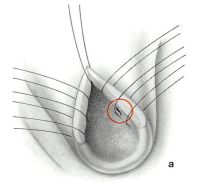

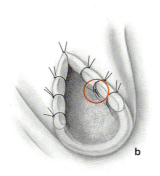

Abb. **180 a** u. **b** Kann die Mündung des Ductus pancreaticus nicht sicher identifiziert werden, so dürfen die für die Papillenplastik vorgesehenen Nähte zwischen der Wand des Ductus choledochus und des Duodenums, insbesondere im medio-kaudalen Anteil der Sphinkterotomie nicht geknotet werden. Sie werden in diesem Fall entfernt.
Merke: Es besteht das Risiko einer Einengung bzw. Ligatur des Ductus pancreaticus mit nachfolgender Pankreatitis.

Postoperative Komplikationen

Die am meisten gefürchtete postoperative Komplikation ist die akute Pankreatitis als Folge einer Abflußbehinderung des Pankreassekretes, sei es passager (durch Ödem im Bereich der Papille), sei es bleibend (infolge einengender Papillennaht). Die postoperative Cholangitis ist selten, wenn ein Antibiotikum prophylaktisch eingesetzt wird.

Eine retroduodenale Phlegmone bzw. ein retroduodenaler Abszeß kann nach vollständiger Papillotomie auftreten, wenn eine Eröffnung der Duodenalhinterwand im kranialen Winkel der Sphinkterotomie nicht durch eine Naht zwischen Gallengang und Duodenum verschlossen wurde (Abb. 181) oder nach instrumenteller Perforation des Gallenganges.

Späte Komplikationen (Rezidiv-Choledocholithiasis) sind sehr selten.

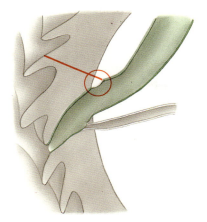

Abb. 181   Nach vollständiger Papillotomie besteht möglicherweise ein Leck in der Duodenalhinterwand im kranialsten Anteil der Gallengangseröffnung. An dieser Stelle ist bei sehr vollständiger Papillotomie eine Naht zwischen Gallengang und Duodenum unumgänglich.

Papillotomie und Papillenplastik als Reoperation nach Cholezystektomie

Narkose: Allgemeinnarkose.

Lagerung: Rückenlage. Röntgentisch mit Bucky-Blende.

Zugangswege: Querschnitt oder Rippenbogenrandschnitt rechts.

Spezielle Technik

Arbeitsschritte

1 Verifizieren von Diagnose und Indikation.
2 Schrittweises Lösen der Verwachsungen im rechten Oberbauch.
3 Mobilisation des Duodenums.
4 Choledochotomie.
5 Gallenwegsrevision.
6 Lokalisation der Papille und Duodenotomie.
7 Papillotomie, evtl. Papillenplastik.
8 Verschluß der Duodenotomie, T-Drainage des Ductus choledochus und Verschluß der Choledochotomie.

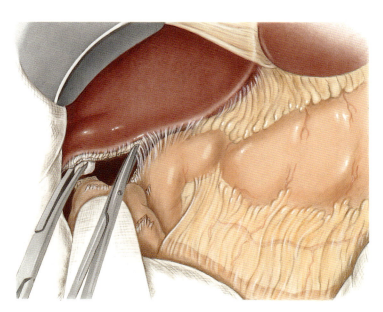

Abb. 182   Die Verwachsungen im rechten Oberbauch werden von rechts lateral kranial nach medial kaudal unter schichtweisem Ablösen von Netz, rechter Kolonflexur und oberem Duodenalknie durchtrennt.

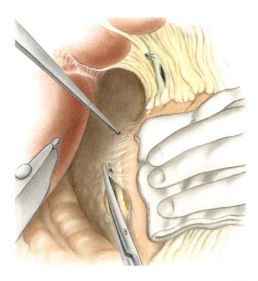

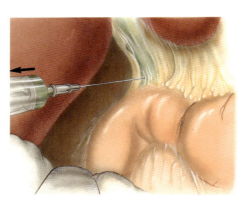

Abb. **183** Inzision des Peritoneums zur Mobilisation des absteigenden Teiles des Duodenums. Die retroduodenale Präparation erfolgt weitgehend stumpf in einer lockeren Verschiebeschicht über der V. cava inferior unter Zug am Duodenum nach ventromedial soweit, daß die Duodenalhinterwand im Bereich der Papille gut palpiert werden kann.

Abb. **184** Die Präparation des Lig. hepatoduodenale erfolgt von ventro-lateral rechts. Die Identifikation des Ductus hepaticus communis und des Ductus choledochus kann bei ausgedehnten Verwachsungen Mühe bereiten. In dieser Situation ist die Punktion mit einer Kanüle hilfreich. Häufig läßt sich die visköse Galle nicht aspirieren, es erfolgt jedoch Galleaustritt durch die Perforationsstelle nach Entfernen der Nadel.

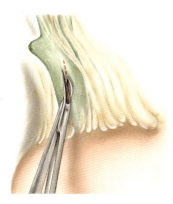

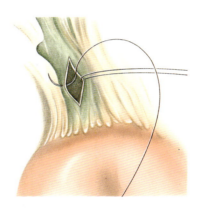

Abb. **185a** Der Ductus choledochus wird ca. 1,5 cm oberhalb des oberen Duodenalrandes eröffnet. Die Inzision erfolgt zunächst mit dem Messer, die Schnitterweiterung mit einer abgewinkelten Schere nach kranial. Die Länge der Choledochotomie beträgt meist 15–20 mm.

Abb. **185b** Zum Offenhalten des Ductus choledochus werden 2 Haltefäden mit atraumatischem Nahtmaterial angelegt.

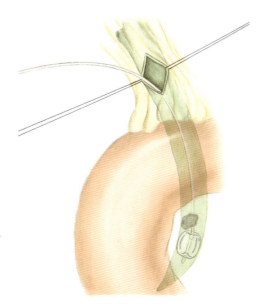

Abb. **186** Durch die Choledochotomie wird zunächst ein Fogarty-Katheter (Charrière 5 oder 6) eingelegt und, wenn möglich, bis ins Duodenum vorgeschoben. Dort wird der Ballon gebläht und sanft bis zur Papille zurückgezogen. Unter konstantem leichtem Zug am Fogarty-Katheter wird dann der Ballon partiell entleert und sofort nach Passage der Papille wieder aufgeblasen. Beim anschließenden weiteren Zurückziehen des Katheters werden allfällig vorhandene Choledochuskonkremente in die Choledochotomie transportiert.

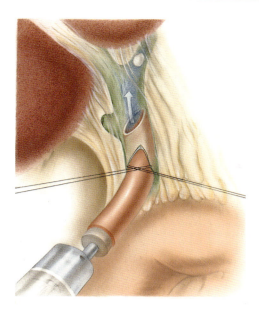

Abb. **187** Konkremente im distalen Anteil des Ductus hepaticus communis können oft digital in die Choledochotomie massiert werden. Intrahepatische Gallengangssteine lassen sich am besten durch eine Distensionsspülung entfernen. Dazu wird ein dickes Gummirohr in den Ductus choledochus nach kranial eingeführt und die Choledochotomie durch Zug an den überkreuzten Haltefäden abgedichtet. Mit einer Blasenspritze werden rasch 50–100 ml Ringer-Lösung ins proximale Gallenwegssystem eingespritzt.

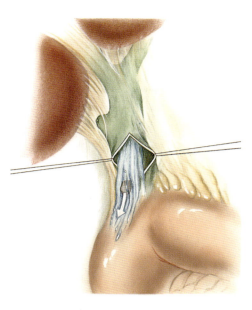

Abb. **188** Beim anschließenden Entfernen des dicken Gummirohres kommt es zum Ausfluß der Spüllösung im Schwall und damit zur Ausschwemmung von allfälligen intrahepatischen Gallengangssteinen. Das Vorgehen muß bei multiplen Steinen wiederholt werden.

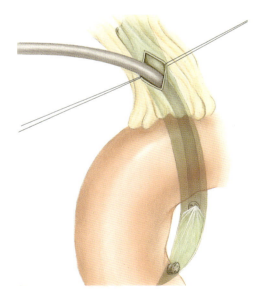

Abb. **189** Bei ausreichender Gallengangsweite kann die Vollständigkeit der Steinentfernung aus dem Ductus choledochus durch Choledochoskopie bestätigt werden. Dazu eignen sich sowohl starre als auch flexible Choledochoskope.

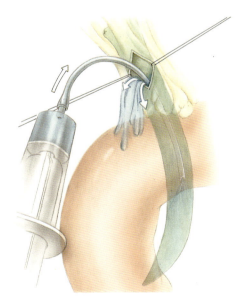

Abb. **190** Nach der Gallenwegsrevision erfolgt eine Kalibrierung der Papille mit einem weichen Nelaton-Gummikatheter von 3 mm Durchmesser. Der Durchtritt dieses Katheters durch die Papille wird durch Spritzen von Kochsalzlösung untersucht. Hat der Katheter die Papille passiert, fließt die Flüssigkeit ins Duodenum ab, andernfalls kommt es zum Zurückfließen der Flüssigkeit durch die Choledochotomie. Die Durchgängigkeit der Papille für einen Katheter von 3 mm Durchmesser spricht gegen eine relevante Papillenstenose.

Die weiteren Schritte zur Papillotomie bzw. Papillenplastik erfolgen gemäß den Abb. **171–178**, S. 121–124.

Komplikationen

Die intra- und postoperativen Komplikationen entsprechen denen der Papillotomie im Rahmen einer Gallenwegsrevision (s. S. 120 ff).

Exzision der Papille

Ziele und Methoden

Die Exzision der Papille ist sehr selten indiziert.
Ziel ist, bei benignen und malignen Tumoren die Exstirpation im Gesunden.
Bei benignen Tumoren besteht neben der chirurgischen Exzision auch die Möglichkeit der endoskopischen Abtragung in Kombination mit einer endoskopischen Papillotomie. Bei malignen Tumoren der Papilla Vateri ist die Duodenopankreatektomie nach Whipple das Verfahren der Wahl, um eine kurative Resektion zu erreichen.
Bei älteren Patienten, bei denen ein derartiger Eingriff nicht mehr in Frage kommt, kann eine lokale Exzision der Papille bei kleinem Karzinom eine Alternative darstellen. Kurative Resektionen sind auch bei lokaler Exzision möglich. Bei ausgedehntem Karzinom der Papilla Vateri und Kontraindikation für eine Operation nach Whipple bietet eine Umgehungsoperation mit bilio-digestiver Anastomose und Gastroenterostomie die bessere Palliation als eine lokale Exzision nicht im Gesunden.

Indikationen

Absolute Indikationen

Benigne Tumoren der Papille oder deren unmittelbaren Umgebung, die zu einer symptomatischen Galleabflußstörung führen. Dazu gehören Papillome, Adenome, Fibroadenome, Polypen, Myoblastome, Karzinoide und andere. Selten kann eine erweiterte Exzision der Papille bei Resektion eines juxtapapillären Duodenaldivertikels notwendig sein.

Relative Indikationen

Kleine Papillenkarzinome bei älteren Patienten mit Kontraindikation für eine Duodenopankreatektomie.

Kontraindikationen

Bei sehr ausgedehnten benignen Tumoren kann nach Resektion die Reimplantation von Pankreas- und Gallengang schwierig sein. In diesen Fällen ist eine Duodenopankreatektomie nach Whipple vorzuziehen.
Bei malignem Papillentumor ist die lokale Exzision kontraindiziert, wenn aufgrund der allgemeinen Operabilität eine Operation nach Whipple möglich ist.

Operationsrisiken und Aufklärungshinweise

Spezielle Risiken sind die postoperative Pankreatitis und die Insuffizienz der Duodenalnaht.

Spezielle Vorbereitungen

Die präoperative Diagnostik sollte neben Laboruntersuchungen und Magen-Darm-Passage eine Panendoskopie, eine ERCP oder eine PTC und, wenn immer möglich, eine Biopsie des Papillentumors umfassen. Die Untersuchungen werden ergänzt durch Sono- und Computertomographie. Eine perioperative Antibiotikaprophylaxe ist indiziert.

Narkose: Allgemeinnarkose.

Lagerung: Rückenlage.

Zugangswege: Rippenbogenrandschnitt rechts mit Erweiterungsmöglichkeit nach links oder oberer Medianschnitt.

Arbeitsschritte (Abb. 191)

1 Mobilisation des Duodenums.
2 Choledochotomie und Lokalisation der Papille.
3 Duodenotomie.
4 Tumorexzision.
5 Neuimplantation von Ductus choledochus und Ductus pancreaticus.
6 Verschluß von Duodenotomie.
7 T-Drainage und Verschluß der Choledochotomie.

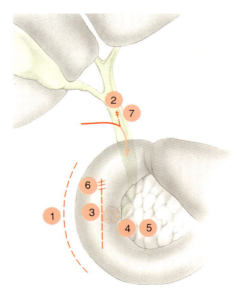

Abb. 191

Spezielle Technik

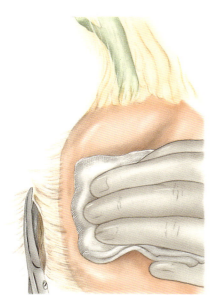

Abb. **192** Zur Mobilisation des Duodenums wird das Peritoneum parietale entlang dem absteigenden Teil unter Koagulation von kleinen Gefäßen mit der Schere eröffnet. Durch weitgehend stumpfe Präparation und Koagulation einiger feiner Gefäße kann das absteigende Duodenalsegment aus einer lockeren retroduodenalen Verschiebeschicht über der V. cava inferior befreit werden.

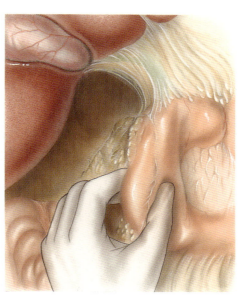

Abb. **193** Zwischen Daumen und Zeigefinger der linken Hand kann die Region der Papilla Vateri palpiert und die Tumorgröße abgeschätzt werden.

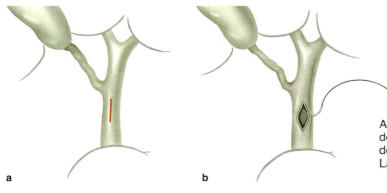

a   b

Abb. **194a** u. **b** Der Ductus choledochus wird ca. 1,5 cm oberhalb des oberen Duodenalrandes zunächst mit dem Skalpell inzidiert (**a**), der Schnitt anschließend mit einer abgewinkelten Schere auf eine Länge von 1,5–2 cm erweitert (**b**).

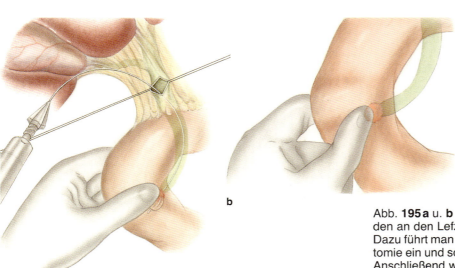

Abb. **195a** u. **b** Nach Legen von 2 atraumatischen feinen Haltefäden an den Lefzen der Choledochotomie wird die Papille lokalisiert. Dazu führt man einen Fogarty-Ballonkatheter durch die Choledochotomie ein und schiebt diesen durch die Papille bis ins Duodenum (**a**). Anschließend wird der Ballon aufgebläht und unter sanftem Zug bis vor die Papille zurückgezogen. Palpatorisch läßt sich so die genaue Lage der Papille identifizieren (**b**).

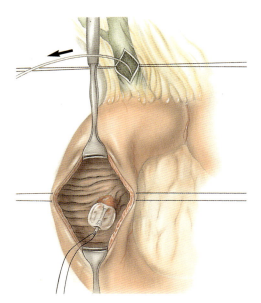

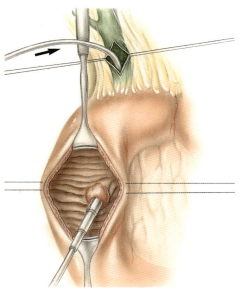

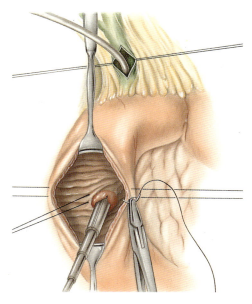

Abb. **196** Das Duodenum wird über dem geblähten Ballon des Fogarty-Katheters mit der Diathermie zwischen 2 Haltefäden längs auf einer Länge von ca. 4 cm eröffnet und das Lumen wird mit 2 Lidhaken offengehalten. An der Spitze des Fogarty-Katheters wird ein Faden befestigt und mit dem Katheter in den Ductus choledochus eingezogen.

Abb. **197** Der in den Ductus choledochus eingezogene Faden wird nun vom Fogarty-Katheter entfernt und an der Spitze einer Treppensonde (s. Abb. **7b**) befestigt. Mit diesem Faden läßt sich die Treppensonde durch die Choledochotomie transpapillär einziehen.

Abb. **198** Durch Zug an der Treppensonde kommt es zu einer übersichtlichen Darstellung der Papille bzw. des Papillentumors. Einige Millimeter außerhalb der Begrenzung des Tumors wird links und rechts je ein feiner atraumatischer Haltefaden an der Duodenalhinterwand angelegt.

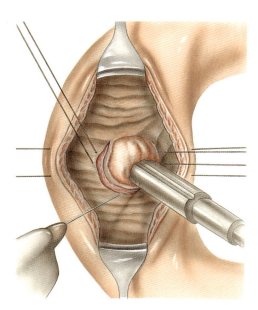

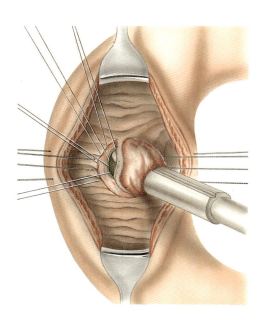

Abb. **199a** Lateral beginnend werden mit der Diathermienadel zunächst die Duodenalschleimhaut, anschließend die weiteren Wandschichten von Papille bzw. Duodenum und Ductus choledochus außerhalb des Tumors durchtrennt. Eine kontinuierliche Blutstillung mit der Diathermie ist wichtig für eine übersichtliche Präparation.

Abb. **199b** Nach Eröffnung des Ductus choledochus über der Treppensonde werden schrittweise feine atraumatische, absorbierbare Nähte zwischen der Wand des Ductus choledochus und dem Duodenum vorgelegt. Diese Fäden werden primär nicht geknotet. Bei Exzision eines malignen Tumors empfiehlt sich die wiederholte Reinigung der entstehenden Wundflächen und umgebenden Schleimhaut mit einer zytotoxischen Substanz (Tupfer mit Polivinyl-pyrrolidon-Jod 10 %).

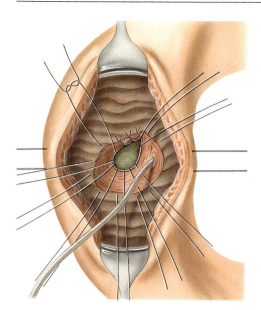

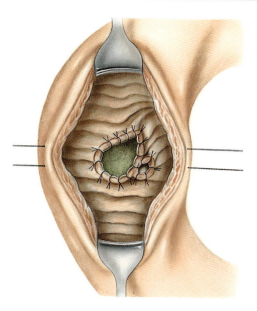

Abb. **200a**   Nach vollständiger Exzision des Tumors wird zunächst der Ductus pancreaticus aufgesucht und mit einem weichen feinen Gummikatheter intubiert. Danach können die vorgelegten Fäden zur Neuimplantation des Ductus choledochus geknotet werden. Auch der Ductus pancreaticus wird mit einigen Nähten mit der Duodenalwand und teilweise mit der Wand des Ductus choledochus anastomosiert.

Abb. **200b**   Durch Bewegen des Gummikatheters im Ductus pancreaticus kann kontrolliert werden, ob eine Stenosierung dieses Ganges eingetreten ist. Gegebenenfalls müssen die einengenden Nähte entfernt werden.
Typischerweise resultiert eine vollständige Sphinkterotomie mit sehr breiter Choledochoduodenostomie und erweiterter Öffnung des Ductus pancreaticus.

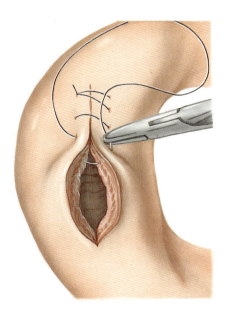

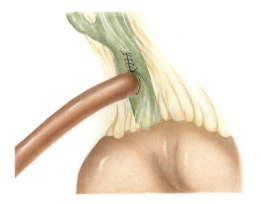

Abb. **201**   Die Duodenotomie wird bei uns mit einer fortlaufenden Naht mit monofilem absorbierbarem Nahtmaterial (Stärke 4 × 0) längs verschlossen. Der Verschluß kann auch durch eine dichtgestochene Knopfnaht erfolgen. Dabei werden Serosa, Muskularis und Submukosa gefaßt. Bei genauer Adaptation der Schichten muß keine Stenosierung des Duodenums befürchtet werden.

Abb. **202**   In den Ductus choledochus wird ein T-Drain eingelegt und die Choledochotomie mit feiner fortlaufender Naht mit absorbierbarem Nahtmaterial und atraumatischer Nadel verschlossen. Der T-Drain und ein zusätzlicher Wunddrain werden außerhalb der Laparotomiewunde ausgeleitet.

Komplikationen

Intraoperative Komplikationen

Mögliche intraoperative Komplikationen oder Schwierigkeiten sind die unzureichend kontrollierbare Blutung aus dem Parenchym des Pankreaskopfes und die zu ausgedehnte Resektion, die bei Neuimplantation der Gänge zu einer Stenose des Duodenums führt.

Therapie: Auswege sind die Duodenopankreatektomie nach Whipple und die Resektion des Duodenums mit Gastroenterostomie und Implantation der Gänge in eine Roux-Y-Schlinge.

Postoperative Komplikationen

Wichtigste Komplikationsmöglichkeiten sind die Cholangitis und die akute Pankreatitis. Bei Insuffizienz der Choledocho- bzw. Pankreatikoduodenostomie besteht das Risiko einer retroduodenalen Phlegmone oder eines retroduodenalen Abszesses. Weitere Komplikationsmöglichkeiten sind die Duodenalnahtinsuffizienz und die Duodenalstenose.

Eine Mündungsstenose der implantierten Gänge kann sich im späteren Verlauf als Pankreatitis oder Cholangitis bemerkbar machen.

Therapie: Bei Insuffizienz und Mündungsstenose-Relaparotomie.

Nachsorge

Nach Exzision von semimalignen (Karzinoid) und malignen Tumoren der Papille in kurativer Absicht sind endoskopische Kontrolluntersuchungen indiziert.

Pankreas

Von E. Bodner, O. Gaber, M. Rothmund und P. K. Wagner

Allgemeines

Operative Strategie

Die Bauchspeicheldrüse ist anatomisch sowie funktionell, so auch in Klinik und Pathologie eng mit dem Zwölffingerdarm, den Gallenwegen und mit der Milz verbunden. Bei Erkrankungen des Pankreas und ihrer chirurgischen Therapie sind immer eines oder mehrere der Nachbarorgane miteinbezogen.

Die Exklusivität des Pankreas liegt im Vergleich zu den anderen Abdominalorganen in seiner diagnostisch schwer zugänglichen Lage im Retroperitoneum und in seiner autodigestiven Potenz begründet. Eine weitere Besonderheit ist, daß seine häufigsten chirurgischen Erkrankungen und das Karzinom fast immer lebensbedrohlich sind.

Die diagnostischen Möglichkeiten sind im letzten Jahrzehnt zahlreicher und positiver, das Pankreas ist transparent geworden. Die tryptische Aktivität verlangt nach wie vor besonderes Fingerspitzengefühl des Chirurgen bei Manipulation und Naht. Eine medikamentöse Prophylaxe der postoperativen Pankreatitis steht nicht zur Verfügung.

Ziele der chirurgischen Intervention sind:

- die Vervollständigung der präoperativen Diagnostik,
- bei malignen Tumoren: eine kurative Therapie durch Resektion oder palliative Maßnahmen durch Dekompression und Umleitung,
- bei Entzündungen: die Ausräumung und Drainage des retroperitonealen Sepsisherdes bei akuter hämorrhagisch-nekrotisierender Pankreatitis bzw. die Beseitigung der Auswirkungen auf Nachbarorgane und die Ausschaltung des Schmerzes bei der chronischen Entzündung durch Resektion oder organerhaltende Eingriffe,
- bei endokrinen Störungen, verursacht von Tumoren des Inselzellsystems die Enukleation oder Resektion und
- bei Verletzungen die adäquate Versorgung unter Erhaltung der exo- und endokrinen Funktion.

Dank der guten diagnostischen Möglichkeiten durch bildgebende Verfahren lassen sich Indikation und Verfahrenswahl fast immer präoperativ festlegen. Dennoch bleibt Raum für intraoperative Strategievarianten nach Exploration, Gewebeentnahme durch Feinnadelpunktion und Zytologie (nicht durch chirurgische Biopsie) und Revision der Nachbarorgane. Indikation und Verfahrenswahl sind dabei der Ausdehnung des pathologischen Befundes und den sich daraus ergebenden technischen Schwierigkeiten (z. B. Pfortaderresektion) einerseits und der speziellen

Erfahrung des Operateurs auf der anderen Seite unterworfen. Prinzipiell stehen bei Tumoren ergänzende diagnostische Methoden wie chirurgische Exploration, Lymphknotenbiopsie, Feinnadelpunktionszytologie, intraoperative Sonographie von Pankreas und Leber am Beginn. Ist die therapeutische Entscheidung getroffen, kommen Resektionen oder palliative Umleitungen und Dekompressionen (Gallenwege, Magen) in Frage. Bei der akuten Entzündung und Vorliegen hämorrhagischer Nekrosen stehen deren Ausräumung, auch die mehr oder weniger anatomiegerechte Linksresektion, besser die digitale Abräumung umschriebener Nekrosen im Kopfbereich als Verfahren der Wahl zur Verfügung. Eine ausgiebige Drainage der retroperitonealen Phlegmone und der Nekrosestraßen ist zwingend. Bei chronischen Entzündungen sind mehr oder weniger ausgedehnte Resektionen von rechts oder links sinnvoll, häufiger organerhaltende Verfahren durch Dekompression von Gallengang, Magen und/oder Ductus Wirsungianus bzw. die Drainage von Pseudozysten.

Spezielle Anatomie

Besonderheiten

- Das Pankreas ist eine exokrine und endokrine Drüse.
- Es liegt retroperitoneal an der Grenze zwischen Oberbauch und Unterbauch.
- Die Blutversorgung gewährleisten die Äste des Truncus coeliacus bzw. deren Zweige sowie die Äste der A. mesenterica superior.
- Die venöse Drainage erfolgt über verschiedene Wurzeln in die Pfortader, in die V. mesenterica superior und gelegentlich in die V. mesenterica inferior.
- Der Lymphabfluß geschieht über zwei Stationen.
- Die Innervation erfolgt sympathisch und parasympathisch entlang der Arterien über den Plexus coeliacus.
- Der endokrine Pankreasanteil, das Inselorgan, besteht aus zahlreichen, aus unterschiedlichen Zellsträngen aufgebauten Inseln, die vorwiegend im Inneren der Pankreasläppchen liegen.

Das rötlichgraue, aus Läppchen aufgebaute Organ liegt in Höhe des 1. und 2. Lendenwirbels und erstreckt sich keilförmig von der Regio epigastrica in die linke Regio hypochondriaca.

Die Bauchspeicheldrüse ist von kapselförmigem Binde- bzw. Fettgewebe (Capsula pancreatis) eingescheidet und gliedert sich in Caput, Corpus und Cauda. Dorsal ist das Pankreas mit dem prävertebralen Bindegewebe größtenteils locker verbunden. Nur im hinteren Kopfbereich findet sich als entwicklungsgeschichtlich bedingter Rest des Mesoduodenum dorsale eine etwas derbere „duodenopankreatische Platte".

Das *Caput pancreatis* ist der breiteste Teil der Drüse. Es fügt sich, rechts der Wirbelsäule gelegen, in die vom Duodenum gebildete Schlinge ein, wobei im individuell unterschiedlichen Ausmaß sowohl die Vorder- als auch die Hinterfläche des Zwölffingerdarms von Drüsenläppchen überlagert sein können.

Die Höhe des Pankreaskopfes in Projektion auf die Frontalebene beträgt bei einer Variationsbreite von 1,2 cm im Durchschnitt 7,3 cm. Die Breite des Caput pancreatis, gemessen von seiner rechten Begrenzung bis zur Achse der A. mesenterica superior, projiziert auf die Frontalebene beträgt 5,9 cm +/– 1,1 cm (Giebel 1988).

Das Caput pancreatis umfaßt mit seinem kaudalen Anteil als Processus uncinatus von hinten die V. mesenterica superior und manchmal auch die Arterie, die auf diese Weise in der vom Processus uncinatus und dem übrigen Pankreaskopfanteil befindlichen Rinne, der Incisura pancreatis, zu liegen kommen.

Die Breite des Processus uncinatus hinter den Vasa mesenterica superiora beträgt bei einer Variationsbreite von 1 cm im Schnitt 2,6 cm. Der linke Rand des Processus uncinatus liegt in der Achse der A. mesenterica superior und kann nach links bzw. rechts um 0,6 cm abweichen (Giebel 1988).

Ein 1,5–2 cm breiter, im Übergangsbereich von Caput in das Corpus pancreatis gelegener Abschnitt wird aus chirurgischer Sicht auch als Collum pancreatis bezeichnet. Das ist jener in Höhe des 1. Lendenwirbelkörpers gelegene Pankreasteil, der über den Vasa mesenterica superiora liegt.

Das längliche, prismaförmige, im Querschnitt dreieckige *Corpus pancreatis* steigt schräg über den 1. und 2. Lendenwirbel aufwärts und wölbt sich mit seinem Tuber omentale nach ventral in die Bursa omentalis vor. Der Pankreaskörper liegt vor der Wirbelsäule, der Aorta, V. cava inferior und der A. und V. mesenterica superior und zieht bogenförmig zum Hilum der Milz, wobei er ohne exakte anatomische Abgrenzung in die Cauda pancreatis übergeht.

Als sekundär retroperitoneales Organ ist das Pankreas an seiner Vorderfläche von Peritoneum überzogen, wobei die Radix des Mesocolon transversum am Margo anterior der Drüse befestigt ist. Dieser trennt eine größere, nach vorne oben zur Bursa omentalis hin gerichtete Fläche (Facies anterior) von einem kleineren, nach vorne unten zum Unterbauch weisenden Areal, der Facies inferior. Der Margo superior stellt den kranialen, der Margo inferior den kaudalen Übergang zu der dem prävertebralen Bindegewebe zugewandten Facies posterior dar.

Auch die *Cauda pancreatis* besitzt annähernd drei Flächen. Eine davon liegt vor den Zwerchfellschenkeln, eine weitere ist an der Bildung des Magenbettes beteiligt, die dritte steht in enger Beziehung zum Mesocolon transversum. In Höhe des 11.–12. Brustwirbels reicht der Pankreasschwanz bis zum Lig. splenorenale (Lig. phrenicosplenicum). Im Gegensatz zur restlichen Drüse ist er leicht mobilisierbar.

Die, auf ihre Achsenlänge bezogen, durchschnittlich 15,7 cm lange Bauchspeicheldrüse (Giebel 1988), weist verschiedene Formvarianten auf (Sandin 1973). Die Grenzen zwischen den Formen sind jedoch fließend.

Giebel (1988) fand in etwa der Hälfte der Fälle ein schräg verlaufendes, zu einem Viertel ein S-förmiges, etwas weniger ein quer verlaufendes und seltener ein L-förmiges Pankreas.

Auch eine Hufeisenform und eine umgekehrte V-Form sind beschrieben.

Eine besondere Form stellt das Pancreas anulare dar, wobei die Bauchspeicheldrüse die Pars descendens duodeni umgreift. Akzessorische Pankreasanlagen können in der Gegend des Meckelschen Divertikels vorkommen.

Der Winkel, den die Hauptachse des Pankreas mit der Transversalachse einschließt, beträgt im Mittelwert 22,7 Grad und variiert nach oben und unten um 11 Grad (Abb. 1 und 2).

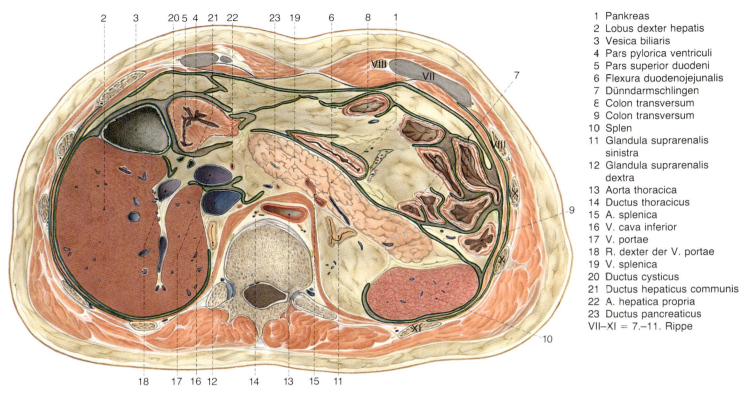

1 Pankreas
2 Lobus dexter hepatis
3 Vesica biliaris
4 Pars pylorica ventriculi
5 Pars superior duodeni
6 Flexura duodenojejunalis
7 Dünndarmschlingen
8 Colon transversum
9 Colon transversum
10 Splen
11 Glandula suprarenalis sinistra
12 Glandula suprarenalis dextra
13 Aorta thoracica
14 Ductus thoracicus
15 A. splenica
16 V. cava inferior
17 V. portae
18 R. dexter der V. portae
19 V. splenica
20 Ductus cysticus
21 Ductus hepaticus communis
22 A. hepatica propria
23 Ductus pancreaticus
VII–XI = 7.–11. Rippe

Abb. 1   Transversalschnitt in Höhe des 12. Brustwirbelkörpers (hohe Lage des Pankreas, Ansicht von kaudal).

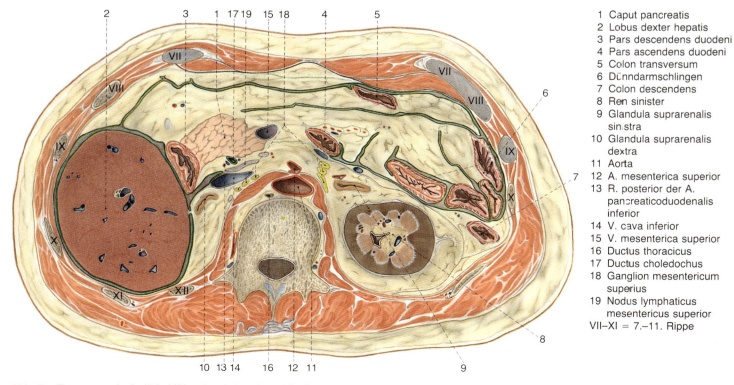

1 Caput pancreatis
2 Lobus dexter hepatis
3 Pars descendens duodeni
4 Pars ascendens duodeni
5 Colon transversum
6 Dünndarmschlingen
7 Colon descendens
8 Ren sinister
9 Glandula suprarenalis sinistra
10 Glandula suprarenalis dextra
11 Aorta
12 A. mesenterica superior
13 R. posterior der A. pancreaticoduodenalis inferior
14 V. cava inferior
15 V. mesenterica superior
16 Ductus thoracicus
17 Ductus choledochus
18 Ganglion mesentericum superius
19 Nodus lymphaticus mesentericus superior
VII–XI = 7.–11. Rippe

Abb. 2   Transversalschnitt in Höhe des 1. Lendenwirbelkörpers (hohe Lage des Pankreas, Ansicht von kaudal).

Lagebeziehungen zu anderen Organen

Topographisch hat das Pankreas Beziehungen zu benachbarten Organen sowie zu retroperitoneal gelegenen Leitungsbahnen. Nach ventral zu liegen die Bursa omentalis sowie die Hinterfläche des Magens.

Rechts hat das Caput pancreatis enge Beziehung zur Duodenalschlinge.
Links wird die Cauda pancreatis durch das Hilum der Milz begrenzt (Abb. **3**).

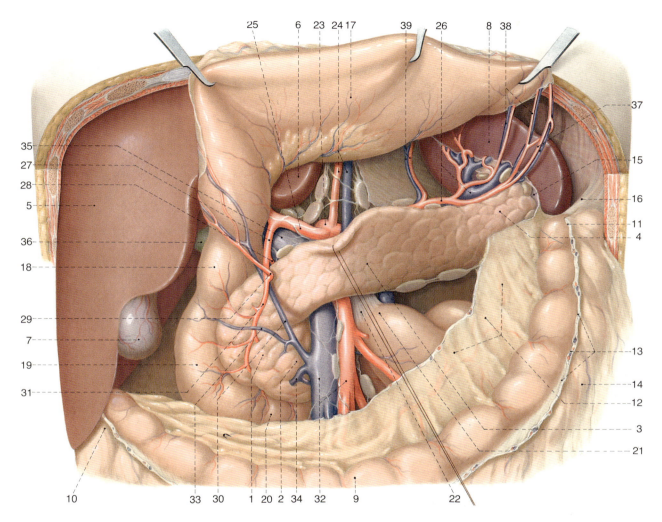

Abb. **3**   Topographie des Pankreas.

 1 Caput pancreatis
 2 Processus uncinatus
 3 Corpus pancreatis
 4 Cauda pancreatis
 5 Lobus dexter hepatis
 6 Lobus caudatus hepatis
 7 Vesica biliaris
 8 Splen
 9 Colon transversum
10 Flexura coli dextra
11 Flexura coli sinistra
12 Mesocolon transversum
13 Lig. gastrocolicum
14 Omentum majus
15 Lig. splenorenale (Lig. phrenicosplenicum)
16 Lig. phrenicocolicum
17 Gaster (hochgeklappt)
18 Pars superior duodeni
19 Pars descendens duodeni
20 Pars horizontalis duodeni

21 Flexura duodenojejunalis
22 Fascia retinens rostralis (Treitzsches Band)
23 Truncus coeliacus
24 A., V. gastrica sinistra
25 A. hepatica communis
26 A., V. splenica
27 A. gastroduodenalis
28 A. pancreaticoduodenalis superior posterior
29 A. gastroepiploica dextra
30 V. gastroepiploica dextra
31 A. pancreaticoduodenalis superior anterior
32 A., V. mesenterica superior
33 V. pancreaticoduodenalis superior anterior
34 V. pancreaticoduodenalis inferior anterior
35 V. portae
36 Ductus choledochus
37 A., V. gastroepiploica sinistra
38 Aa., Vv. gastricae breves
39 A., V. gastrica posterior

An der Hinterseite hat die Drüse eine enge Beziehung zu einigen großen Bauchgefäßen. Hinter dem Caput befinden sich die V. portae, die A. und V. mesenterica superior sowie der Ductus choledochus. Hinter dem Pankreaskörper finden sich die A. und V. splenica, die V. mesenterica inferior sowie die V. cava inferior und die Aorta abdominalis (Abb. **4**).

Der Pankreasschwanz hat auf seiner Rückseite Beziehung zur Facies anterior der linken Niere.

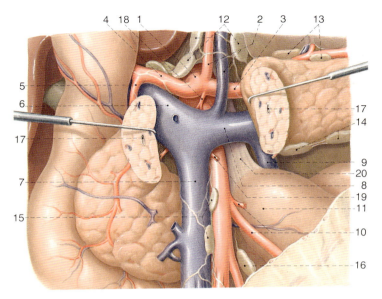

Abb. **4**   Topographische Beziehung des Pankreas zu den großen Bauchgefäßen.

1 Truncus coeliacus
2 A., V. gastrica sinistra
3 A. splenica
4 A. hepatica communis
5 A. gastroduodenalis
6 V. portae
7 V. mesenterica superior
8 V. splenica
9 V. mesenterica inferior
10 Aa. jejunales
11 Flexura duodenojejunalis
12 Nodi lymphatici coeliaci
13 Nodi lymphatici pancreatici superiores
14 Nodi lymphatici pancreatici inferiores
15 Nodi lymphatici mesenterici superiores
16 Nodus lymphaticus aorticus lateralis
17 Ductus pancreaticus
18 A. pancreatica dorsalis
19 A. pancreatica inferior
20 Fascia retinens rostralis (Treitzsches Band)

Pankreasgangsystem – Ductus choledochus

Die Entwicklung des Pankreas aus einer dorsalen und einer ventralen Anlage erklärt das unterschiedliche Verhalten seiner Ausführungsgänge. Aus der ventralen Anlage entwickelt sich der Ductus pancreaticus accessorius, während aus der dorsalen Anlage der Hauptausführungsgang (Ductus pancreaticus) hervorgeht. Im Laufe der Entwicklung verschmelzen beide ursprünglichen Anlagen, wobei beide Ausführungsgänge miteinander in Verbindung treten. Die ventrale Anlage wird hufeisenförmig. Sie wird nach rechts und später nach dorsal verlagert. Die dorsale Anlage liegt im Kopfbereich des Pankreas vor der ventralen Anlage.

Der obere Teil des Pankreaskopfes sowie Körper und Schwanz werden von der dorsalen Anlage gebildet, welche die alleinige Potenz zur Ausbildung des endokrinen Pankreasanteiles (Langerhanssche Inseln) besitzt. Aus der ventralen Drüsenanlage bildet sich der untere Teil des Pankreaskopfes.

Der Ausführungsgang der ventralen Anlage, der Ductus pancreaticus accessorius, verhält sich unterschiedlich. Das lehrbuchmäßige Verhalten (Abb. **5**) ist nur in etwa der Hälfte der Fälle zu erwarten (Hentschel 1965). Das mündungsferne Ende des akzessorischen Ganges ist häufig mit dem Ductus pancreaticus verbunden, während das andere Ende an der Papilla duodeni minor selbständig in das Duodenum mündet. Manchmal ist der Ductus pancreaticus accessorius nur teilweise vorhanden – entweder mit selbständiger Mündung in das Duodenum oder nur als rudi-

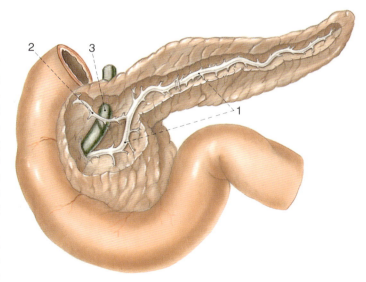

Abb. **5**   Pankreasgangsystem (Drüsenparenchym ventral entlang der Ausführungsgänge entfernt).

1 Ductus pancreaticus
2 Ductus pancreaticus accessorius
3 Ductus choledochus

mentäre Nebenstrecke des Ductus pancreaticus. In seltenen Fällen kann der Ductus pancreaticus accessorius auch als Hauptausführungsgang angelegt sein, genauso wie gelegentlich ein vollständiges Fehlen vorkommt (Abb. **6a–c**).

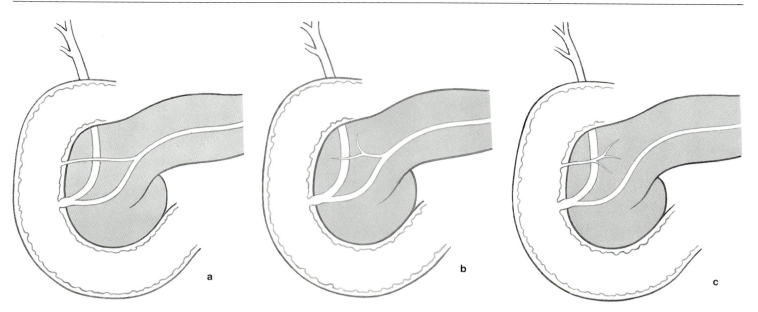

Abb. **6 a–c** Häufige Ausbildungsformen der Pankreasgänge.
a Beide Gänge münden in das Duodenum und stehen miteinander in Verbindung.
b Der Ductus pancreaticus accessorius mündet in den Ductus pancreaticus.

c Der Ductus pancreaticus accessorius mündet direkt in das Duodenum.

Der Ductus pancreaticus verläuft innerhalb der Drüse näher der Hinterfläche des Pankreas und ist nach Millbourn (1950) überwiegend der einzige oder wichtigste Ausführungsgang des Pankreas. Er mündet mit dem Ductus choledochus über die am hinteren medialen Umfang etwa in der Mitte der Pars descendens duodeni gelegene Papilla duodeni major in den Zwölffingerdarm.

Der durch Vereinigung des Ductus hepaticus communis mit dem Ductus cysticus gebildete Ductus choledochus verläuft im freien Rande des Lig. hepatoduodenale von kranial kommend schräg absteigend hinter dem Duodenum und an der Dorsalseite des Pankreas zur Pars descendens duodeni. Der Ort der Vereinigung des Ductus hepaticus communis mit dem Ductus cysticus ist variabel, so daß der Beginn des Ductus choledochus in unterschiedlicher Entfernung von seiner Einmündung in das Duodenum aufzusuchen ist. Die Vereinigungsstelle kann nach Platzer (1982) auch hinter der Pars superior duodeni erfolgen (s. Anomalien des Ductus cysticus, S. 41). Außerdem kann der Ductus cysticus den Ductus hepaticus communis ventral oder dorsal kreuzen und an dessen linker Seite einmünden. Weiterhin kann ein gelegentlich vorhandener Ductus hepaticus accessorius knapp oberhalb der Pars superior duodeni in den Ductus choledochus oder in den Ductus hepaticus communis einmünden. Der kraniale Abschnitt des Ductus choledochus liegt im Lig. hepatoduodenale lateral von der Pfortader und beteiligt sich hier an der Begrenzung des Foramen epiploicum. Der kaudale Abschnitt entfernt sich von der V. portae und gelangt bogenförmig in einer Rinne oder vom Drüsengewebe umgeben zur Pars descendens duodeni. Hier kommt es zur Vereinigung mit dem Ductus pancreaticus, wobei die Art der Vereinigung und die Mündungsverhältnisse variabel gestaltet sind. Es lassen sich vier Typen feststellen (Abb.

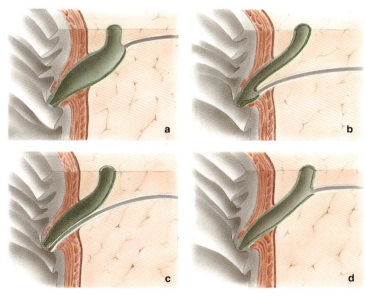

Abb. **7 a–d** Vereinigung von Ductus choledochus und pancreaticus (schematisch).
a Typ I,
b Typ II,
c Typ III,
d Typ IV, fehlende Ampulle.

7 a–d). Typ I: Beide Gänge können in eine gemeinsame Ampulle münden, die als Papille in das Duodenum vorgestülpt ist (70,5% der Fälle – nach Müller 1977).
Typ II: Beide Gänge vereinigen sich nahe der Mündungsöffnung (21% der Fälle – nach Müller).

Typ III: Beide Gänge bleiben bis zur Einmündung getrennt (8,5% der Fälle – nach Müller).

Typ IV: Ductus choledochus und Ductus pancreaticus vereinigen sich in einiger Entfernung vom Duodenum ohne Ausbildung einer Ampulle.

Wenn vorhanden, beträgt die durchschnittliche Ampullenlänge 5,4 mm (Müller 1977). Die Gangweite des Ductus pancreaticus nimmt mit dem Lebensalter zu. Nach Müller (1977) beträgt der durchschnittliche Umfangmeßwert des Ductus pancreaticus, ermittelt bei Obduktionen, gemessen am aufgeschnittenen Gangsystem, im Kaputbereich 7,3 mm, im Korpusbereich 5,7 mm und in der Kauda 2,5 mm. Die Maße des Ductus choledochus zeigen eine sehr große Variationsbreite.

Gefäße

Arterielle Versorgung. Die Blutversorgung des Pankreas erfolgt über Äste des Truncus coeliacus und der A. mesenterica superior (Abb. **8**).

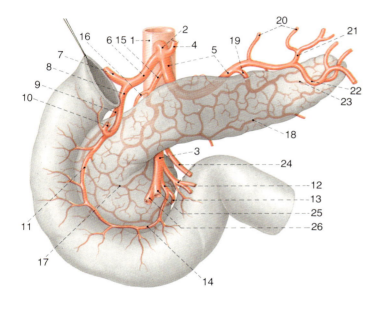

Abb. **8** Arterielle Versorgung des Pankreas (nach einem gefäßinjizierten Durchleuchtungspräparat in Spalteholz-Technik).

1 Aorta abdominalis
2 Truncus coeliacus
3 A. mesenterica superior
4 A. gastrica sinistra
5 A. splenica
6 A. hepatica communis
7 A. hepatica propria
8 A. gastroduodenalis
9 A. pancreaticoduodenalis superior posterior
10 A. gastroepiploica dextra
11 A. pancreaticoduodenalis superior anterior
12 A. pancreaticoduodenalis inferior
13 R. posterior der A. pancreaticoduodenalis inferior
14 R. anterior der A. pancreaticoduodenalis inferior
15 A. pancreatica dorsalis
16 rechter Hauptast der A. pancreatica dorsalis
17 „präpankreatische Arkade" (Anastomose zwischen linkem Ast der A. pancreaticoduodenalis superior anterior und dem rechten Hauptast der A. pancreatica dorsalis)
18 A. pancreatica inferior
19 A. pancreatica magna
20 Aa. gastricae breves
21 obere Stammarterie der A. splenica
22 untere Stammarterie der A. splenica
23 A. caudae pancreatis
24 Aa. jejunales
25 A. colica media
26 A. colica dextra

Das *Caput pancreatis* und das Duodenum werden aus folgenden Arterien versorgt:

Die A. gastroduodenalis neben der A. hepatica propria, der zweite Endast der A. hepatica communis, entspringt ventral der Pfortader aufliegend meist kranial der Pars superior duodeni, gelegentlich auch retroduodenal. Sehr selten kann sie fehlen und von einer anderen Arterie, z. B. der A. pancreaticoduodenalis inferior, ersetzt werden. Auch Ursprungsvariationen sind möglich, so kann die A. gastroduodenalis von einer A. hepatica accessoria inferior sinistra, vom R. dexter der A. hepatica propria oder von der A. mesenterica superior entspringen. Der Beginn der A. gastroduodenalis liegt links bzw. ventral des Ductus choledochus. Sie zieht hinter der Pars superior duodeni nach kaudal und teilt sich am Oberrand des Pankreaskopfes in ihre Endäste.

Äste der A. gastroduodenalis

A. pancreaticoduodenalis superior posterior. Die A. gastroduodenalis gibt nahezu regelmäßig als ersten größeren Ast die A. pancreaticoduodenalis superior posterior ab. Sie wird häufig falsch als A. retroduodenalis bezeichnet. Ihr Ursprung ist meist oberhalb, selten hinter dem Duodenum (Abb. **9a**).

In seltenen Fällen kann sie auch entspringen:

– aus einem akzessorischen Leberast der A. mesenterica superior (Abb. **9b**),
– aus der A. hepatica communis (Abb. **9c**),
– aus der A. pancreatica dorsalis (Abb. **9d**),
– aus der A. hepatica propria,
– aus dem R. dexter der A. hepatica propria.

Der typische Abgang der A. pancreaticoduodenalis superior posterior findet sich fast regelmäßig links vom Ductus choledochus. Am Oberrand des Pankreaskopfes überkreuzt sie den Gallengang, zieht rechts von ihm nach kaudal und unterkreuzt ihn im weiteren Verlauf unter Bildung einer hinteren Arkade mit dem R. posterior der A. pancreaticoduodenalis inferior. Mit Rr. pancreatici versorgt sie das Caput pancreatis, mit Rr. duodenales die Pars descendens duodeni.

A. supraduodenalis. Gelegentlich gibt die A. gastroduodenalis noch vor dem Abgang der A. pancreaticoduodenalis superior posterior eine A. supraduodenalis zur Versorgung der Vorder- und Rückseite der Pars superior duodeni ab. In ihrem Verlauf überkreuzt sie den Gallengang.

Aa. retroduodenales. Diese sind kleinere Äste der A. gastroduodenalis und versorgen den letzten Abschnitt der Pars superior duodeni.

A. pancreaticoduodenalis superior anterior. Sie ist neben der A. gastroepiploica dextra der zweite Endast der A. gastroduodenalis. Dem Pankreaskopf ventral aufliegend verläuft sie in einem Abstand von ein bis zwei Querfinger häufig der Krümmung der Duodenalschlinge folgend teilweise oder ganz in der Drüsensubstanz eingebettet. Sie gibt kleine Rr. pancreatici zum Pankreaskopf sowie Rr. duodenales zum Zwölffingerdarm ab. Mit dem R. anterior der A. pancreaticoduodenalis inferior bildet sie eine vordere Arkade.

A. pancreaticoduodenalis inferior. Sie entspringt hinter dem Processus uncinatus des Pankreas als erster rechts gelegener Ast der A. mesenterica superior und teilt sich nach kurzem Verlauf in einen R. anterior und einen R. posterior.

Der *R. anterior* der A. pancreaticoduodenalis inferior versorgt mit kleinen Ästen teilweise den Pankreaskopf sowie die Vorderfläche der Pars descendens und horizontalis des Duodenums. Er verläuft hinter dem Processus uncinatus in das Drüsengewebe des unteren Abschnittes des Pankreaskopfes und gelangt erst im Bereich seiner Anastomose mit der A. pancreaticoduodenalis superior anterior auf die Vorderfläche der Drüse (ventrale Gefäßarkade).

Der *R. posterior* der A. pancreaticoduodenalis inferior verläuft dorsal des Pankreaskopfes weiter vom Duodenum

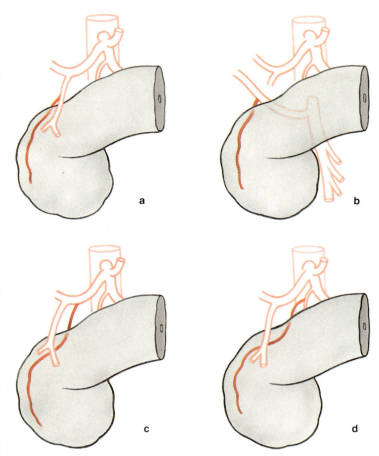

Abb. **9a–d** Ursprungsvariationen der A. pancreaticoduodenalis superior posterior nach Woodburne (1951).
a Die A. pancreaticoduodenalis superior posterior entspringt aus der A. gastroduodenalis (Regelfall).
b Die A. pancreaticoduodenalis superior posterior entspringt aus einem akzessorischen Leberast der A. mesenterica superior (selten).
c Die A. pancreaticoduodenalis superior posterior entspringt aus der A. hepatica communis (sehr selten).
d Die A. pancreaticoduodenalis superior posterior entspringt aus der A. pancreatica dorsalis (sehr selten).

entfernt als der R. anterior und anastomosiert mit der A. pancreaticoduodenalis superior posterior unter Bildung einer dorsalen Gefäßarkade.

Das lehrbuchmäßige Ursprungsverhalten der A. pancreaticoduodenalis inferior findet sich nach Woodburne (1951) nur in etwa der Hälfte der Fälle (Abb. **10a**).

Folgende Varianten sind möglich:

Die A. pancreaticoduodenalis inferior entspringt aus der 1. Jejunalarterie (Abb. **10b**).

R. anterior und R. posterior der A. pancreaticoduodenalis inferior entspringen nicht aus einem gemeinsamen Stamm (Abb. **10c–i**).

Das *Corpus* und die *Cauda pancreatis* werden ebenso wie der Pankreaskopf über Äste des Truncus coeliacus mit Blut versorgt. Es sind dies die A. pancreatica dorsalis und die A. splenica. Letztere zieht horizontal, manchmal stark geschlängelt (Tortuositas), am Pankreasoberrand zum Hilum der Milz.

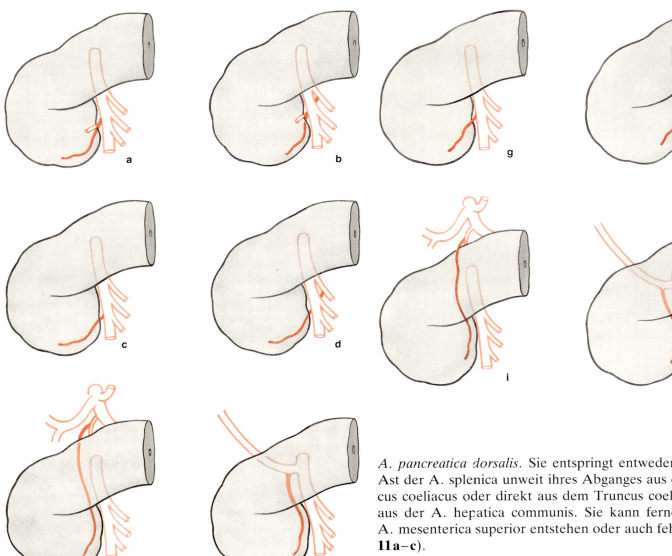

A. pancreatica dorsalis. Sie entspringt entweder als erster Ast der A. splenica unweit ihres Abganges aus dem Truncus coeliacus oder direkt aus dem Truncus coeliacus oder aus der A. hepatica communis. Sie kann ferner aus der A. mesenterica superior entstehen oder auch fehlen (Abb. **11a-c**).

Abb. 10a-j Ursprungsvarianten der A. pancreaticoduodenalis inferior nach Woodburne u. Olsen (1951).

a Die A. pancreaticoduodenalis inferior entspringt aus der A. mesenterica superior (etwa in der Hälfte der Fälle).

b Die A. pancreaticoduodenalis inferior entspringt aus der 1. Jejunalarterie (eher in einem Viertel der Fälle).

c Der R. posterior der A. pancreaticoduodenalis inferior entspringt direkt aus der A. mesenterica superior (in einem Sechstel der Fälle).

d Der R. posterior der A. pancreaticoduodenalis inferior entspringt direkt aus der 1. Jejunalarterie.

e Der R. posterior der A. pancreaticoduodenalis inferior entspringt aus der A. pancreatica dorsalis.

f Der R. posterior der A. pancreaticoduodenalis inferior entspringt aus einem akzessorischen Leberast der A. mesenterica superior (selten).

g Der R. anterior der A. pancreaticoduodenalis inferior entspringt direkt aus der A. mesenterica superior (in einem Sechstel der Fälle).

h Der R. anterior der A. pancreaticoduodenalis inferior entspringt direkt aus der 1. Jejunalarterie.

i Der R. anterior der A. pancreaticoduodenalis inferior entspringt aus der A. pancreatica dorsalis.

j Der R. anterior der A. pancreaticoduodenalis inferior entspringt aus einem akzessorischen Leberast der A. mesenterica superior.

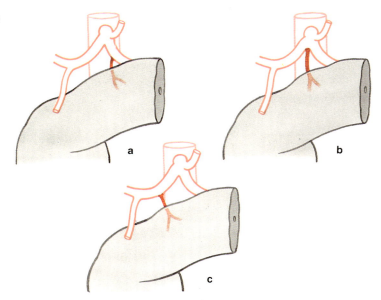

Abb. 11a-c Ursprungsvarianten der A. pancreatica dorsalis nach Woodburne u. Olsen (1951).

a Die A. pancreatica dorsalis entspringt aus der A. splenica (mehr als ein Drittel der Fälle).

b Die A. pancreatica dorsalis entspringt aus dem Truncus coeliacus (ein Drittel der Fälle).

c Die A. pancreatica dorsalis entspringt aus der A. hepatica communis (ein Zehntel der Fälle).

Die A. pancreatica dorsalis tritt am Oberrand des Pankreas von dorsal in die Drüse ein. Ihr rechter Hauptast kreuzt den Kopf des Pankreas und bildet ziemlich regelmäßig über eine Anastomose mit dem linken Ast der A. pancreaticoduodenalis superior anterior eine an der Drüsenoberfläche gelegene „präpankreatische Arkade".

A. pancreatica inferior. Sie verläuft dorsal im Drüsenkörper eingebettet oder der Drüse eng anliegend entlang des Margo inferior des Pankreas. Sie ist in der Mehrzahl der Fälle ein linker Hauptast der A. pancreatica dorsalis und anastomosiert mit den Gefäßen des Kopf- und Schwanzbereiches.

A. pancreatica magna. Sie entspringt als häufig vorkommender Ast aus der A. splenica und dringt etwa beim Übergang vom mittleren in das linke Drittel des Drüsenkörpers in das Pankreasparenchym ein. Nach Hentschel (1965) und Brandt (1983) lassen sich durch unterschiedliche Anastomosenbildungen vier verschiedene arterielle Versorgungstypen des Pankreaskörpers unterscheiden (Abb. **12a–d**).

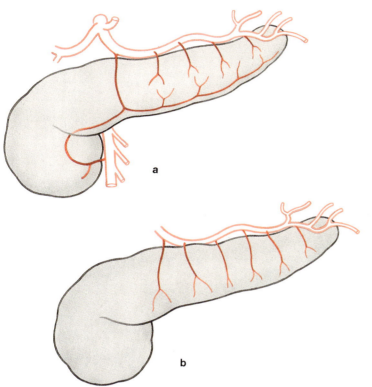

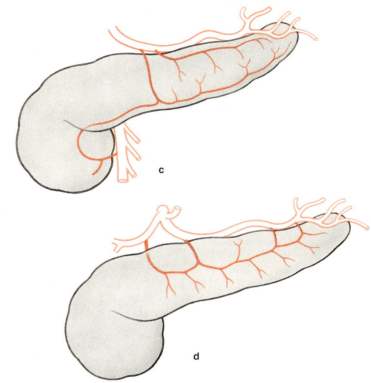

Abb. **12a–d** Arterielle Versorgungstypen des Pankreaskörpers nach Hentschel (1965) und Brandt (1983).

a Typ I: Segmentale Äste der A. splenica sowie eine oder zwei Längsarterien beteiligen sich an der Blutversorgung des Pankreaskörpers. Es bestehen Anastomosen mit der A. mesenterica superior (mehr als die Hälfte der Fälle).

b Typ II: Die arterielle Versorgung des Pankreaskörpers erfolgt ausschließlich durch segmentale Äste der A. splenica. Diese unterschiedlich stark ausgebildeten Äste können untereinander anastomosieren (ein Viertel der Fälle).

c Typ III: Zwei Längsarterien verschiedenen Ursprunges (aus der A. pancreatica dorsalis und aus der A. pancreatica magna) versorgen das Corpus pancreatis. Es bestehen Anastomosen zu Ästen der A. mesenterica superior (ein Zehntel der Fälle).

d Typ IV: Der Pankreaskörper wird über eine Längsarterie gespeist, welche Zuflüsse aus der A. pancreatica dorsalis, der A. pancreatica magna und aus der A. splenica hat (weniger als ein Zehntel der Fälle).

A. caudae pancreatis. Von den die Cauda pancreatis umgebenden größeren Arterienstämmen speisen bis zu vier Arterien (Kaudaarterien) das Drüsenparenchym des Pankreasschwanzes. Sie entspringen vor allem aus der A. gastroepiploica sinistra und aus der sogenannten unteren Stammarterie der A. splenica.

Die vaskulären Beziehungen zwischen Pankreaskörper und Pankreasschwanz sind unterschiedlich. In einem Drittel der von Ebner (1984) untersuchten Fälle wird der Pankreasschwanz ausschließlich von Kaudaarterien versorgt. In mehr als einem Drittel der Fälle anastomosiert mindestens eine Kaudaarterie mit den Korpusgefäßen. Seltener wird die Kauda von Kaudaarterien und übergreifenden nicht anastomosierenden Korpusarterien versorgt. Ebenso selten finden sich zur Versorgung des Pankreasschwanzes Kaudaarterien, Anastomosen und übergreifende Korpusgefäße, und noch seltener wird die Kauda ausschließlich von Korpusgefäßen versorgt. Bei allen angeführten Möglichkeiten können einzelne, die Cauda pancreatis versorgenden Gefäße Endarteriencharakter haben.

Venöser Abfluß. Die Venen des Pankreas münden zwischen Pankreaskopf und Duodenum über Arkaden in die V. portae, in die V. mesenterica superior und gelegentlich in die V. mesenterica inferior sowie an mehreren Stellen in die V. splenica (Abb. **13** u. **14**).

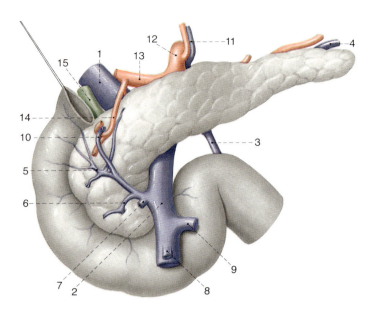

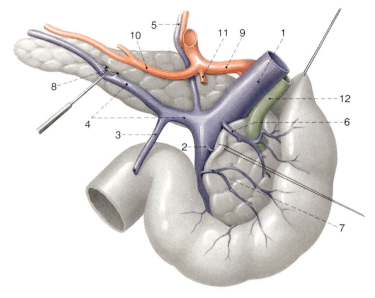

Abb. **13**   Pankreasvenen, Ansicht von ventral.

 1 V. portae
 2 V. mesenterica superior
 3 V. mesenterica inferior
 4 V. splenica
 5 V. pancreaticoduodenalis superior anterior
 6 V. pancreaticoduodenalis inferior anterior
 7 V. colica dextra
 8 V. colica media
 9 V. jejunalis
10 V. gastroepiploica dextra
11 V. gastrica sinistra
12 Truncus coeliacus
13 A. hepatica communis
14 A. gastroduodenalis
15 Ductus choledochus

Abb. **14**   Pankreasvenen, Ansicht von dorsal.

 1 V. portae
 2 V. mesenterica superior
 3 V. mesenterica inferior
 4 V. splenica
 5 V., A. gastrica sinistra
 6 V. pancreaticoduodenalis superior posterior
 7 V. pancreaticoduodenalis inferior posterior
 8 Vv. pancreaticae
 9 A. hepatica communis
10 A. splenica
11 A. pancreatica dorsalis
12 Ductus choledochus

Allgemein läßt sich aufgrund der Entwicklungsgeschichte sagen, daß das aus der ventralen Pankreasanlage entstandene Drüsengewebe das Blut in die V. mesenterica superior abgibt, das aus der dorsalen Anlage entstandene Pankreas sowohl zu dieser als auch zur V. splenica oder auch direkt zur V. portae abführt (Birtwisle 1983).

Das unterschiedliche Mündungsverhalten einzelner Pankreasvenen in die Pfortader bzw. ihrer Wurzelvenen ist abhängig von der Einmündungsart der V. mesenterica inferior. Diese kann etwa in je einem Drittel der Fälle (Douglass u. Mitarb. 1950) hinter dem Pankreaskörper in die V. splenica münden oder hinter dem Pankreaskopf gemeinsam mit der V. splenica und V. mesenterica superior die Pfortader bilden oder auch in die V. mesenterica superior einmünden (Abb. **15a–c**).

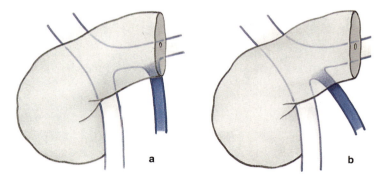

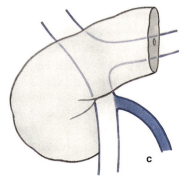

Abb. **15a–c**   Mündungsverhältnisse der V. mesenterica inferior.
a Die V. mesenterica inferior mündet in die V. splenica.
b Die V. mesenterica inferior, die V. splenica und die V. mesenterica superior vereinigen sich zur V. portae.
c Die V. mesenterica inferior mündet in die V. mesenterica superior.

Die das Blut vom *Caput pancreatis* bzw. *Duodenum* abführenden Venen zeigen eine große Variabilität. Es finden sich meist 4–5 Venen:

V. pancreaticoduodenalis superior anterior. Die Vene beginnt etwa in der Höhe der Mitte der Pars descendens duodeni, wobei sie dem Pankreaskopf duodenumnahe aufliegt. Sie zieht oberflächlich zur V. gastroepiploica dextra, in die sie nahezu regelmäßig einmündet.

V. pancreaticoduodenalis superior posterior. Sie beginnt an der Rückfläche des Pankreaskopfes, etwa kranial der Mitte der Pars descendens duodeni. Sie verläuft meist hinter dem Ductus choledochus, kann jedoch auch zwischen diesem und dem Pankreas liegen. Sie mündet in die Pfortader.

V. pancreaticoduodenalis inferior anterior. Die Vene liegt in ihrem Anfangsbereich zwischen Pankreaskopf und Duodenum in Höhe der Mitte der Pars descendens duodeni, verläuft eine kurze Strecke im Drüsenparenchym und erreicht meist über eine V. jejunalis oder gemeinsam mit der V. pancreaticoduodenalis inferior posterior die V. mesenterica superior. Verläufe auch ventral des Pankreaskopfes sind möglich.

V. pancreaticoduodenalis inferior posterior. Sie beginnt in gleicher Höhe wie die vorher genannte und verläuft hinter dem Pankreaskopf und der V. mesenterica superior. Sie mündet entweder über eine V. jejunalis oder zusammen mit der V. pancreaticoduodenalis inferior anterior in die V. mesenterica superior. Sie kann auch bei entsprechendem Mündungsverhalten der V. mesenterica inferior in diese einmünden.

V. pancreaticoduodenalis media anterior. Diese nur fallweise vorhandene Vene liegt ventral dem Pankreaskopf an und mündet in die V. mesenterica superior oder ausnahmsweise in die V. gastroepiploica dextra.

Die Venen des Pankreaskopfes bilden üblicherweise Arkaden und liegen grundsätzlich oberflächlich zu den Arterien.

Die venöse Drainage von *Corpus* und *Cauda pancreatis* erfolgt hauptsächlich in die V. splenica. Zusätzlich beteiligt sich eine in etwa der Hälfte der Fälle vorkommende (Birtwisle 1983) V. pancreatica inferior.

V. splenica. Die Milzvene nimmt im Bereich ihres horizontalen Verlaufes hinter dem Pankreas unweit des Oberrandes der Drüse kleine Vv. pancreaticae auf. Sie verläuft meist unterhalb der A. splenica, kann jedoch auch hinter oder sogar vor der Arterie gelegen sein. Die kleinen Vv. pancreaticae anastomosieren untereinander und münden in unterschiedlichen Abständen von ventral in die V. splenica ein.

V. pancreatica inferior. Sie verläuft entlang des Margo inferior des Pankreas, nimmt zahlreiche kleinere Venen auf und mündet entweder in die V. mesenterica inferior oder in die V. mesenterica superior. Letztere kann sie direkt oder über die V. colica media bzw. über eine V. jejunalis erreichen. Auch ihr Mündungsverhalten ist abhängig von der Einmündungsart der V. mesenterica inferior.

Lymphknoten – Lymphabfluß

Die abführenden Lymphgefäße des Pankreas ziehen den Blutgefäßen folgend zu allen in der Nähe des Pankreas gelegenen Lymphknoten, welche eng der Drüse angelagert oder sogar oberflächlich im Drüsenparenchym eingelagert sein können.

Am Margo superior des Pankreas findet sich eine vom Hilum der Milz bis in das Lig. hepatoduodenale eingelagerte Lymphknotenkette. Andere Lymphknoten liegen ventral und dorsal zwischen Pankreas und Duodenum sowie am Unterrand des Pankreas und im Kaudabereich.

Weitere für das Pankreas relevante Nodi lymphatici finden sich in der Nähe des Truncus coeliacus, der A. und V. mesenterica superior sowie rechts und links der Aorta.

Nach Gall u. Mitarb. (1981) lassen sich als 1. Station peripankreatische Lymphknoten (Abb. **16**) sowie als 2. Station Sammellymphknoten (Abb. **17**) unterscheiden.

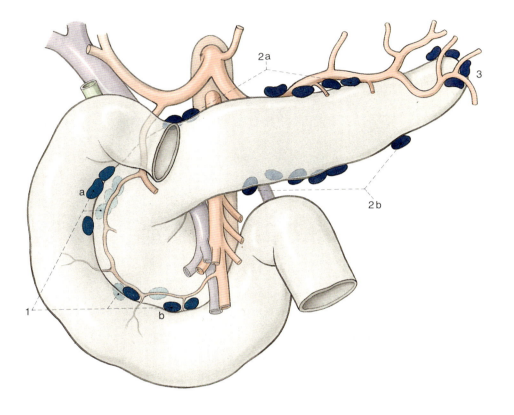

Abb.**16** Peripankreatische Lymphknoten (1. Station).

1 Nodi lymphatici pancreaticoduodenales
  a superiores (oberflächliche und tiefe)
  b inferiores (oberflächliche und tiefe)
2 Nodi lymphatici pancreatici
  a superiores
  b inferiores
3 Nodi lymphatici splenici

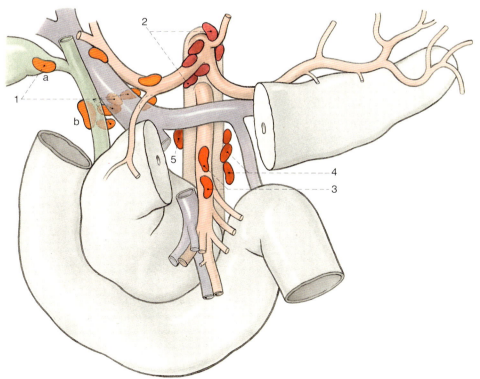

Abb. **17** Sammellymphknoten (2. Station).

1 Nodi lymphatici hepatici
  a Nodus cysticus
  b Nodus foraminalis
2 Nodi lymphatici coeliaci
3 Nodi lymphatici mesenterici superiores
4 Nodi lymphatici aortici laterales
5 Nodi lymphatici lumbales intermedii

Pankreasinnervation

Das Pankreas wird sympathisch und parasympathisch über den Plexus coeliacus innerviert (Abb. **18**).

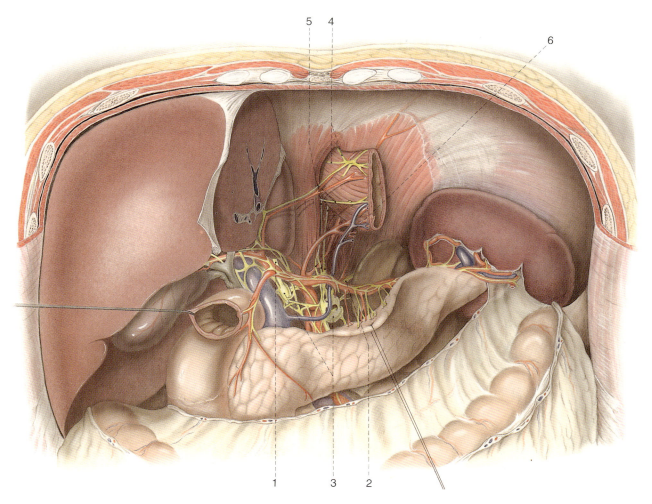

Abb. **18**   Innervation des Pankreas (der linke Leberlappen wurde zur besseren Übersicht entfernt).

1 N. splanchnicus major dexter
2 N. splanchnicus major sinister
3 Ganglion coeliacum dextrum et sinistrum
4 Truncus vagalis anterior
5 Truncus vagalis posterior
6 Rr. coeliaci des Truncus vagalis posterior

Die Nerven für die Drüse begleiten die zuführenden Gefäße. Die präganglionären sympathischen Nervenfasern entstammen dem Seitenhorn des Rückenmarks aus den Segmenten Th5 bis Th9. Sie gelangen über den N. splanchnicus major zum Ganglion coeliacum. Den gleichen Weg nehmen auch die viszerosensiblen Schmerzfasern.

Die parasympathische Innervation erfolgt über den aus beiden Nn. vagi gebildeten Plexus oesophageus, aus dem ein Truncus vagalis anterior und Truncus vagalis posterior hervorgeht. Die Lage beider Nervenstämme an der abdominal gelegenen Speiseröhre variiert.

Der stärkere Truncus vagalis posterior gibt im Kardiabereich des Magens Rr. coeliaci ab. Diese verlaufen hinter dem Magen längs der A. gastrica sinistra zum Plexus coeliacus und von dort mit den Arterien und den Sympathikusästen zum Pankreas. Nervenfasern, die entlang der A. gastroduodenalis verlaufen, versorgen den Pankreaskopf. Fasern aus dem Plexus mesentericus superior ziehen zum Pankreaskörper, während die A. splenica begleitende Fasern Corpus und Cauda pancreatis nervös versorgen.

Inselorgan

Die aus der dorsalen Pankreasanlage entstammenden, vorwiegend in Korpus und Kauda vorkommenden, endokrin tätigen Zellansammlungen werden als Inselorgan zusammengefaßt.

Die insgesamt 0,5–2 Millionen Insulae pancreaticae (Langerhans-Inseln) sind im Pankreaskörper und -schwanz eher kugelförmig und weisen einen Durchmesser zwischen 75 und 500 µm auf. Die entwicklungsbedingt im Pankreaskopf seltener vorkommenden Inseln sind eher bandförmig.

Langerhans-Inseln sind aus epithelialen Zellsträngen aufgebaut und finden sich zumeist im Inneren eines Pankreasläppchens, können jedoch auch in dem die Ausführungsgänge begleitenden interlobulären Bindegewebe liegen.

Im Verband der netzförmig angeordneten Inselzellbalken lassen sich in Form und Funktion unterschiedliche Zelltypen unterscheiden.

Die A-Zellen machen etwa 20% der Inselzellen aus, liegen meist in der Peripherie der Inseln und produzieren Glucagon.

Die zu 70–80% vorkommenden B-Zellen bilden das Insulin. Die in geringer Zahl vorhandenen C-Zellen werden als degranulierte Funktionsformen der B-Zellen aufgefaßt.

Die D-Zellen kommen zu 5–8% vor, liegen kapillarnahe und enthalten das die Sekretion von Glucagon und Insulin hemmende Somatostatin.

Unter den D-Zellen lassen sich morphologisch und histochemisch D_1-Zellen nachweisen, die ein vasoaktives intestinales Peptid produzieren.

F-Zellen bilden ein pankreatisches Polypeptid (PP), dessen Funktion noch nicht vollständig abgeklärt ist.

Ob D-Zellen oder die hauptsächlich im fetalen Pankreas nachweisbaren G-Zellen Gastrin produzieren, ist unklar.

Das Inselorgan wird über spezielle Zweige der Pankreasarterien mit Blut versorgt. Zwischen den Inseln und dem exokrinen Drüsenanteil besteht eine besondere Mikrozirkulation. Jede Insel besitzt ein durch ein Vas afferens gespeistes eigenes Kapillarnetz, von dem das Blut über Vasa efferentia in ein die exokrinen Acini umgebendes nachfolgendes Kapillarnetz geleitet wird. Letzteres steht wiederum mit einem weiteren, die kleinen Drüsenausführungsgänge umgebenden Kapillarnetz in Verbindung. Auf diese Weise können Inselsekrete in hoher Konzentration direkt dem exokrinen Gewebe zugeführt werden. Die Inseldurchblutung wird vermutlich über Sphinkteren der Vasa afferentia und Vasa efferentia gesteuert (Rauber/Kopsch 1987).

Besondere, zum Teil die Blutgefäße begleitende Nervenäste von Sympathikus und Parasympathikus versorgen das Inselorgan. An den Inselzellen finden sich neuroglanduläre Synapsen beider Systeme. Die Glucagonfreisetzung wird sympathisch, die Insulinsekretion über Vagusreize stimuliert. Somatostatinsekretion sowie Freisetzung des pankreatischen Polypeptides erfolgt über β-adrenerge Erregungen.

Verletzungen, spezielle Erkrankungen und Behandlungsmethoden

Pankreasverletzungen

Pankreasverletzungen finden sich bei 0,2–6% aller Patienten mit abdominalem Trauma. Häufigster Unfallmechanismus ist eine sagittale, stumpfe Gewalteinwirkung, häufig durch Aufprall auf das Lenkrad eines Wagens oder bei Kindern durch Aufprall des Oberbauchs auf eine Fahrradlenkstange. Stich- und Schußverletzungen treten hierzulande in den Hintergrund. Da das Pankreas mit dem Korpusabschnitt dem 1. und 2. Lendenwirbelkörper ventral anliegt, führen Gewalteinwirkungen von rechts vorne zu Verletzungen im Kopf-Körper-Bereich, direkt von vorne zu Traumen in Körpermitte und von links zu Auswirkungen auf den Körper-Schwanz-Bereich. Meist sind andere, vor allem parenchymatöse Organe der Bauchhöhle mitverletzt.

Folgende Verletzungsformen lassen sich unterscheiden:

1. Kontusion mit subkapsulärem Hämatom und/oder oberflächlichem Parenchymeinriß ohne Eröffnung des Ductus pancreaticus,
2. distale (körper-schwanz-wärtige) Ruptur mit Verletzung des Ductus pancreaticus,
3. proximale (kopfwärtige) Ruptur mit Verletzung des Ductus pancreaticus,
4. Verletzung des Pankreaskopfes wie unter 3. mit gleichzeitiger Zerreißung von Duodenum und/oder Ductus choledochus.

Ziele und Methoden

Wichtigstes Behandlungsziel ist die Vermeidung von lebensbedrohlichen Komplikationen, vor allem der posttraumatischen nekrotisierenden Pankreatitis mit Peritonitis und Sepsis, aber auch von Blutungen, Fisteln, Abszessen und Pseudozysten. Weitere Ziele sind die Wiederherstellung der Drainage des Pankreasspeichels in den Darm und die Erhaltung der exokrinen sowie endokrinen Funktion. Die meisten Pankreasverletzungen werden präoperativ nicht erkannt. Fast immer führen zusätzliche intraabdominale Befunde, vor allem Blutungen nach Milz- und/oder Leberruptur, zur sofortigen explorativen Laparotomie und zur Erkennung des Pankreasbefundes. Die Behandlungsmethoden sind abhängig von Ausmaß und Lokalisation der Verletzung und vom Gesamtzustand des Patienten.

Für die Methodenwahl ist es entscheidend, ob der Pankreasgang verletzt ist oder nicht. Je nach Verletzungsmuster kommen äußere Drainagen der Pankreasloge, alleinige Teilresektionen der Drüse oder pankreatikoenterische Anastomosen nach Resektionen in Frage. Nachdem die primäre Letalität der Pankreasverletzungen in erster Linie vom hämorrhagischen Schock im Rahmen einer intraabdominalen Mehrfachverletzung und weniger häufig durch eine pankreatogene Sepsis und organbezogene Komplikationen bestimmt wird, ist es beim schwer *polytraumatisierten* Patienten in Ausnahmefällen klüger, die Pankreasloge nur großzügig zu drainieren, auch wenn vom Verletzungsmuster der Drüse her resezierende Verfahren mit Anastomosenbildung angebracht wären.

Zur Erkennung von Pankreastraumen ist eine exakte Revision der Pankreasloge nach Eröffnen der Bursa omentalis und nach einer Mobilisation des Duodenums nach Kocher erforderlich. Retroperitoneale Blutungen oder gallige Verfärbung des retroperitonealen Bindegewebes um den Pankreaskopf weisen auf eine Verletzung der Drüse und des Duodenums hin. Um im Bereich des Processus uncinatus und der Pars horizontalis des Duodenums gelegene Verletzungen zu erkennen, ist es notwendig, eine ausgedehnte Freilegung der Drüse von rechts vorzunehmen. Hilfreich ist eine bidigitale Palpation der Drüse, die auch Parenchymeinrisse im blutig imbibierten Gebiet nachweisen kann.

Liegt ein stumpfes Bauchtrauma ohne Indikation für eine sofortige Laparotomie vor, ist die Diagnose häufig schwierig zu stellen. Die klinische Symptomatik kann in den ersten Tagen nach dem Trauma fehlen oder diskret sein. Schmerzen, die ab dem 3. Tag nach dem Unfallereignis beginnen, können auf eine Pankreatitis hindeuten. Liegt bei unauffälligem oder nur leicht druckempfindlichem Abdomen aufgrund des Unfallhergangs der Verdacht auf eine Pankreasverletzung vor, ist eine Computertomographie, die ein Ödem, eine Einblutung oder eine Konturunterbrechung der Drüse zeigt sowie eine ERCP zum Ausschluß einer Gangverletzung (Kontrastmittelaustritt) indiziert. Die Sonographie ist bei Luftüberlagerung der Drüse nur bedingt verwertbar. Normalwerte der Amylaseaktivität im Serum oder in der Lavageflüssigkeit sind unmittelbar posttraumatisch unzuverlässige Parameter. Sie schließen ein Pankreastrauma keinesfalls aus.

Indikationen

Die Notfallaparotomie bei sonographisch nachgewiesener freier Flüssigkeit oder nach positiver Abdominallavage führt am häufigsten zur Erkennung und Behandlung von Pankreastraumen. In der Elektivsituation sind es durch bildgebende Verfahren nachgewiesene subkapsuläre Hämatome, Parenchymeinrisse, Verletzungen des Ductus pancreaticus oder eine komplette Pankreasruptur. Weitere, zum Unfallereignis zeitlich verzögerte Indikationen sind eine nekrotisierende Pankreatitis mit Sepsis, eine persistierende Pankreasfistel oder eine große posttraumatische Pseudozyste.

Operationsrisiken und Aufklärungshinweise

Die Letalität von Pankreasverletzungen liegt zwischen 10 und 25%. Diese Zahlen werden einerseits von Art und Ausmaß des Pankreastraumas, andererseits von zusätzlichen Begleitverletzungen bestimmt. Von besonderer lokaler Bedeutung ist dabei die Ruptur des Ductus pancreaticus. Prognostisch ungünstig sind ein begleitender hämorrhagischer Schock oder auch eine Hohlorganeröffnung, hier insbesondere des Querkolons. Weitere Risikofaktoren sind eine Sepsis aufgrund einer verschleppten Diagnosestellung, fortgeschrittenes Alter und präexistente Leiden.
Vor Noteingriffen wird vor allem über die Unerläßlichkeit und Dringlichkeit der Operation aufgeklärt. Falls es Zustand des Patienten und Zeit erlauben, muß auf mögliche Komplikationen wie posttraumatische Pankreatitis, Blutung, Abszeß-, Fistel- oder Pseudozystenbildung sowie Diabetes mellitus hingewiesen werden.

Spezielle Vorbereitungen

Bei Notfalleingriffen beschränkt sich die Vorbereitung auf das Legen eines venösen Zugangs, eines zentralvenösen Katheters, eines Blasenkatheters, einer Magensonde sowie auf die Behandlung eines eventuell vorliegenden Schocks.

Drainage

Indikation

Kontusion mit subkapsulärem Hämatom und/oder oberflächlichen Parenchym- und Kapselverletzungen *ohne* Eröffnung des Ductus pancreaticus.

Narkose: Intubationsnarkose.

Lagerung: Rückenlagerung.

Zugangswege

Bogenförmiger Oberbauchquerschnitt bei präoperativ gesicherter Pankreasläsion. Medianschnitt bei Notfallaparotomie und zunächst unklarem intraabdominalem Verletzungsmuster (Abb. **19**).

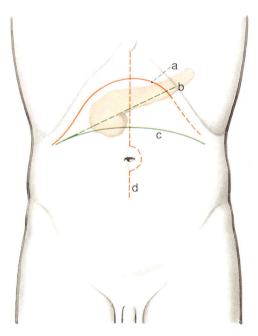

Abb. **19** Schnittführung.
a Rippenbogenrandschnitt
b Oberbauchschrägschnitt
c bogenförmiger Querschnitt (konvex)
d oberer Medianschnitt

Arbeitsschritte

1 Laparotomie.
2 Durchtrennung des Lig. gastrocolicum zwischen Ligaturen, hierdurch Freilegen der gesamten Pankreasvorderfläche.
3 Ausgedehnte Mobilisation des Duodenums nach Kocher.
4 Inspektion und bidigitale Palpation des Pankreas zur Erkennung von Parenchymverletzungen.
5 Lokale Blutstillung mit absorbierbarem Nahtmaterial (3 × 0 oder 4 × 0).
6 Erneute Revision zum Ausschluß einer Verletzung des Ductus pancreaticus. Eine Duodenotomie zur intraoperativen retrograden Pankreasgangdarstellung über die Papilla Vateri wird im Zweifel empfohlen, da das therapeutische Konzept von der Integrität des Ductus pancreaticus abhängt.
7 Debridement von devitalisiertem Drüsengewebe, dem die Verbindung zum Pankreas fehlt.
8 Adaptation kleinerer Parenchym- und Kapselrisse durch Einzelnähte mit absorbierbarem Nahtmaterial (3 × 0, 4 × 0).
9 Einlegen von großlumigen Silikondrainagen über dem Verletzungsherd. Ausleiten der Drainage unter dem rechten und linken Rippenbogen.

Spezielle Technik

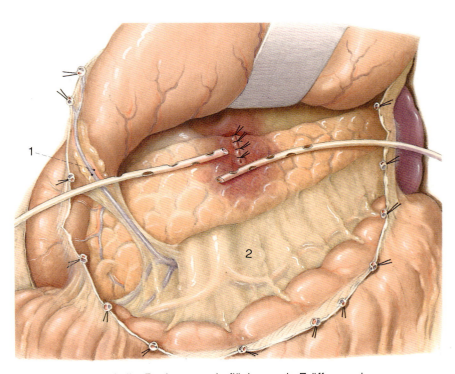

Abb. 20 Blick auf die Pankreasvorderfläche nach Eröffnung der Bursa omentalis über das Lig. gastrocolicum, Hochschlagen des Magens und Mobilisation des Duodenums nach Kocher. Eine Parenchymverletzung im Pankreaskorpusbereich ist durch Einzelnähte adaptiert und mit weichen Silicondrainagen drainiert.

1 A., V. gastroepiploica dextra
2 Mesocolon transversum

Komplikationen

Pankreasfisteln oder *Pseudozystenbildung* bei weniger als 10% der Patienten.

Therapie

Fistel: bei ausreichender Drainage abwartend.
Zyste: zystoenterale Anastomose oder perkutane Drainage.

Nachsorge

Die Drainagen sollten mindestens 8 Tage unverändert belassen bleiben, anschließend können sie in Abhängigkeit vom Krankheitsverlauf und der Sekretion schrittweise gekürzt werden.

Pankreaslinksresektion

Indikation

Zerreißung im Pankreasschwanz- und -körperbereich um mehr als die Hälfte des Drüsendurchmessers mit gleichzeitiger Verletzung des Ductus pancreaticus, ausgedehnte Kontusion im Schwanz- und Körperbereich.

Narkose: Intubationsnarkose.

Lagerung: Rückenlagerung.

Zugangswege: s. S. 150, Abb. **19**.

Arbeitsschritte

1 Exploration des Pankreas unter Durchführung eines Kocher-Manövers und Freilegen von Pankreaskörper und -schwanz nach Durchtrennung des Lig. gastrocolicum.
2 Durchtrennung der Vv. gastricae breves.
3 Mobilisierung der linken Kolonflexur nach kaudal.
4 Auslösen der Milz aus ihrem Lager und Herausschlagen von Milz und Pankreas nach ventral und rechts.
5 Durchtrennung der Drüse nach Ligatur von A. und V. splenica in zuvor festgelegter Höhe, mehr oder weniger duodenumnahe.
6 Bei geplanter Resektion über die Pfortader hinaus präliminäre Darstellung der Vene.
7 Abnaht der fischmaulförmig zugeschnittenen Resektionsfläche mit absorbierbaren Nähten.

Spezielle Technik

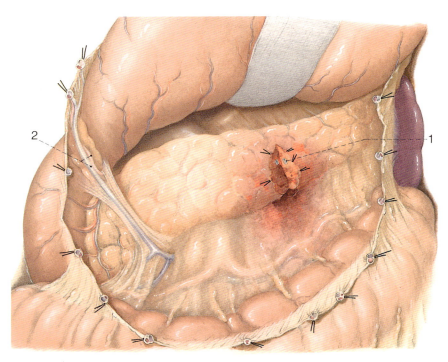 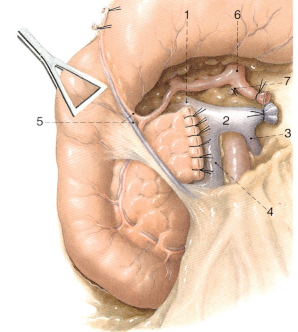

Abb. **21** Verletzungsmuster, bei dem eine Pankreaslinksresektion bis zu einem nicht mehr traumatisierten Parenchymbezirk indiziert ist.

1 Ductus pancreaticus
2 A., V. gastroepiploica dextra

Abb. **22** Operationssitus nach Pankreaslinksresektion. Man erkennt das nach fischmaulartiger Durchtrennung mit Einzelknopfnähten versorgte Restpankreas (monofiles absorbierbares Nahtmaterial, 3–4 × 0).

1 V. portae
2 V. splenica
3 V. mesenterica inferior
4 V. mesenterica superior
5 A., V. gastroepiploica dextra
6 Truncus coeliacus
7 A. pancreatica dorsalis

Komplikationen

Blutung aus der Pankreasabnaht oder der A. und V. splenica; *Fistelbildung.*

Therapie

Blutung: Reintervention.

Fistel: Bei guter Drainage abwartendes Verhalten. Bei Pseudozystenbildung oder abgekapselter Sekretansammlung perkutane Drainage oder Relaparotomie.

Teilresektion von Pankreaskopf und -körper mit End-zu-End-Anastomosierung des distalen Pankreassegmentes mit einer Roux-Y-Schlinge

Indikation

Ruptur des Pankreaskopfes mit Eröffnung des Ductus pancreaticus bei gleichzeitig stabilem Zustand des Patienten und günstiger Prognose eventueller Begleitverletzungen.

Narkose s. S. 150.

Lagerung s. S. 150.

Zugangswege s. S. 150.

Spezielle Technik

Arbeitsschritte

1 Darstellen der Verletzungszone nach Eröffnen der Bursa omentalis und nach Exploration des übrigen Pankreas sowie nach Mobilisation des Duodenums (Kocher) und vollständiger Freilegung der Drüse.
2 Darstellen des Lig. hepatoduodenale, insbesondere der A. hepatica propria und der V. portae.
3 Unterfahren des Pankreas über der Pfortader und Abheben von seiner Unterlage im traumatisierten Abschnitt.
4 Vollständige Durchtrennung des Pankreas im Verletzungsgebiet.
5 Resektion kopf- und distalwärts, bis sicher gesundes Parenchym erreicht wird.
6 Zentrale fischmaulförmige Durchtrennung und Abnaht des Pankreas,
7 Y-förmiges Ausschalten einer oberen Jejunumschlinge nach Roux.
8 End-zu-End-Teleskopanastomose mit dem Pankreaskörper bzw. Schwanzbereich wie bei partieller Duodenopankreatektomie (s. S. 167 im Abschnitt „Chronische Pankreatitis" bzw. „Pankreaskarzinom").
9 Ausgiebige Drainage des Operationsgebietes.

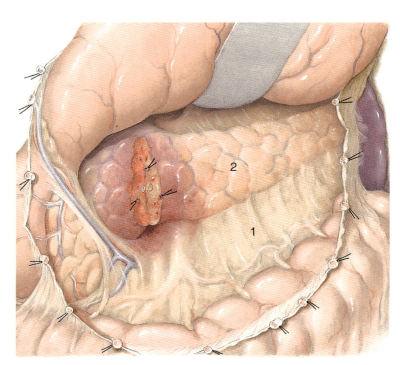

Abb. **23** Komplette Ruptur im Pankreaskopfbereich.

1 Mesocolon transversum
2 Corpus pancreaticum

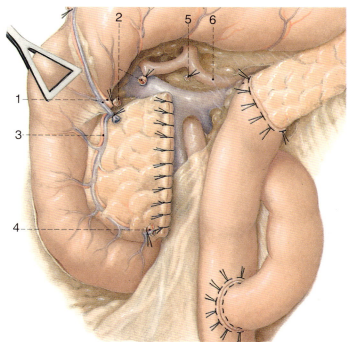

Abb. **24** Versorgung einer Querruptur im Pankreaskopfbereich. Resektion des verletzten Drüsenabschnittes. Hierbei fischmaulförmiges Absetzen des Pankreaskopfes. Verschluß des Ductus pancreaticus durch Einzelknopfnaht sowie Abnaht der Pankreasschnittfläche durch Einzelknopfnähte. (Monofiles, absorbierbares Nahtmaterial der Stärke 3 × 0 oder 4 × 0.) End-zu-End-Anastomose des linksseitigen Pankreasabschnittes in den ausgeschalteten Schenkel einer Roux-Y-Schlinge als Teleskopanastomose. Technik s. Abb. **72** u. **73**, S. 170.

1 A., V. gastroepiploica dextra
2 A. gastroduodenalis
3 A. pancreaticoduodenalis superior anterior
4 A. pancreaticoduodenalis inferior anterior
5 A. pancreatica dorsalis
6 A. splenica

Komplikationen

Blutungen, Fisteln oder eine *nekrotisierende Pankreatitis* können vom Nahtbereich am Pankreaskopf, von der Teleskopanastomose oder vom Pankreas selbst ausgehen, wenn die Ausdehnung des traumatisierten Gebietes unterschätzt wurde.

Therapie

Blutungen: Bei Hb- oder kreislaufrelevanter Blutung ist eine Nachoperation mit chirurgischer Blutstillung indiziert.

Fisteln: Bei guter Drainage nach außen abwartendes Verhalten, bei Verhaltung perkutane Drainage oder Relaparotomie.

Pankreatitis: Bei guter Drainage abwartendes Verhalten, beim Auftreten einer Sepsis Relaparotomie, je nach Ausmaß der Entzündung Restpankreatektomie im Körper-Schwanz-Bereich bzw. Nachresektion am kopfwärtigen Pankreas, ausgiebige Drainage.

Ausweichverfahren

Doppelte Pankreatikojejunostomie

Bei Querdurchtrennung im Pankreaskopfbereich kann dieses Verfahren alternativ zur Anwendung kommen. Hierbei wird eine obere Jejunumschlinge omegaförmig ausgeschaltet und mit beiden Pankreasfragmenten getrennt anastomosiert. Zusätzlich wird eine Braunsche Fußpunktanastomose angelegt. Die zusätzliche Anastomose des Pankreaskopffragmentes mit einer hochgezogenen Jejunumschlinge ist normalerweise nicht erforderlich. Sie ist indiziert, wenn der Abfluß durch die Papille nicht sicher ist (Duodenalwandhämatom).

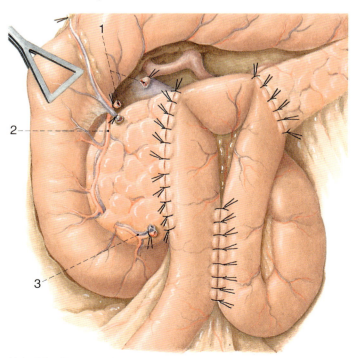

Abb. **25**   Doppelte Pankreatikojejunostomie.

1 A. gastroduodenalis
2 A. pancreaticoduodenalis superior anterior
3 A. pancreaticoduodenalis inferior anterior

Partielle Duodenopankreatektomie (Whipplesche Operation)

Indikation

Ausgedehnte Zertrümmerung des Pankreaskopfes mit gleichzeitiger Verletzung des Duodenums und/oder des Ductus choledochus, evtl. auch der Papille (Arbeitsschritte und Technik s. S. 167).

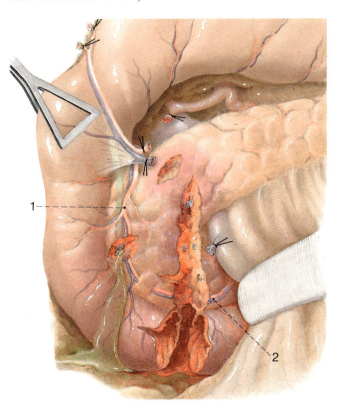

Abb. **26**   Zerreißung von Pankreaskopf und Duodenum.

1 A. pancreaticoduodenalis superior anterior
2 A. pancreaticoduodenalis inferior anterior

Chronische Pankreatitis

Ziele und Methoden

Die chronische Pankreatitis ist definiert als destruktive entzündliche Erkrankung der Bauchspeicheldrüse mit rezidivierenden oder permanenten Schmerzen und irreversibler Einschränkung der exokrinen Funktion.

Die Behandlung ist primär und meist auch definitiv eine Domäne der konservativen Medizin. Sie besteht im Ersatz der infolge der exokrinen Insuffizienz fehlenden Verdauungsenzyme, evtl. auch in der Behandlung einer diabetischen Stoffwechsellage und einer gut geführten Schmerzmedikation. Sie kann im optimalen Fall bis zum „Ausbrennen" der Drüse weitergeführt werden.

Gegenstand operativer Interventionen sind Komplikationen der chronischen Entzündung; sie betreffen entweder die Drüse selbst oder Nachbarorgane wie Gallengang, Magen oder Duodenum. Einfluß auf Ziele und Behandlungskonzepte hat in ausgeprägter Weise die Ätiologie der Erkrankung, insbesondere der Alkoholismus. Prinzipiell sind Operationsindikationen zurückhaltend zu stellen, wenn der Patient nicht bereit oder in der Lage ist, seinen Alkoholkonsum einzuschränken oder besser ganz darauf zu verzichten.

Führendes Symptom der chronischen Pankreatitis ist der Schmerz. Wird die Ursache nicht durch morphologische Veränderungen erklärt (Stau im Ductus pancreaticus, entzündlicher Kopftumor, Verdrängung von Nachbarorganen), muß die Operationsindikation ebenfalls zurückhaltend gestellt werden, vor allem dann, wenn Patient und Arzt nicht mehr unterscheiden können, ob Analgetika aufgrund einer Gewöhnung oder aufgrund tatsächlich vorhandener, persistierender Schmerzen eingenommen werden.

Die chirurgischen Methoden richten sich nach den im einzelnen vorliegenden Komplikationen. Prinzipiell gibt es Operationen an der Drüse selbst oder an den Nachbarorganen. Am Pankreas kommen resezierende Verfahren von rechts (Duodenokopfpankreatektomie) oder von links (Linksresektion) in Frage oder auch eine Verbindung zwischen dem gestauten Ductus pancreaticus mit einer Dünndarmschlinge (Pankreatikojejunostomie). Die totale Duodenopankreatektomie kann heute nicht mehr vertreten werden und ist nur noch selten indiziert, z. B. als Zweiteingriff wenn die Erkrankung nach einer Resektion von links oder von rechts persistiert und die Entfernung des Restes der Drüse Aussicht auf Beschwerdefreiheit verspricht.

Eine häufige Operation ist die innere Drainage von Pseudozysten (Zystojejunostomie).

Eingriffe an den Nachbarorganen betreffen die Gallengänge bei Aufstau des retro- und intrapankreatischen Abschnitts des Ductus choledochus durch die umklammernde Entzündung, das Duodenum bei entzündlicher Duodenalstenose oder selten das Kolon bei Stenosen im Bereich der linken Flexur durch eine vom Pankreasschwanz ausgehende Entzündung.

Grundsätzlich hat sich in den letzten Jahren eine weniger aggressive Einstellung in der chirurgischen Therapie der chronischen Pankreatitis durchgesetzt. Organerhaltende Methoden sind bei Komplikationen der chronischen Pankreatitis in den Vordergrund getreten.

Indikationen

Die Indikation zur operativen Behandlung bei chronischer Pankreatitis ist gegeben, wenn konservative Behandlungsmaßnahmen nicht zur Beseitigung von Symptomen, insbesondere von Schmerzen geführt haben und klare morphologische Veränderungen an der Drüse selbst oder an Nachbarorganen vorliegen, die die Beschwerden erklären und bei deren Beseitigung eine günstige Beeinflussung der Symptome zu erwarten ist.

Nichtresezierende Verfahren

Unter den Indikationen zu nichtresezierenden Verfahren bei der chronischen Pankreatitis zählt an erster Stelle die Anlage einer biliodigestiven Anastomose, meist in Form einer End-zu-Seit-Hepatikojejunostomie; sie ist indiziert bei Aufstau der extra- und intrahepatischen Gallenwege aufgrund einer meist langen, röhrenförmigen Stenosierung im intrapankreatischen Verlauf des Ductus choledochus. Die Operation ist angezeigt, wenn die Entzündung im Pankreaskopf nicht zu größeren morphologischen Veränderungen geführt hat.

Ist ein großer entzündlicher Pankreaskopftumor mit Zystenbildung und Kalzifikation Ursache des Gallenwegsstaus und kommen persistierende Schmerzen hinzu, kommt alternativ eine Duodenokopfpankreatektomie in Betracht.

Der wohl häufigste chirurgische Eingriff ist die innere Drainage einer Pankreaspseudozyste. Sie ist indiziert:

1. wenn eine Pseudozyste mit einer konsolidierten, nahtfähigen Zystenwand entstanden ist;
2. die Zyste einen Durchmesser von mehr als 5 cm hat und
3. durch Kompression auf Nachbarorgane symptomatisch ist.

Die innere Zystendrainage kann auch bei über 5 cm großen asymptomatischen Zysten indiziert sein, wenn diese im langfristigen Verlauf – sonographisch kontrolliert – eher an Größe zunehmen oder beim Zystenrezidiv nach perkutaner Punktion.

Erscheinen Zysten sonographisch gekammert oder ihr Inhalt teilweise solide bzw. semisolide, muß differentialdiagnostisch an einen zystischen Tumor gedacht werden (Zystadenom, Zystadenokarzinom); diese Befunde sind Indikation zu weiterer Diagnostik und evtl. Probelaparotomie.

Selten sind entzündliche Duodenalstenosen mit rezidivierendem Erbrechen und Gewichtsabnahme. Liegt ein großer entzündlicher Pankreaskopftumor und kein begleitender Gallenwegsstau vor, kann eine Behandlung durch eine Gastroenteroanastomose sinnvoll sein.

Bei isoliertem Stau des Ductus pancreaticus und/oder Pankreatikolithiasis ohne Pankreaskopftumor und ohne Gallenwegsstau ist eine Pankreatikojejunostomie nach Längseröffnung des gestauten Ganges auf einer Strecke von 6–8 cm angezeigt. Manche Autoren fügen eine transduodenale Papillotomie hinzu; ihr Wert ist umstritten. Ein Rezidivieren oder eine Persistenz der Erkrankung wird bei etwa 50–60% der Erkrankten beobachtet, Reeingriffe sind in 20–30% der Fälle erforderlich. Die Indikation sollte gestellt werden, wenn der Pankreatikusstau die alleinige morphologische Veränderung der Erkrankung ist und ein relativ homogener Aufstau auf einen Durchmesser von etwa 1 cm oder mehr besteht.

Resezierende Verfahren

Das häufigste resezierende Verfahren bei der chronischen Pankreatitis ist die partielle (proximale) Duodenopankreatektomie (Whipplesche Operation). Sie ist indiziert bei Vorliegen eines großen Pankreaskopftumors, der zu persistierenden Schmerzen, einem Aufstau der extrahepatischen Gallenwege und eventuell des Ductus pancreaticus führt und möglicherweise auch noch eine Duodenalstenose verursacht hat. Auch wenn Duodenalstenose oder eine höhergradige Dilatation des Ganges fehlen, kann die Operation bei entsprechender Schmerzsymptomatik vertreten werden. Ein Gallenwegsstau ist fast immer vorhanden. Die Indikation zu dieser Operation ist nicht nur in der Beseitigung des Schmerzes durch den Pankreaskopftumor, der Verkalkungen und Zystenbildungen beinhalten kann, zu sehen, sondern auch in der möglichen Differentialdiagnose zu einem duktalen Adenokarzinom im Kopfbereich mit begleitender perifokaler Entzündung. Klinische Symptome und bildgebende Verfahren können letztlich nicht sicher zwischen beiden Erkrankungen unterscheiden, so daß eine explorative Laparotomie und selten auch eine Kopfresektion notwendig sein können.

Bei nur wenigen Patienten führen Gangobstruktionen im Kopf- und Korpusbereich über eine Retention von Pankreasspeichel zur Destruktion der Drüse im peripheren Pankreasbereich. Hier ist bei fehlendem Gallenwegsstau und fehlender morphologischer Veränderung im Pankreaskopf eine Linksresektion unter Mitnahme der Milz indiziert.

Das Ausmaß der Resektion wird bestimmt durch die Ausbreitung der Entzündung, die von links her bis über die Pfortader hinaus an das Duodenum reichen kann.

Vereinzelt kann eine Schwanzpankreatitis auf die linke Kolonflexur oder das Colon descendens unmittelbar aboral der linken Flexur übergreifen und zu einer Kolonstenose führen; dabei kann mit der Linksresektion eine Kolonsegmentresektion indiziert sein.

Kontraindikationen

Noch als „relative" Indikationen zu einem resezierenden oder nichtresezierenden Eingriff können chronische Schmerzzustände, meist mit Schmerzmittelabusus bei mäßiggradigen morphologischen Veränderungen zählen. Hier ist ein weites Spektrum an Ermessensentscheidungen vorhanden, das vom Leidensdruck des Patienten und dem Erfahrungsgut des Chirurgen bestimmt wird. Nach eigener Erfahrung ist Zurückhaltung am Platze. Argumente, die für eine operative Therapie sprechen können, sind: häufige Hospitalisierungen, drohende oder bestehende Arbeitslosigkeit und glaubhafte, erfolgreiche Vermeidung von Alkohol.

Eine klare Kontraindikation zur chirurgischen Behandlung liegt vor, wenn weiter alkoholabhängige Patienten über rezidivierende oder persistierende Schmerzen klagen und keine oder nur geringe morphologische Veränderungen an der Drüse vorliegen. Generell führt die Fortsetzung des Alkoholismus zur Zurückhaltung bei der Operationsindikation, auch beim Vorliegen morphologischer Befunde. Resezierende Verfahren sollten tunlichst vermieden werden.

Technische Gründe für eine zurückhaltende Einstellung zur operativen Behandlung liegen bei schwerer chronischer Pankreatitis mit Kopftumor und portaler Hypertension aufgrund einer hochgradigen Umklammerung oder eines Verschlusses der Pfortader durch die Entzündung vor. Hier ist eine Resektion technisch schwierig und meist nicht durchführbar; auch wenn eine Resektion der Pfortader mit oder ohne prothetischen Ersatz in das operative Konzept einbezogen wird, ist Zurückhaltung geboten.

Kontraindikationen sind auch schwerwiegende Begleiterkrankungen, wie eine alkoholtoxische Leberzirrhose mit portaler Hypertension und mangelnder Syntheseleistung der Leber sowie schwere kardiopulmonale Begleiterkrankungen.

Operationsrisiken und Aufklärungshinweise

Das Risiko eines chirurgischen Eingriffs wegen chronischer Pankreatitis orientiert sich am Ausmaß der Operation und der Kooperationsfähigkeit des Patienten, vor allem auch in der postoperativen Phase (Alkoholabusus). Parenchymerhaltende Operationen haben ein relativ niedriges Risiko – die postoperative Letalität liegt bei 1–5% – sie können bei eindeutigen morphologischen Veränderungen fast allen Patienten mit chronischer Pankreatitis empfohlen werden. Resezierende Verfahren beinhalten immer das Risiko eines pankreopriven Diabetes. Häufig liegt schon präoperativ eine mehr oder weniger ausgeprägte diabetische Stoffwechsellage vor. Im eigenen Krankengut hatten präoperativ 20% der Patienten einen Diabetes mellitus, postoperativ nach resezierenden Verfahren 45%. Die Letalität der Whippleschen Operation bei chronischer Pankreatitis liegt in der neueren Literatur zwischen 5 und 15%, bei Linksresektionen zwischen 2 und 8%.

Neben Letalität und pankreoprivem Diabetes muß das Aufklärungsgespräch auf eine mögliche postoperative Nahtinsuffizienz an der pankreatikodigestiven Anastomose, der biliodigestiven Anastomose bei Whipplescher Operation hinweisen sowie auf eine postoperative Blutung oder Abszeßbildung im Operationsgebiet. Vor allem ist im Aufklärungsgespräch auf den entscheidenden Einfluß eines fortgesetzten oder wieder aufgenommenen Alkoholkonsums auf die Prognose der Erkrankung hinzuweisen. Im eigenen Krankengut war die langfristige Letalität nach resezierenden Eingriffen bei fortgesetztem Alkoholkonsum doppelt so hoch wie bei abstinenten Patienten.

Spezielle Vorbereitungen

Die bildgebenden Verfahren, in erster Linie Computertomographie, Sonographie, ERCP, Endosonographie und MDP, lassen heute bei fast allen Patienten schon präoperativ eine Bestimmung der Verfahrenswahl zu. Damit geht eine weitgehend sichere Risikoabschätzung des operativen Eingriffs einher. Bei geplanter Resektion, vor allem bei Whipplescher Operation, empfiehlt sich eine selektive Zöliakographie mit arterieller und venöser Phase zur Feststellung anatomischer Varianten, von Stenosen bzw. Verschlüssen im venösen Bereich und einer segmentalen portalen Stauung. Unmittelbar präoperativ empfiehlt sich eine optimale Diabeteseinstellung und die Einlage einer Sonde zur Magenspülung bei Patienten mit Duodenalstenose und Magendilatation. Liegt ein Verschlußikterus vor, ist die parenterale Gabe von Vitamin K erforderlich, um eine Blutungsneigung während und nach der Operation zu vermeiden. Auch bei Normalwerten der üblicherweise zu bestimmenden Gerinnungsparametern (Quick-Wert, partielle Thromboplastinzeit) kann eine nicht erfaßbare Gerinnungsstörung vorliegen.

Hepatikojejunostomie

Narkose: Intubationsnarkose.

Lagerung: Rückenlage.

Zugangswege: Großer Rippenbogenrandschnitt rechts oder Querschnitt im rechten Oberbauch, alternativ: Transrektalschnitt im rechten Oberbauch.

Arbeitsschritte (Abb. 27)

1 Großer Rippenbogenrandschnitt rechts.
2 Cholezystektomie und Anschlingen des Ductus hepaticus communis.
3 Ausschalten einer proximalen Jejunumschlinge nach Roux-Y und retrokolisches Hochziehen.
4 Durchtrennung des Ductus hepaticus communis unmittelbar proximal der Einmündung des Ductus cysticus. Distale Abnaht des Ductus choledochus.
5 Anlegen einer End-zu-Seit-Hepatikojejunostomie ca. 3 cm proximal der blind endenden, hochgezogenen Jejunumschlinge.
6 Fakultative Deckung der Vorderwandnahtreihe mit Serosaüberzug des Lig. hepatoduodenale.
7 End-zu-Seit-Jejunojejunostomie.

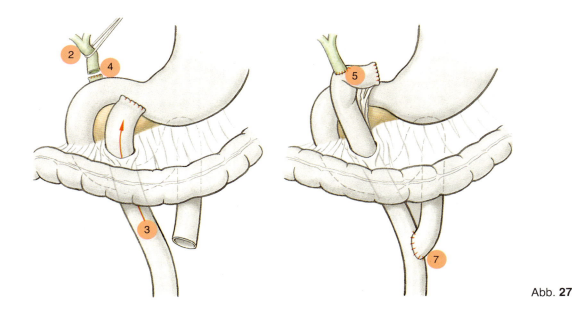

Abb. **27**

Spezielle Technik

Wir legen die biliodigestive Anastomose bei Aufstau der extra- und intrahepatischen Gallenwege, verursacht durch eine chronische Kopfpankreatitis, als Hepatikojejunostomie End-zu-Seit an. Die Nahtverbindung besteht im Prinzip in einer einreihigen, allschichtigen Einzelknopfnahtreihe an Vorder- und Hinterwand, wobei der peritoneale Überzug des Lig. hepatoduodenale zur Vorderwanddeckung herangezogen werden kann.

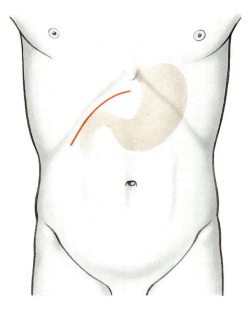

Abb. **28** Zugang über einen Rippenbogenrandschnitt rechts, der nach links über die Mittellinie bei Bedarf verlängert werden kann.

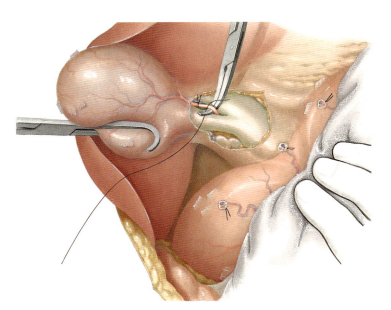

Abb. **29** Nach Oberbauchexploration und Inspektion bzw. Palpation des ganzen Pankreas zur Feststellung morphologischer Veränderungen an der Drüse erfolgt zunächst die retrograde Cholezystektomie wie bei einer Steinerkrankung der Gallenblase. Der Ductus cysticus wird bis zum Ductus choledochus freipräpariert, die A. cystica ligiert und durchtrennt.

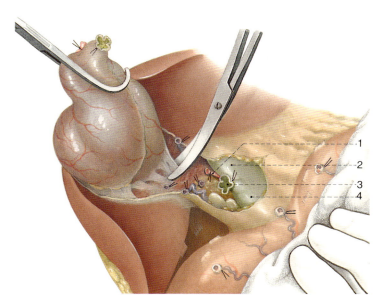

Abb. **30** Anschließend wird der Ductus cysticus unmittelbar vor seiner Vereinigung mit dem gestauten Ductus hepaticus communis ligiert, durchtrennt und die Gallenblase retrograd aus dem Leberbett ausgeschält. Größere Venen werden ligiert, kleinere Blutungen durch Elektrokoagulation gestillt.

1 A. cystica
2 Ductus hepaticus communis
3 Ductus cysticus
4 Ductus choledochus

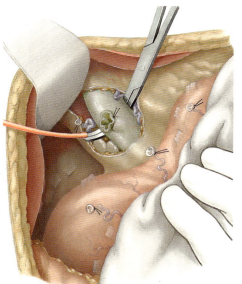

Abb. **31** Nach vollständiger Durchtrennung des peritonealen Überzugs des Ductus hepaticus communis bzw. Ductus choledochus werden diese aus dem meist durch die Entzündung etwas festeren Bindegewebe und vorsichtig von der Pfortader isoliert. Entspringt die A. hepatica dextra atypisch aus der A. mesenterica superior, verläuft sie hinter dem Ductus choledochus. Palpation und vorsichtige Präparation vermeiden hier eine unbeabsichtigte Arteriendurchtrennung. Gestaute Begleitvenen werden, wenn sie bluten, durch Elektrokoagulation gestillt und der Gang schließlich angeschlungen.

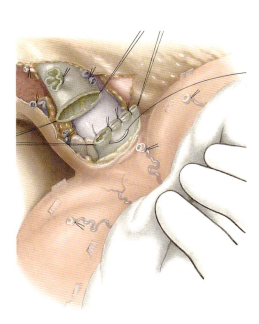

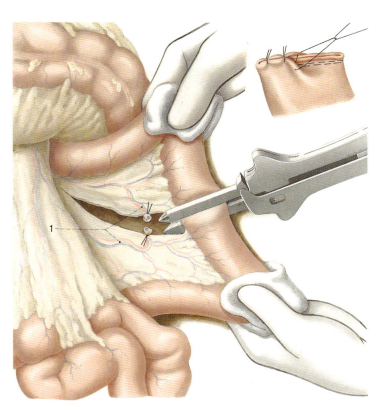

Abb. **32** Durch Anziehen des Zügels wird der Ductus choledochus von der darunter oder unmittelbar links daneben liegenden Pfortader abgehoben und sicher mit der Schere durchtrennt. Er wird nach distal mit atraumatischem Nahtmaterial der Stärke 3 × 0 abgenäht. Der proximale Stumpf kann jetzt mobilisiert und zur Anastomosierung etwas angehoben werden.

Abb. **33** Die erste Jejunumschlinge wird nun etwa 40 cm distal des Treitzschen Bandes mit einem Klammernahtgerät durchtrennt, nachdem zunächst das Mesenterium zwischen zwei zu den Gefäßarkaden führenden Jejunalarterien eingeschnitten wird. Die Klammernahtreihe am Jejunumstumpf wird durch Knopfnähte serosiert.

1 Aa., Vv. jejunales

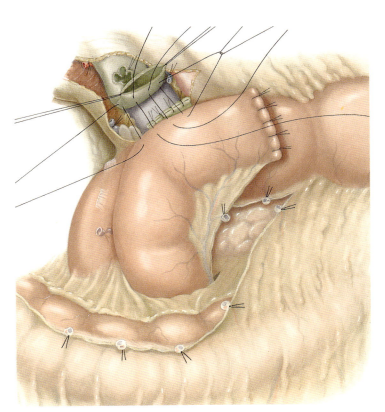

Abb. **34** Der aborale Schenkel der Jejunumschlinge wird rechts retrokolisch vor dem Pankreaskopf durch ein im avaskulären Teil des Mesokolons geschaffenes Loch hochgezogen, die Klammernaht mit absorbierbaren Einzelknopfnähten der Stärke 3 × 0 versenkt und eine Stelle, etwa 3–5 cm distal des blinden Endes der Jejunumschlinge, zur seitlichen Anastomose vorgesehen. Ist der Ductus choledochus durch die chronische Stauung sehr wandstark, können seromuskuläre Nähte, darmseitig gestochen, die äußeren Wandschichten des Ductus choledochus fassen und in einer maximalen Zahl von 4 als entlastende Hinterwandnähte gelegt werden. Sie sind nicht unbedingt erforderlich und entfallen ohnehin bei nicht wandstarkem Ductus choledochus.

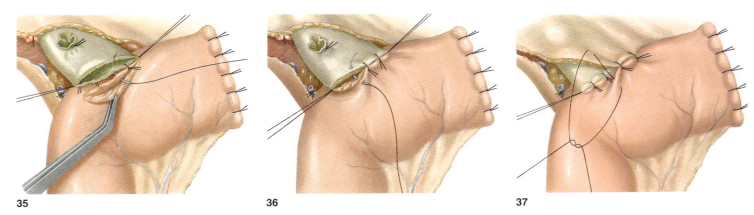

35   36   37

Abb. **35** Nach Eröffnung der hochgezogenen Jejunumschlinge antimesenterial auf einer Strecke, die etwa dem Durchmesser des an Haltefäden ausgespannten Ductus choledochus entspricht, werden allschichtige Hinterwandnähte gelegt (Einzelknopfnähte aus absorbierbarem Nahtmaterial der Stärke 3 × 0. Der seitliche Abstand der Fäden beträgt etwa 3 mm).

Abb. **36** Die Vorderwandnaht erfolgt mit Einzelknopfnähten, allschichtig einreihig. Absorbierbares Nahtmaterial der Stärke 3 × 0. Die Knoten liegen außen.

Abb. **37** Die Vorderwandnahtreihe kann durch das heruntergezogene vordere Peritonealblatt des Lig. hepatoduodenale gedeckt werden. (Einzelknopfnähte der Stärke 3 × 0, absorbierbares Nahtmaterial.)

Die termino-laterale Jejunojejunostomie bildet den Abschluß.

Innere Drainage einer Pankreaspseudozyste - Zystojejunostomie

Narkose: Intubationsnarkose.

Lagerung: Rückenlage.

Zugangswege: Nach oben konvexer Oberbauchquerschnitt, mehr rechts oder mehr links, je nach Lage der Zyste (s. Abb. **19**, S. 150).

Arbeitsschritte (Abb. **38**)

1 Nach oben konvexer Oberbauchquerschnitt je nach Lage der Zyste.
2 Eröffnen der Bursa omentalis.
3 Darstellen der Zyste nach Hochschlagen des Magens und Traktion des Colon transversum nach kaudal.
4 Ausschalten einer oberen Jejunumschlinge nach Roux-Y und retrokolisches Hochziehen in die Bursa omentalis.
5 Fassen des kaudalen Zystenpols mit Haltefäden und Inzision.
6 Zystojejunostomie zu End mit der hochgezogenen Jejunumschlinge.
7 End-zu-Seit-Jejunojejunostomie.

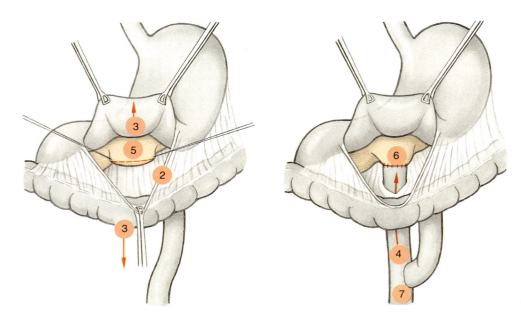

Abb. **38**

Spezielle Technik

Die innere Zystendrainage (Zystojejunostomie) gilt zurecht als Methode der Wahl bei Pankreaspseudozysten, wenn eine freie, nahtfähige Zystenwand zur Anlage der Anastomose vorhanden ist. Selten muß bei nicht vorhandenem freien Wandabschnitt eine äußere Drainage erfolgen. Die Zystojejunostomie ist sicher, effektiv, und sie ist praktisch ohne Komplikationen durchzuführen. Eine langfristige Ultraschall-Nachuntersuchung unseres Kollektivs zeigte ein Verschwinden der Zyste bei allen Patienten. Bei Kopfzysten, die in unmittelbarer Nähe der Duodenalwand liegen, kommt alternativ eine unmittelbare Drainage in das Duodenum nach Duodenotomie und Lokalisierung der Papille in Frage (s. auch Abb. **46a–e,** S. 34).

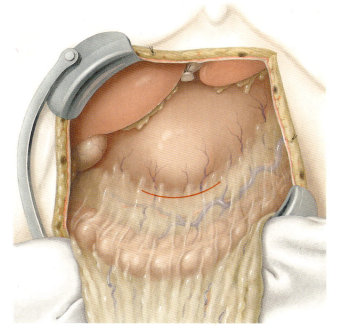

Abb. **39** Nach Eröffnung des Abdomens ist die Zyste schon durch Vorwölbung des Magens in der Nähe der großen Kurvatur erkennbar. Zunächst wird das Lig. gastrocolicum in Höhe der Zyste in mehreren Schritten durchtrennt, anschließend das Pankreas exploriert.

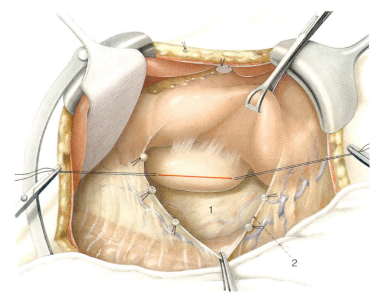

Abb. **40** Der untere Pol der Zyste wird dargestellt. Verwachsungen zwischen Zyste und Magenhinterwand werden gelöst und die vorgesehene Linie der Eröffnung durch Haltefäden markiert.

1 Mesocolon transversum
2 Lig. gastrocolicum

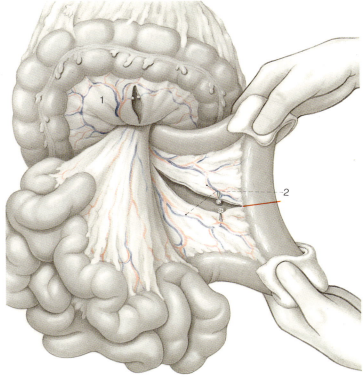

Abb. **41** Die obere Jejunumschlinge wird etwa 40 cm distal des Treitzschen Bandes (Plica duodenalis superior) mit einem Klammernahtgerät durchtrennt, nachdem zuvor das Mesenterium an einer gefäßfreien Stelle inzidiert und nach Durchtrennung und Ligatur der Gefäßarkade bis zum Darm hin separiert wurde. Anschließend wird ein Schlitz im Mesocolon transversum in Höhe des unteren Zystenpoles geschaffen.

1 Mesocolon transversum
2 Aa., Vv. jejunales

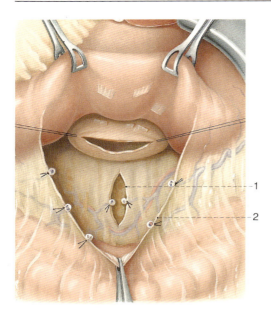

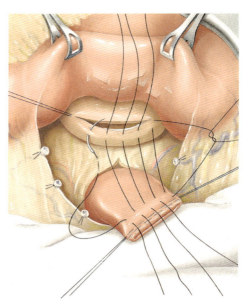

Abb. **42**   Nach Herunterklappen des Querkolons stellt sich die Zyste in der Bursa omentalis dar; sie wird zwischen Haltefäden eröffnet, der Zysteninhalt, der klar sein sollte, abgesaugt. Entnahme einer Probeexzision aus der Zystenwand zur Schnellschnittuntersuchung (zystischer Pankreastumor?).

1 Mesocolon transversum
2 Lig. gastrocolicum

Abb. **43**   Der aborale Schenkel der durchtrennten Jejunumschlinge wird durch den Mesokolonschlitz hochgezogen.
1. Nahtreihe: Seromuskuläre Einzelknopfnähte durch die Hinterwand des Darmes und die feste Zystenwand, ohne daß die Fäden das Lumen der Zyste erreichen. Anschließend werden die Fäden geknotet (absorbierbares Nahtmaterial der Stärke 3 × 0).

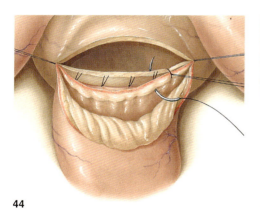

44

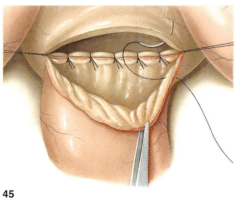

45

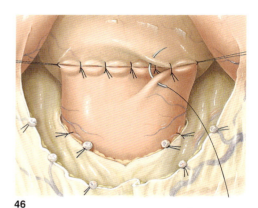

46

Abb. **44**   2. Nahtreihe: Nach Abtragung der Klammernahtreihe am Dünndarmende werden einreihige allschichtige Einzelknopfnähte zur Verbindung der Zystenwand und dem hinteren Abschnitt der Jejunalwand gelegt und geknotet. Es handelt sich ebenfalls um absorbierbare Fäden der Stärke 3 × 0.

Abb. **45**   In gleicher Nahttechnik, jedoch mit jetzt außen liegenden Knoten, wird die Darmvorderwand mit dem oberen Rand der Zystenwand vereinigt.

Abb. **46**   Diese Vorderwandnaht wird durch eine den Darm seromuskulär und die Zystenwand nochmals fassende Einzelknopfnaht gedeckt.

Abb. **47**   Nach Fertigstellung einer Roux-Anastomose, etwa 40 cm distal der Zystojejunostomie, zeigt sich der Situs wie hier gezeichnet.

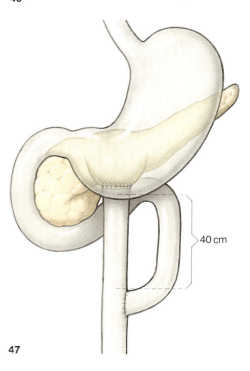

47

Gastroenteroanastomose bei Duodenalstenose

s. Kap. Pankreastumoren, S. 183 und Bd. 3, S. 198.

Pankreatikojejunostomie bei isoliertem Stau des Ductus pancreaticus

Narkose: Intubationsnarkose.

Lagerung: Rückenlage.

Zugangswege: Nach oben konvexer Oberbauchquerschnitt.

Arbeitsschritte (Abb. **48**)

1 Nach oben konvexer Oberbauchquerschnitt.
2 Eröffnen der Bursa omentalis.
3 Intraoperative Ultraschalluntersuchung oder Pankreaspunktion zur Lokalisation des Ductus pancreaticus.
4 Längsinzision in den Pankreasgang vom Kopf-Körper-Übergang bis in den Schwanzbereich.
5 Entfernung von Konkrementen, evtl. Endoskopie mit flexiblem Instrument.
6 Ausschalten einer proximalen Jejunumschlinge nach Roux und retrokolisches Hochziehen in die Bursa omentalis.
7 Seit-zu-Seit-Anastomose mit dem Ductus pancreaticus.
8 Drainage der Anastomose nach außen.

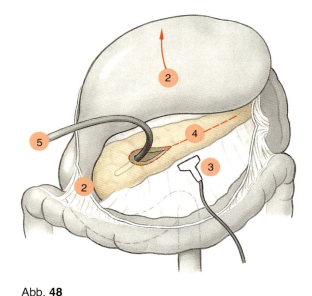
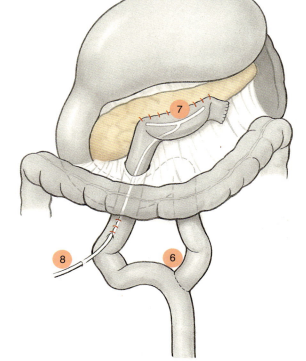

Abb. **48**

Spezielle Technik

Die Operation ist selten angezeigt, da diese Konstellation eines isolierten Pankreatikusstaus ohne Pankreaskopftumor, Gallenwegsstau oder andere morphologische Veränderungen nur gelegentlich angetroffen wird. Ist diese jedoch gegeben und haben die Patienten rezidivierende Schmerzen und Schübe von Hyperamylasämien, ist dieser Eingriff indiziert, unabhängig davon, ob eine Pankreatikolithiasis zusätzlich vorliegt oder nicht.

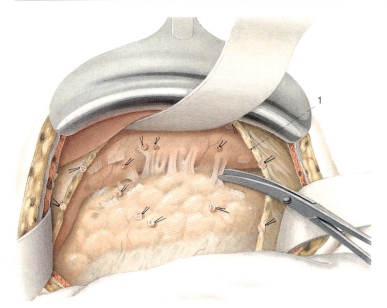

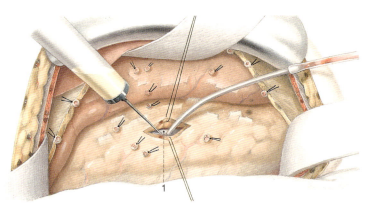

Abb. **49**   Der Pankreaskörper wird über einen nach kranial konve-xen Oberbauchquerschnitt und nach Eröffnung des Lig. gastrocoli-cum exploriert. Allfällige Verwachsungen zwischen dem entzündlich veränderten Pankreas und der Magenhinterwand werden gelöst und im Rahmen einer Gesamtexploration des Oberbauchs auch der Pankreaskopf nach Mobilisation des Duodenums revidiert. Anschlie-ßend kann der Ductus pancreaticus, der im verhärteten Pankreas auch bei hochgradiger Stauung nicht palpabel ist, durch intraopera-tive Ultraschalluntersuchung dargestellt werden.

1   Lig. gastrocolicum

Abb. **50**   Nach Lokalisation durch intraoperative Ultraschalluntersu-chung wird der Ductus pancreaticus punktiert und längs eröffnet. Das sich oft unter Druck entleerende Sekret wird abgesaugt.

1   Ductus pancreaticus

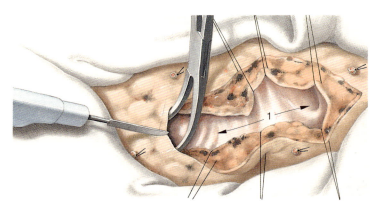

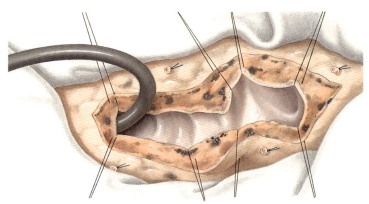

Abb. **51**   Unter vorsichtiger Dilatation des Ganges und Hochhalten des ventralen Gewebes mit einer gebogenen Klemme wird der Ductus pancreaticus auf einer Strecke von etwa 8 cm mit dem Thermokauter inzidiert. Die Wundränder werden mit Haltefäden hochgehalten, kleinere Blutungen können durch Elektrokoagulation gestillt werden.

1   eröffneter Ductus pancreaticus

Abb. **52**   Vor allem kopfwärts hat die Eröffnung Grenzen. Man stößt bei der Inzision papillenwärts im Kopfbereich auf heftig blutende Äste der A. gastroduodenalis oder auf die A. pancreaticoduodenalis inferior, die umstochen werden müssen. Die Dicke des zu inzidieren-den Parenchyms und die Abknickung des Pankreasganges nach dorsal und kaudal begrenzen das Ausmaß der Inzision. Konkre-mente im Gang, vorzugsweise kopfwärts gelegene, können durch intraoperative Sonographie oder Pankreatikoskopie (flexibles Chole-dochoskop) geortet werden.

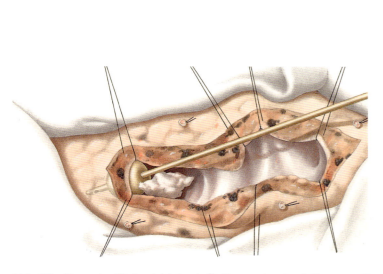

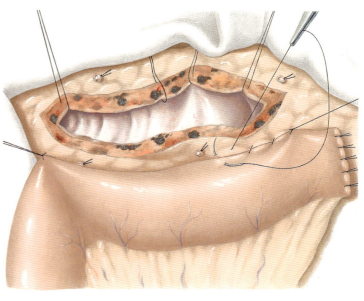

Abb. 53   Kann der Stein nicht durch Spülung oder durch Fassen mit einer Zange geborgen werden, hilft manchmal die Extraktion mit einem Fogarty-Katheter, obwohl die scharfkantigen Steine häufig den Ballon verletzen.

Abb. 54   Nach vollständiger Befreiung des Pankreasganges von Konkrementen wird eine nach Roux ausgeschaltete obere Jejunumschlinge retrokolisch hochgezogen und Seit-zu-Seit mit dem Ductus pancreaticus anastomosiert. Zunächst werden seromuskuläre Nähte mit der derben Pankreaskapsel in Einzelknopftechnik oder auch fortlaufend gelegt.

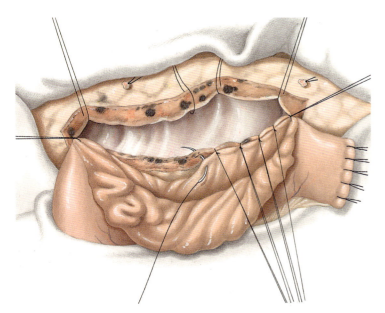

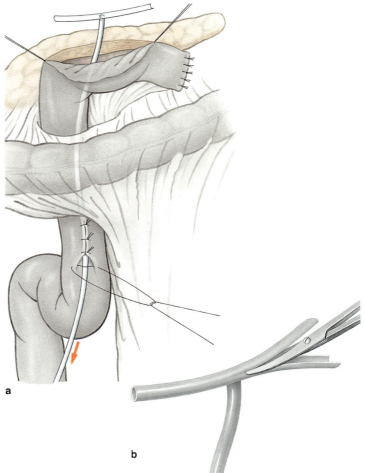

Abb. 55   Die weitere Nahtreihe erfaßt die Mukosa des Dünndarms und das Epithel des Ductus pancreaticus (darmseitig Allschichtnähte, absorbierbares Nahtmaterial, Stärke 3×0 oder 4×0). Die Nähte sind sicher und leicht zu legen, da die Drüse fest ist und ein gutes Nahtlager bietet. Die Versorgung der Vorderwand folgt in gleicher Weise wie die der Hinterwand.

Abb. 56a u. b   Kurz vor Vollendung der Vorderwandnahtreihe wird eine zuvor zurechtgeschnittene Halbrohr-T-Drainage (b) in den Ductus pancreaticus eingelegt und etwa 20 cm kaudal der Anastomose durch einen Witzelkanal aus der Jejunumschlinge geleitet und durch die Bauchdecken herausgeführt. Diese Drainage ist nicht obligatorisch, sie fördert nur selten Sekret.

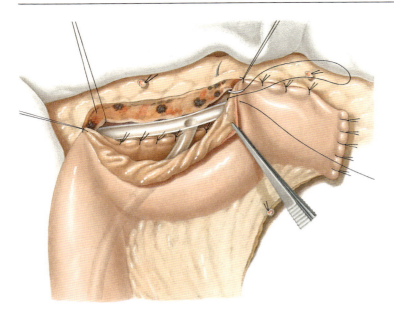

Abb. **57** Hier ist die Stichführung der Schleimhautnaht, wie sie für die Hinterwand auch gilt, an der Vorderwand beispielhaft dargestellt. Es werden alle Darmwandschichten durchstochen, am Epithel des Ductus pancreaticus ein- und am serösen Überzug des Pankreas ausgestochen. Knüpfen der Einzelknopffäden (absorbierbares Nahtmaterial der Stärke 3 × 0 oder 4 × 0).

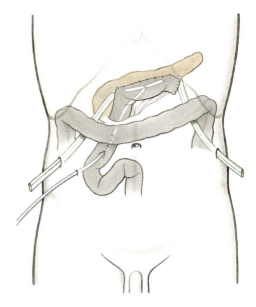

Abb. **58** Nach Fertigstellung der Anastomose wird je eine Easy-flow-Drainage von rechts und von links an die Anastomosen herangeführt und für 6 Tage belassen. Die T-Drainage wird am 8. Tag entfernt.

Komplikationen

Die nichtresezierenden Verfahren am Pankreas wegen chronischer Pankreatitis sind insgesamt als komplikationsarm zu bezeichnen. Die häufigste Komplikation einer biliodigestiven Anastomose ist die *Gallefistel,* die sich jedoch immer spontan verschließt. Liegt eine portale Hypertension vor, war präoperativ ein Ikterus zu verzeichnen und wurde zu wenig Vitamin K appliziert, sind *Blutungskomplikationen* zu verzeichnen, die jedoch selten zu einer Relaparotomie führen.

Innere Zystendrainagen waren im eigenen Krankengut ohne wesentliche Komplikationen und ohne Letalität.

Auch die Pankreatikojejunostomie ist selten von Komplikationen gefolgt, da die Drüse sehr fest ist und ein gutes Nahtlager bietet. Nachblutungen aus dem Pankreaskopfseitigen Ende der Inzision in den Ductus pancreaticus sind dort, wo das Pankreas sehr gefäßreich ist, möglich.

Therapie

Fistel: Drainage, selten Relaparotomie.
Blutung: je nach Ausmaß Reintervention.

Partielle Duodenopankreatektomie (Operation nach Whipple)

Narkose: Intubationsnarkose.

Lagerung: Rückenlage.

Zugangsweg: Quere, nach kranial konvexe Oberbauchinzision, mehr rechts als links.

Arbeitsschritte (Abb. 59)

1 Revision und Mobilisation des Pankreaskopfes nach Kocher-Manöver, dann Revision von Pankreaskörper und -schwanz nach Durchtrennung des Lig. gastrocolicum.
2 Cholezystektomie.
3 Darstellen der Gebilde des Lig. hepatoduodenale und Durchtrennung der A. gastrica dextra und der A. gastroduodenalis.
4 Durchtrennung des Ductus choledochus bzw. hepaticus communis und Untertunneln des Pankreas über der Pfortader.
5 Skelettierung von großer und kleiner Magenkurvatur bis etwa Magenmitte.
6 Absetzen des Magens mit einem Klammernahtgerät.
7 Durchtrennung des Pankreas über der Pfortader.
8 Mobilisierung des duodenojejunalen Übergangs aus dem Treitzschen Band, quere Durchtrennung des Jejunums und Resektion des Pankreaskopfes.
9 End-zu-End-Anastomose der ersten in Duodenalposition hochgezogenen Jejunumschlinge mit dem Pankreasrest in Teleskoptechnik.
10 End-zu-Seit-Hepatikojejunostomie.
11 Gastroenterostomia oralis partialis, antekolisch.
12 Braunsche Fußpunktanastomose.

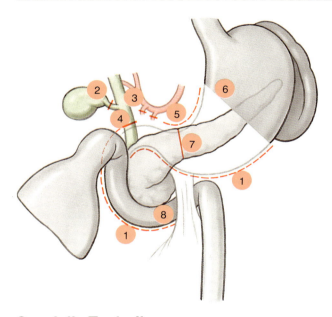
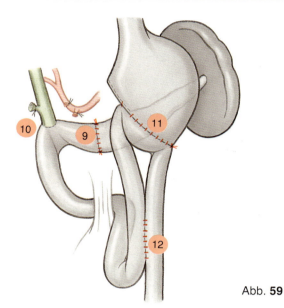

Abb. **59**

Spezielle Technik

Bei der chronischen Pankreatitis verwenden wir die Standardmethode der Rekonstruktion nach Pankreaskopfresektion, d.h. die End-zu-End-Teleskopanastomose des Jejunums mit dem Pankreasrest, eine End-zu-Seit-Hepatikojejunostomie mit der gleichen Schlinge und eine partielle (½ bis ⅔) Magenresektion mit vorderer partieller Gastrojejunostomie und Braunscher Fußpunktanastomose. Varianten dieser Methode wie die Anastomosierung des Pankreasrestes und des Gallengangs mit zwei separaten Jejunumschlingen werden nicht für notwendig erachtet, da die Anastomose aufgrund der Konsistenz des Pankreas als relativ sicher angesehen werden kann. Eine das Duodenum oder den Magen erhaltende Kopfresektion als Alternativverfahren wird von anderen Autoren beschrieben.

Abb. **60** Nach Eröffnen des Abdomens durch einen großzügigen, nach kranial konvexen, queren Oberbauchschnitt wird das Operationsgebiet freigelegt (s. Abb. **19**). Meist finden sich bei chronischer Pankreatitis mehr oder weniger ausgeprägte Verwachsungen von Magen und Duodenum mit der Gallenblase und der rechten Flexur sowie Verklebungen der Magenhinterwand mit dem Pankreaskörper und -schwanzbereich.

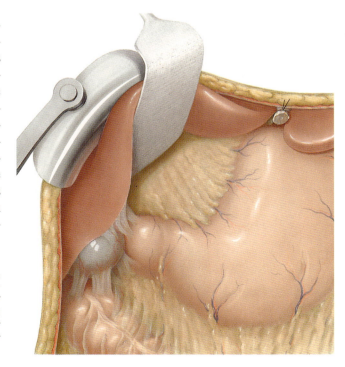

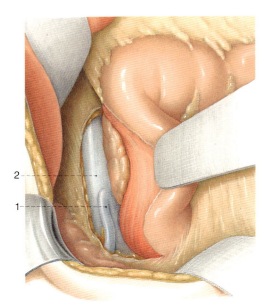

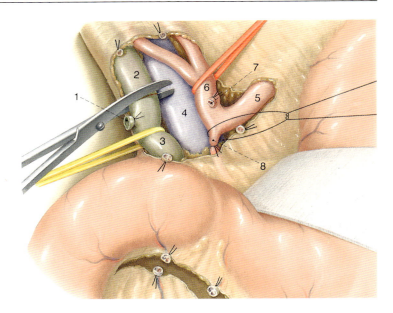

Abb. 61   Der Pankreaskopf wird nach ausgiebiger Mobilisation des Duodenums aus dem Retroperitoneum gelöst, exploriert und so weit nach links mobilisiert, daß die V. cava inferior zu sehen ist, meist auch die einmündende V. testicularis/ovarica dextra.

1 V. testicularis/ovarica dextra
2 V. cava inferior

Abb. 62   Nach Standard-Cholezystektomie und Ligatur des Ductus cysticus werden die Gebilde des Lig. hepatoduodenale freigelegt, der Ductus hepaticus communis nach Anzügeln durchtrennt und nach Absaugen der Galle provisorisch mit einer Bulldogklemme verschlossen sowie nach distal ligiert. Die A. gastroduodenalis sowie die A. gastrica dextra bzw. ihre Äste werden ligiert und durchtrennt. Es empfiehlt sich vor allem bei stärkeren entzündlichen Verklebungen, die A. hepatica propria anzuschlingen, um sie später bei der Kopfresektion immer im Auge zu haben.

1 Ductus cysticus
2 Ductus hepaticus communis
3 Ductus choledochus
4 V. portae
5 A. hepatica communis
6 A. hepatica propria
7 A. gastrica dextra
8 A. gastroduodenalis

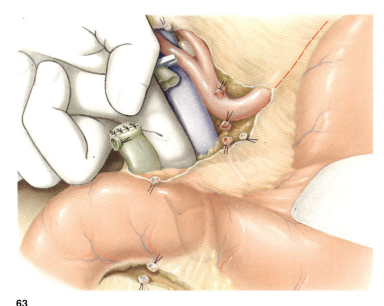

63

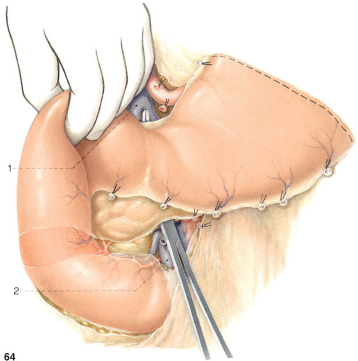

Abb. 63 u. 64   Nachdem zuvor das Lig. duodeno- bzw. gastrocolicum, beginnend am Bulbus duodeni, bis zur Magenmitte unter Ligaturen durchtrennt und Pankreaskopf und -schwanz revidiert wurden, wird jetzt das Pankreas auf der Pfortader von oben her vorsichtig mit dem Zeigefinger unterfahren. Es empfiehlt sich, bei diesem Manöver langsam vorzugehen und immer wieder auch vom Pankreasunterrand her mit dem Zeigefinger auf der V. mesenterica superior dem von oben kommenden Zeigefinger der anderen Hand entgegenzuarbeiten. Das Manöver ist als durchaus schwieriger einzuordnen als bei der Kopfresektion wegen maligner Tumoren, da die entzündlichen Verklebungen mit der Pfortader sehr viel fester sein können als die Wand der Vene selbst. Hier kann es zu Einrissen der Pfortader kommen, die bei unzugänglichem Gebiet zu schwierig zu versorgenden Blutungen und nicht zuletzt zur Pfortaderresektion führen können.

Nach Untertunnelung des Pankreas wird der Magen etwa in Magenmitte bis ⅔ Höhe mit einem Klammernahtgerät durchtrennt und der distale Teil nach rechts geschlagen.

1 V. portae
2 V. mesenterica superior

64

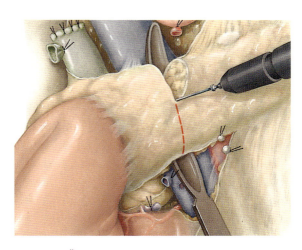

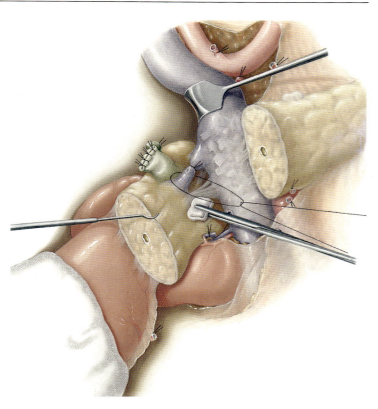

Abb. **65** Über einer Holzrinne, die in den geschaffenen Tunnel zwischen Pfortader bzw. V. mesenterica superior und Pankreas geschoben ist, kann jetzt das Pankreas ventral der Pfortader durchtrennt werden. Meist entleert sich Pankreassekret unter Druck aus dem bei Pankreaskopftumor gestauten Ductus pancreaticus. Kleine arterielle Blutungen aus dem Pankreasparenchym werden durch Elektrokoagulation gestillt.

Abb. **66** Anschließend wird der Pankreaskopf schrittweise von der Pfortader abpräpariert, wobei auf der Ventralseite der Pfortader im Regelfall keine Veneneinmündungen zu erwarten sind. Auch hier lohnt sich ein vorsichtiges, langsames, teils stumpfes, teils scharfes Präparieren und das exakte Fassen kleinster Venen mit Klemmen und deren Durchtrennung und Ligatur (Fäden der Stärke 4 × 0 bzw. 5 × 0).

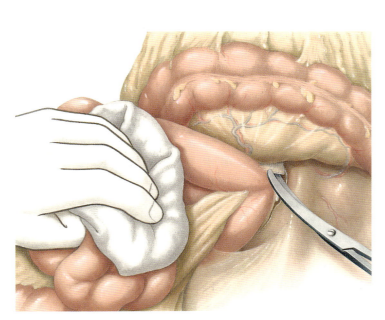

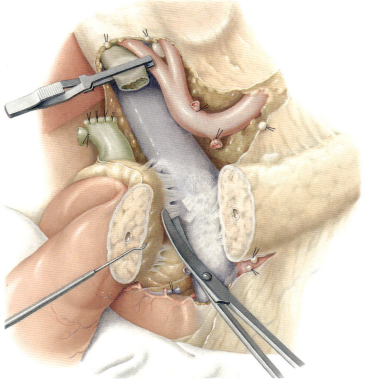

Abb. **67** Vor der vollständigen Ablösung des Pankreaskopfes von der Pfortader wird nach Hochschlagen des Colon transversum der duodenojejunale Übergang aus den peritonealen Verwachsungen am Treitzschen Band (Plica duodenalis superior) gelöst und die oberste Jejunumschlinge in den rechten Oberbauch vorgezogen.

Abb. **68** Jetzt kann der Pankreaskopf weiter von der Pfortader abpräpariert werden, wobei bis zuletzt auf kleine Venen, die vom Pankreaskopf in die Pfortader einmünden, zu achten ist.

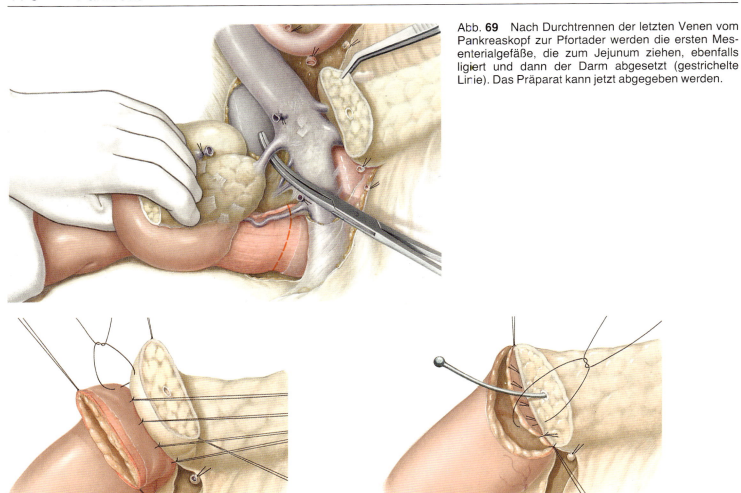

Abb. **69** Nach Durchtrennen der letzten Venen vom Pankreaskopf zur Pfortader werden die ersten Mesenterialgefäße, die zum Jejunum ziehen, ebenfalls ligiert und dann der Darm abgesetzt (gestrichelte Linie). Das Präparat kann jetzt abgegeben werden.

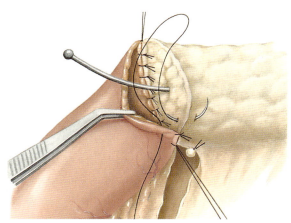

Abb. **70** Die in Duodenalposition hochgezogene erste Jejunumschlinge wird jetzt mit dem von Pfortader und V. splenica abgehobenen Pankreasrest anastomosiert.
1. Nahtreihe: Hinterwandnaht zwischen Jejunum und Pankreaskapsel, einreihig allschichtig (absorbierbares Nahtmaterial, Stärke 4 × 0).

Abb. **71** 2. Nahtreihe: Allschichtnaht zwischen Darm und der hinteren Schnittkante der Pankreaskapsel bzw. Teilen des Parenchyms. Um nicht versehentlich den Ductus pancreaticus einzuengen, wird dieser mit einer Kopfsonde während dieser Hinterwandnaht markiert.

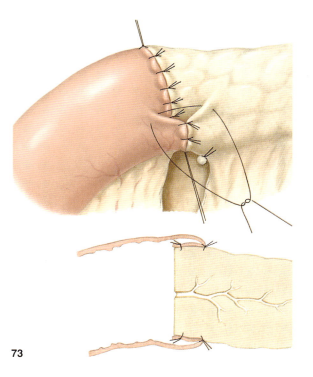

Abb. **72** 3. Nahtreihe: Vorderwandnaht in der angegebenen Weise (monofiles, absorbierbares Nahtmaterial der Stärke 4 × 0).

Abb. **73** 4. Nahtreihe: Zweite Vorderwandnaht. Sie überwallt die erste Nahtreihe und wird etwa 2 cm von der ersten Nahtreihe entfernt in die Pankreaskapsel gestochen. Auf diese Weise entsteht nach identischer Stichtechnik beim Legen der ersten Hinterwandnahtreihe eine Teleskopanastomose, die das Pankreas auf einer Strecke von etwa 2 cm einscheidet. Voraussetzung ist eine ausreichende zirkuläre Mobilisation des Pankreaskörpers.

73

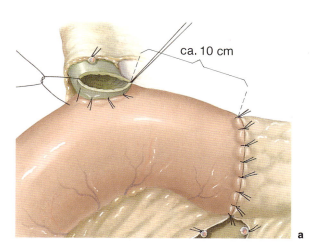

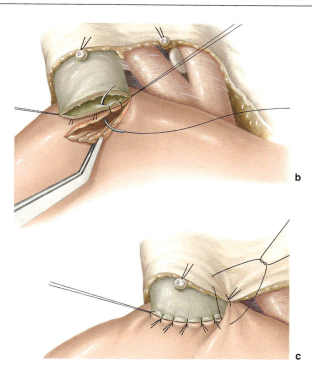

Abb. 74a–c

a Etwa 10 cm distal der nun fertiggestellten Pankreasanastomose wird die Hepatikojejunostomie angelegt. Meist hat der Ductus choledochus bei chronischer Pankreatitis durch Aufstau ein weites Lumen, so daß die Anastomose unproblematisch ist und nicht eigens geschient werden muß. Erste Hinterwandnahtreihe: Der Darm wird seromuskulär und die äußere Schicht der Choledochushinterwand gefaßt (absorbierbares Nahtmaterial der Stärke 4 × 0).

b, c Nach Eröffnen des Jejunums auf einer dem Choledochuslumen entsprechenden Strecke folgt eine zweite Allschichtnahtreihe (Einzelknopfnahttechnik, absorbierbares Nahtmaterial der Stärke 4 × 0) und eine Vorderwandnahtreihe in gleicher Nahttechnik. Zur Deckung dieser Nahtreihe kann das vordere peritoneale Blatt des Lig. hepatoduodenale an die Vorderwand des Jejunums genäht werden (**c**).

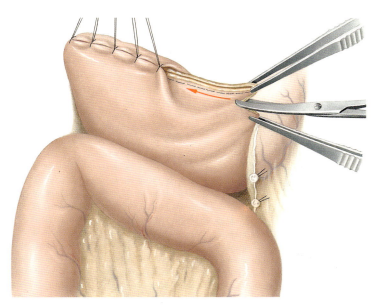

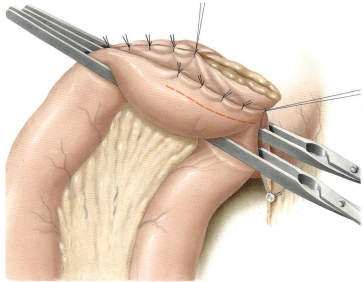

Abb. 75 Nach Fixierung des Jejunums durch Einzelknopfnähte am Treitzschen Band wird jetzt eine Jejunumschlinge, etwa 40 cm distal davon, antekolisch hochgezogen und End-zu-Seit mit dem Magenstumpf anastomosiert. Die Klammernahtreihe am Magenstumpf wird von der kleinen Kurvaturseite her mit seromuskulären Einzelknopfnähten (Stärke 2 × 0 oder 3 × 0) überwallt, daraufhin die Großkurvaturseite durch partielle Resektion der Klammernahtreihe bis etwa zur Mitte eröffnet.

Abb. 76 Anschließend werden Magen und Jejunum mit weichen Klemmen gefaßt, einander genähert und mit einer seromuskulären Hinterwandnaht verbunden (Einzelknopftechnik mit 3 × 0, absorbierbares Nahtmaterial). Eröffnen des Jejunums an der markierten Stelle.

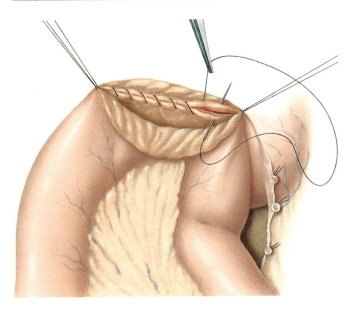

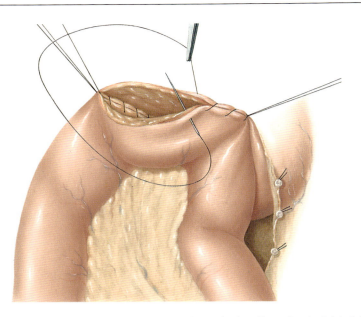

Abb. **77** Fortlaufende Hinterwandnaht allschichtig gestochen. Nach Legen eines Interimsknotens im Anastomosewinkel geht der Faden auch auf die Vorderwand über.

Abb. **78** Vorderwandnaht: invertierend einstülpend mit Stichrichtung von Mukosa zur Serosa, so daß die Mukosa verschwindet. Nach Verknoten der Fadenenden am kleinkurvaturseitigen Ende der Anastomose ist diese Nahtreihe abgeschlossen.

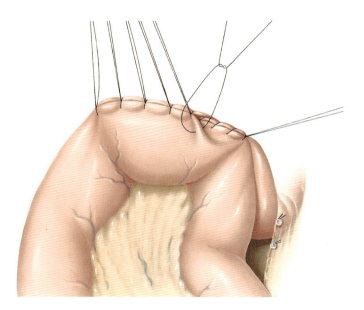

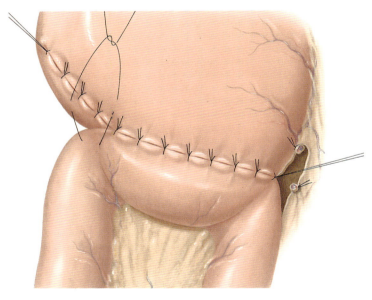

Abb. **79** Die fortlaufende Allschichtnaht wird auch an der Vorderwand mit seromuskulären Einzelknopfnähten überwallt.

Abb. **80** Die sog. „Jammerecke" kleinkurvaturnah wird durch eine Dreipunktnaht gesichert, wobei zunächst die Magenvorderwand, dann das Jejunum und schließlich die Magenhinterwand gefaßt werden, so daß nach Knoten des Fadens das Jejunum die kleinkurvaturnahe Ecke deckt. Anschließend wird die Anastomose mit Daumen und Zeigefinger auf Durchgängigkeit geprüft.

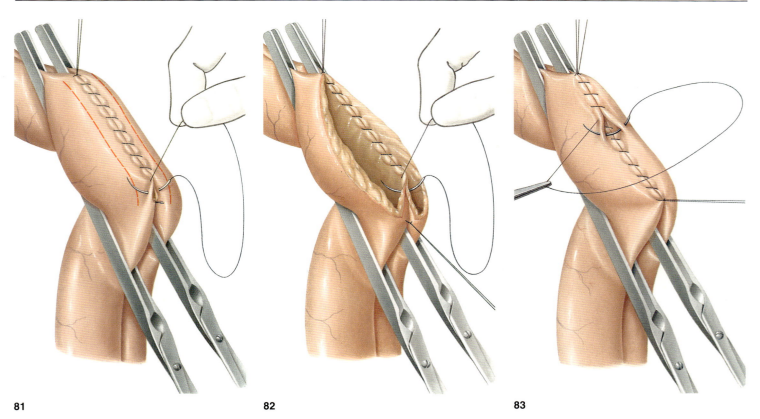

81   82   83

Abb. **81**   Etwa gut handbreit unterhalb der Gastrojejunostomie wird jetzt eine Braunsche Fußpunktanastomose angelegt, wobei die Dünndarmschenkel mit weichen Klemmen gefaßt und zunächst mit einer fortlaufenden seromuskulären Naht verbunden werden.

Abb. **82**   Nach Eröffnung der Dünndarmschenkel an der antemesenterialen Seite erfolgt eine fortlaufende allschichtige Naht (absorbierbares Nahtmaterial der Stärke 3 × 0). Diese Naht geht kontinuierlich auf die Vorderwand über. Es empfiehlt sich, vorher im Anastomosenwinkel einen Interimsknoten zu legen.

Abb. **83**   Abschließende seromuskuläre Naht. Auch diese Anastomose wird mit Daumen und Zeigefinger auf Durchgängigkeit geprüft. Damit ist die Rekonstruktionsphase abgeschlossen. Drainage und Verschluß der Bauchdecken beenden den Eingriff.

Komplikationen

Genauso wie bei partieller Duodenopankreatektomie wegen maligner Erkrankungen, ist die *pankreatikodigestive Anastomose* die Achillesferse des ganzen Eingriffs. Von hier gehen die meisten Komplikationen aus. Bei der chronischen Pankreatitis ist allerdings, da die Drüse meist fest und ihre Kapsel derb ist, von einem guten Nahtlager und geringer Komplikationsquote auszugehen. Tritt allerdings eine Anastomoseninsuffizienz an der pankreatikodigestiven Anastomose auf, kann sie zu Sepsis und Peritonitis führen.

Blutungen können vor allem bei segmentaler portaler Hypertension oder bei vorbestehendem Verschlußikterus auftreten. Größere Mengen einer blutig serösen Sekretion aus den intraoperativ eingelegten Drainagen sind bei entzündlich verändertem Operationsgebiet jedoch keine Seltenheit. Reeingriffe sind hier kaum erforderlich.

Wie schon oben erwähnt, müssen die Patienten auf die Wahrscheinlichkeit eines postoperativen pankreopriven Diabetes hingewiesen werden, insbesondere dann, wenn schon präoperativ eine subklinische diabetische Stoffwechsellage diagnostiziert wurde. Generell ist der pankreoprive Diabetes insulinpflichtig.

Die langfristige Prognose der Patienten wird durch die Lebensführung postoperativ bestimmt. Ist ein kontinuierlicher Alkoholverzicht für den Kranken möglich, wird er eine gute Prognose haben. Die Spätletalität nach Pankreasresektion wegen chronischer Pankreatitis wird durch Komplikationen verursacht, die dem fortgesetzten Alkoholkonsum zuzuschreiben sind, wie diabetisches Koma bei mangelnder Lebensdisziplin, alkoholtoxische Lebererkrankungen oder durch chronischen Alkoholkonsum hervorgerufene Herz-Kreislauf-Erkrankungen.

Therapie

Anastomoseninsuffizienz: Bei guter Drainage und gutem Allgemeinzustand Abwarten, bei drohender oder eingetretener Sepsis Reintervention fast immer mit Entfernung der Restdrüse und Blindverschluß des hochgezogenen Jejunums.

Bei blutbild- und kreislaufwirksamer *Blutung* Reintervention und chirurgische Blutstillung.

Linksresektion bei chronischer Pankreatitis

Narkose: Intubationsnarkose.

Lagerung: Rückenlage.

Zugangsweg: Nach oben konvexer Oberbauchquerschnitt (s. Abb. **19**, S. 150).

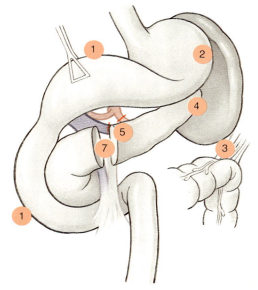

Arbeitsschritte (Abb. 84)

1 Nach ausgiebiger Mobilisation des Duodenums und Eröffnung der Bursa omentalis Exploration des Pankreas und Freilegen von Pankreaskörper und -schwanz.
2 Durchtrennung der Vv. gastricae breves.
3 Mobilisierung der linken Kolonflexur nach kaudal.
4 Auslösen der Milz aus ihrem Lager und Luxieren von Milz und Pankreas nach ventral und rechts.
5 Durchtrennung der Drüse nach Ligatur von A. und V. splenica in zuvor festgelegter Höhe, mehr oder weniger duodenalnah.
6 Bei geplanter Resektion über die Pfortader hinaus präliminäre Darstellung der Vene.
7 Abnaht der fischmaulförmig zugeschnittenen Resektionsfläche (absorbierbare Naht).

Abb. **84**

Spezielle Technik

Die Linksresektion bei chronischer Pankreatitis ist destruktiven Entzündungsprozessen vorbehalten, die überwiegend oder ausschließlich den Korpus- und Kaudabereich der Drüse betreffen. Ist auch der Pankreaskopf einbezogen, kommt eine Linksresektion nicht in Frage. Hier sind häufig Reoperationen, d. h. Duodenokopfpankreatektomien, erforderlich, die dann den Verlust der ganzen Drüse zur Folge haben.

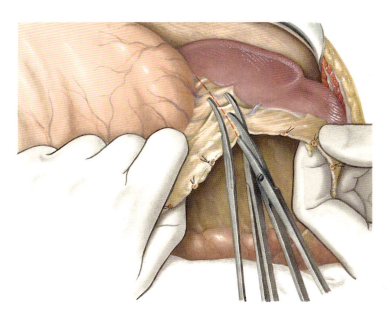

Abb. **85** Quere, nach oben konvexe, mehr nach links reichende Oberbauchlaparotomie mit Zugang zum Pankreaskörper und -schwanz. Durchtrennung des Lig. gastrosplenicum, Abdrängen des Magens nach oben und der linken Kolonflexur nach unten, Durchtrennung der Aa. und Vv. gastricae breves zwischen Ligaturen.

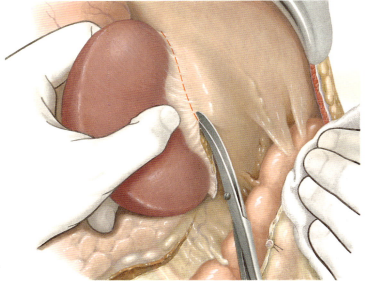

Abb. **86** Auslösen der Milz aus ihrem Lager nach Durchtrennung des Lig. phrenicosplenicum, wobei mit der Milz durch stumpfe medialwärts gerichtete Präparation auch Pankreasschwanz und -körper von ihrer Unterlage abgelöst und nach ventral rechts geschlagen werden können.

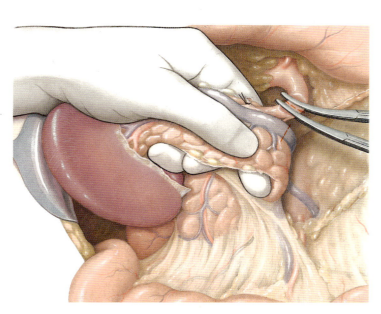

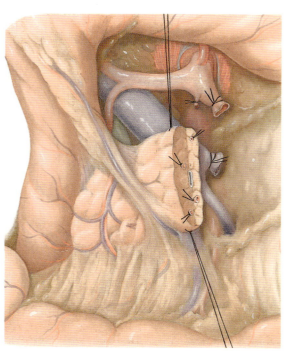

Abb. **87** Nach vollständiger Mobilisation von Pankreaskörper und -schwanz Absetzen zunächst der A. splenica kurz nach ihrem Abgang aus dem Truncus coeliacus und der V. splenica, etwa in gleicher Höhe, je nach Resektionsausmaß. Ist eine Linksresektion über die Pfortader hinaus geplant, sollte die V. portae von kranial und die V. mesenterica superior von kaudal her präpariert, das Pankreas von beiden Gefäßen abgelöst werden.

Abb. **88** Bestimmung der Resektionsgrenze, dann fischmaulförmige Resektion der Drüse, Stillung von Blutungen auf der Schnittfläche, teils durch Durchstichligaturen, teils durch Elektrokoagulation. Das normale Kaliber des Ductus pancreaticus zeigt den fehlenden Aufstau und die normale Abflußmöglichkeit des Pankreassekrets durch die Papilla duodeni.

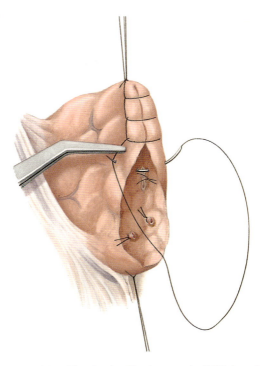

Abb. **89** Abnaht der Pankreasschnittfläche einschließlich des Ductus pancreaticus durch Einzelknopf- oder fortlaufende Naht absorbierbares Nahtmaterial der Stärke 3 × 0 bis 4 × 0).

Akute Pankreatitis

Ziele und Methoden

Die akute Pankreatitis, die in den westlichen Industrieländern am häufigsten alkoholtoxisch bedingt ist, seltener Folge einer Steinerkrankung der Gallenwege, eines Traumas oder einer Stoffwechselstörung sein kann, wird primär immer konservativ behandelt. Die konservative Therapie geht – je nach Schweregrad – von einer einfachen Basistherapie (parenterale Ernährung, Schmerzbekämpfung) zu intensivtherapeutischen Maßnahmen über; sie kann bei maximaler Ausprägung der Erkrankung ein invasives Kreislaufmonitoring mittels eines Swan-Ganz-Katheters, die Gabe von Katecholaminen, eine Respiratortherapie und eine Hämofiltration einschließen.

Die revidierte Fassung der Marseiller Klassifikation der akuten Entzündung der Bauchspeicheldrüse von 1984 unterscheidet milde und schwere Formen. Diese Unterscheidung kommt den chirurgischen Aspekten, d. h. bei Abwägung von Indikation und Verfahrenswahl, nahe und paßt sich der chirurgischen Klassifikation gut an (Tab. **1**).

Das Stadium 1 repräsentiert die ödematöse Form, sie stellt keine Operationsindikation dar, während die Stadien 2 und 3 mit unterschiedlicher Ausdehnung der nekrotisierenden Entzündung häufig eine chirurgische Therapie erfordern. Neben klinischen Parametern fußt die Klassifikation im wesentlichen auf den Ergebnissen bildgebender Verfahren, insbesondere der Computertomographie.

Ziel der chirurgischen Behandlung der Stadien 2 und 3, also der partiellen oder (sub)totalen, akuten hämorrhagisch nekrotisierenden Pankreatitis (AHNP) ist in erster Linie die Ausräumung des entzündlichen Herdes im Retroperitoneum und damit die Prävention oder Therapie lebensbedrohlicher Komplikationen wie Sepsis, Nierenversagen und respiratorische Insuffizienz. Im späteren Verlauf steht die Ausräumung von Sequestern und Nekrosestraßen, die Drainage von Abszessen, die Therapie einer zugrundeliegenden Gallenwegserkrankung oder einer Pseudozyste im Vordergrund. Seltener müssen Pleuraergüsse, Aszites, Gefäßarrosionen oder Fisteln zum Magen, Dünn- oder Dickdarm behandelt werden. Neuere Befunde sprechen für eine frühzeitige ERCP mit Papillotomie und evtl. Steinextraktion bei akuter Pankreatitis, wenn Labor- und/oder Schallbefunde für eine Choledocholithiasis sprechen. Ob ERCP und Papillotomie in der Frühphase bei *allen* Patienten mit akuter Pankreatitis einen Vorteil bringen, wird derzeit in kontrollierten Studien geprüft.

Fortschritte der Intensivmedizin, Erfassung hämodynamischer Parameter, Klassifikation der Verläufe durch Sepsis-Scores, der Einsatz differenzierter Beatmungstherapie und der aktiven Hämofiltration haben es erlaubt, Patienten fast immer ohne chirurgische Therapie über die erste Woche nach Beginn der Erkrankung zu bringen. Auf diese Weise lassen sich chirurgische Eingriffe in dieser Frühphase, die mit einer extrem hohen Letalität belastet sind, fast immer vermeiden.

Tabelle **1** Klassifikation der akuten Pankreatitis (nach Kümmerle)

	Schweregrad		
	I	II	III
Klinisches Bild	leicht	mäßiggradig bis schwer	schwer
Computertomographie	Pankreasödem	umschriebene Nekrosen	ausgedehnte Nekrosen
Respiratorische und/oder renale Insuffizienz	keine	selten	häufig
Verlauf unter konservativer Therapie	rasch reversibel	meist spätere Komplikationen	potentiell letal

Indikationen

Die Indikation zur chirurgischen Therapie wird durch den klinischen Verlauf, insbesondere unter Beachtung der Sepsisparameter (Leukozytose, Thrombozytensturz, Erniedrigung des peripheren Widerstandes, hyperdyname Kreislaufsituation, Katecholamin- und Insulinbedarf), durch Beachtung respiratorischer Meßwerte (Sauerstoffpartialdruck) und der Nierenfunktion gestellt. Die Computertomographie dient im wesentlichen der Erkennung von Lokalisation und Ausmaß sowie Ausbreitung der nekrotisierenden Entzündung in der Bauchspeicheldrüse und im Retroperitoneum, vor allem im Bereich der „Nekrosestraßen" hinter dem Colon descendens, ascendens oder auch in der Mesenterialwurzel, seltener nach kranial in Richtung auf das hintere Mediastinum (Abb. **90**).

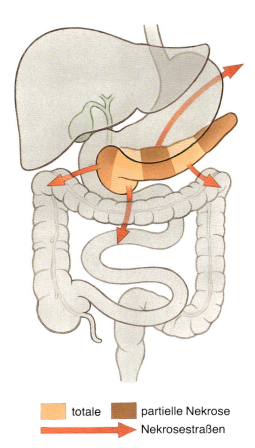

totale █ partielle Nekrose
➡ Nekrosestraßen

Abb. **90** Nekrosestraßen bei akuter hämorrhagisch-nekrotisierender Pankreatitis.

Klassische Indikationen zur operativen Intervention bei einer AHNP, die durch Computertomographie nachgewiesen sein muß, ist die Entwicklung oder Persistenz einer Sepsis sowie die Entwicklung einer respiratorischen oder renalen Insuffizienz unter adäquater intensivtherapeutischer Behandlung. Der Nachweis einer Keimbesiedlung der Nekrosen durch computertomographisch oder sonographisch gesteuerte Feinnadelpunktion unterstützt die Indikation zur Operation. Sie muß auf der Intensivstation unter Beachtung des klinischen Verlaufs täglich neu überprüft werden. Parameter sind zunächst der klinische Abdominalbefund, wobei peritonitische Zeichen und die Vergrößerung der lokalen Resistenz sowie die Ausbreitung der Nekrosen in die Flanken und periumbilikal (Cullen- oder Gray-Turner-Zeichen) für ein Fortschreiten der Erkrankung im Retroperitoneum sprechen. Einfache Entzündungsparameter wie Fieber und Leukozytose stellen weitere, wesentliche Parameter dar neben einer Verschlechterung des Sauerstoffpartialdruckes unter einer adäquaten Respiratortherapie (CPPV-Beatmung mit PEEP zwischen 5 und 15 cm H_2O, je nach Kreislaufsituation). Weiterhin tragen die Entwicklung einer zunehmenden Laktatazidose, eine Verschlechterung der Kreislaufgrößen wie Absinken des peripheren Widerstandes, das Entstehen einer hyperdynamen Kreislaufsituation und eine Verschlechterung der Nierenfunktionswerte zur Indikation bei.

Nach wie vor muß eine beginnende Nieren- und respiratorische Insuffizienz als dringliche Indikation zur Operation bei AHNP gesehen werden. Beim Ausfall dieser beiden wichtigen Organfunktionen ist von einer lebensgefährlichen Situation auszugehen.

Die klinischen und laborchemischen Parameter müssen durch den aktuellen, bei schwerem Krankheitsverlauf in 2- bis 8tägigem Abstand wiederholten computertomographischen Befund ergänzt werden. Im allgemeinen werden intrapankreatische und peripankreatische Nekrosen sowie Exsudatansammlungen dem klinischen Befund entsprechen. Sind jedoch keine oder nur geringfügige Organveränderungen nachweisbar, ist keine Indikation gegeben.

Von der Phase der akuten Entzündung und der hier zu stellenden Operationsindikation kann eine „postakute" Phase separat betrachtet werden. Sie ist erreicht, wenn durch intensivtherapeutische Maßnahmen eine Beherrschung des Krankheitsbildes über 2–3 Wochen möglich war. Dann entstehende septische Krankheitsbilder beruhen meist auf der Ausbildung von Abszessen, Pankreassequestern oder Wandnekrosen benachbarter Hohlorgane wie Kolon, Dünndarm oder Magen, die entsprechend behandelt werden.

In dieser Phase ist bei fehlenden septischen Zeichen auch die Indikation Cholezystektomie gegeben, wenn die AHNP als biliär bedingt angesehen wird. Choledochuskonkremente sollten schon in der Frühphase der Erkrankung endoskopisch entfernt worden sein.

Akute Blutungen aufgrund von Gefäßarrosionen sind eine Indikation zur sofortigen Therapie in jeder Phase der Erkrankung.

Kontraindikationen

Nach schlechten Erfahrungen mit der sog. Frühoperation in den 70er Jahren sind chirurgische Eingriffe in der ersten Woche nach Beginn einer AHNP mit respiratorischem und renalem Versagen nicht indiziert. Sind Patienten mit den heute zur Verfügung stehenden Mitteln der Intensivtherapie nicht über diese erste Phase zu bringen, kann auch ein chirurgischer Eingriff den letalen Verlauf nicht beeinflussen. Eine schwere AHNP mit beginnendem oder manifestem Nieren- und Lungenversagen bei über 80jährigen ist generell als Kontraindikation für eine operative Intervention anzusehen. In seltenen Fällen findet sich bei Sepsis und eindeutigem klinischen Bild einer AHNP computertomographisch ein normales oder nur geringfügig verändertes Pankreas. Auch hier ist der letale Verlauf durch einen operativen Eingriff nicht zu beeinflussen.

Operationsrisiken und Aufklärungshinweise

Die chirurgische Therapie der AHNP ist von einem hohen Risiko begleitet. Die postoperative Letalität lag bei der heute nicht mehr vertretbaren operativen Frühintervention innerhalb der ersten Woche bei 70–80%. Auch danach liegt sie im allgemeinen noch zwischen 20 und 30%, nur wenige Zentren konnten durch Selektion des Patientengutes und durch Verbesserung der Intensivtherapie und damit durch Verzögerung des operativen Eingriffs die Sterblichkeit auf 8–12% senken.

Bei fast allen Erkrankten ist unter den intensivtherapeutischen Bedingungen naturgemäß kein Aufklärungsgespräch möglich. Es sollte unter Berücksichtigung der oben genannten Zahlen mit den Verwandten geführt werden. Da es keine relative Indikation zur Operation bei der AHNP gibt, muß der Eingriff bei Entwicklung eines septischen Krankheitsbildes oder eines Organversagens immer als absolut indiziert bezeichnet werden. Postoperative Folgen wie pankreopriver Diabetes, Narbenbruch nach offener Abdominalbehandlung, Trachealstenose nach Tracheotomie und Langzeitbeatmung, treten hier an Bedeutung zurück und müssen in Kauf genommen werden.

Spezielle Vorbereitungen

Am Beginn der Behandlung steht bei allen Patienten mit akuter Pankreatitis die Einleitung von Maßnahmen einer Intensivüberwachung wie Legen eines zentralvenösen Zuganges, eines Blasenkatheters, einer Magensonde, parenterale Ernährung und Erfassung von Serumparametern sowie der Diuresemenge und der Erstellung einer Blutgasanalyse in kurzfristigen Abständen. In den ersten 24 Stunden nach Aufnahme des Patienten sollte auf jeden Fall eine Computertomographie erfolgen, um einen Ausgangsbefund erstellen zu können, der zusammen mit der klinischen und laborchemischen Dynamik eine Beurteilung des Verlaufs zuläßt. Die Computertomographie sollte je nach Schwere des Krankheitsbildes in 48stündigem bis wöchentlichem Abstand wiederholt werden. Sinkt der Sauerstoffpartialdruck unter 60 mmHg ab oder entwickeln sich Infiltrate in der Lunge, ist eine Respiratortherapie indiziert, die im allgemeinen als kontrollierte Überdruckbeatmung (CPPV) unter Verwendung eines positiven endexspiratorischen Druckes (PEEP) geführt wird. Sind Sepsiszeichen vorhanden, sollte ein Swan-Ganz-Katheter gelegt werden, wobei Auswurfvolumen, Cardiac-Index, peripherer Widerstand usw. in 6- bis 12stündigen Abständen gemessen werden müssen. Nach diesen Parametern ist die Dosierung der Katecholamin-Therapie auszurichten. Steigen trotz adäquater Flüssigkeitssubstitution die harnpflichtigen Substanzen an oder kommt es zu einer Einschränkung der Diurese, ist eine Hämofiltration am besten nach Anlegen eines Scribner-Shunts notwendig. Sie wird, volumengesteuert, über eine Rollerpumpe aktiv betrieben.

Medikamentös ist bei Fieber und Leukozytose eine antibiotische Behandlung mit einer Sepsiskombination indiziert, ebenso die grundsätzliche Gabe eines H_2-Rezeptor-Antagonisten und die Heparinisierung des Patienten, die je nach Thrombozytenzahl und partieller Thromboplastinzeit von einer Niedrigdosierung bis in den therapeutischen Bereich geführt werden muß. Der massive Aufwand an apparativem Monitoring und Unterstützung vitaler Funktionen darf die klinische Beurteilung nicht in den Hintergrund rücken lassen. Die Entwicklung des Lokalbefundes im Abdomen durch Inspektion (livide Verfärbung der Flanken und periumbilikal, McCullen- bzw. Gray-Turner-Zeichen) und durch Palpation (Zunahme der entzündlichen Resistenz, Zeichen der Peritonitis) hat nach wie vor entscheidende Bedeutung.

Ist die Indikation zur Operation gestellt, muß für einen ausreichenden Ersatz der Blutkomponenten wie Erythrozytenkonzentrate, Thrombozytenkonzentrate und Frischplasma vorgesorgt werden.

Nekrosektomie bzw. Linksresektion

Narkose: Intubationsnarkose.

Lagerung: Rückenlage.

Zugangswege:

Querer, nach oben konvexer, etwa 2 Querfinger von den Rippenbögen entfernt verlaufender Oberbauchquerschnitt, der je nach Ausbreitung der peripankreatischen Nekrosen nach rechts oder links in die rechte bzw. linke Flanke verlängert werden muß (Abb. **91**).

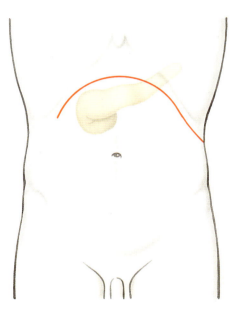

Abb. **91**   Zugang bei AHNP im Körper- und Schwanzbereich. Bei Kopfnekrosen und Nekrosestraßen hinter dem Colon ascendens ist eine Verlängerung – wie hier links gezeigt – in die rechte Flanke notwendig.

Arbeitsschritte

1 Eröffnen der Bursa omentalis, Hochschlagen des Magens und Abdrängen des Querkolons nach unten.
2 Ausräumen von Nekrosen aus der Bursa omentalis.
3 Linksresektion des Pankreas nahe an gut durchblutete Abschnitte.
4 Auslösen der Milz aus ihrem Lager.
5 Ausräumung von Nekrosestraßen retrokolisch links oder im Bereich des Dünndarmmesenteriums.
6 Gegebenenfalls Ausräumung von Nekrosestraßen nach rechts retrokolisch.
7 Einlegen dicklumiger Rohrdrainagen.
8 Offenlassen und lockeres Auslegen der Wunde rechts bzw. links lateral.

Spezielle Technik

Da die AHNP sich in der überwiegenden Zahl der Patienten im Korpus- und Schwanzbereich ausbreitet, ist eine Nekrosektomie und je nach Ausmaß der Nekrosen eine mehr oder weniger anatomiegerechte Linksresektion mit Splenektomie die Methode der Wahl. Bei einem kleinen Teil der Patienten, bei dem sich die Entzündung auf den Kopfbereich beschränkt und die Entzündungsausbreitung über die Drüse hinausgeht und Nekrosestraßen hinter dem Colon ascendens nach sich zieht, ist eine Nekrosektomie im Kopfbereich und retrokolisch rechts mit anschließender Drainage indiziert.

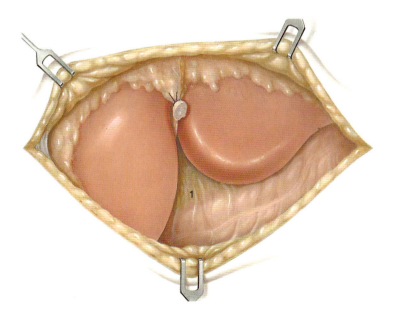

Abb. **92**   Nach Eröffnen des Abdomens kann in den meisten Fällen Aszites, der entweder klar oder hämorrhagisch eingetrübt ist, abgesaugt werden. Die fast immer alkoholtoxisch im Sinne einer Fettleber veränderte und infolge der Infusionstherapie oft vergrößerte Leber wölbt sich über das Operationsgebiet vor. Sie wird später vorsichtig durch Haken, da sie leicht verletzlich ist, zurückgehalten. Meist erkennt man schon den entzündlichen Tumor bzw. die hämorrhagische Nekrose durchscheinend durch das Omentum minus oder hinter dem Lig. gastrocolicum. Nach Hochschlagen des Querkolons und des großen Netzes sind die Folgen der Entzündung im Retroperitoneum durch Verklebung der oberen Dünndarmschlingen mit dem Mesocolon transversum erkenntlich. Eine Entzündungsausbreitung in den Unterbauch ist in schweren Fällen als Durchbruch der hämorrhagischen Nekrosen in der Nähe des Treitzschen Bandes (Plica duodenalis superior) zu erkennen. Fast immer ist jedoch die Entzündung auf den Oberbauch begrenzt. Aus diesem Grunde wird das übrige Abdomen mit Bauchtüchern ausgestopft und das Colon transversum als „Wasserscheide" später an das ventrale Bauchwandperitoneum angeheftet.

1 Lig. gastrocolicum

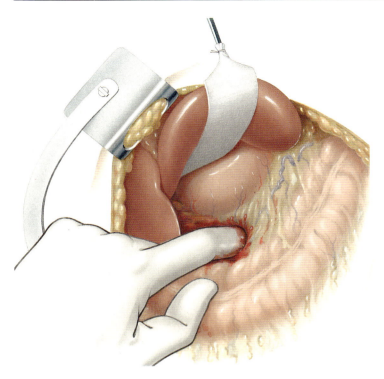

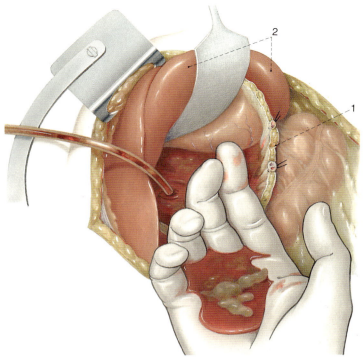

Abb. **93** Nach Aufhalten der Bauchwunde mit selbsthaltenden Haken und Zurückdrängen der Leber erfolgt die Durchtrennung des Lig. gastrocolicum, beginnend am distalen Antrum bis zur linken Flexur. Ist das Lig. gastrocolicum in den Entzündungsprozeß einbezogen, erfolgt die Eröffnung der Bursa omentalis zunächst stumpf digital, wie die Abbildung zeigt.

Abb. **94** Nach Eröffnen der Bursa omentalis wird zunächst das hämorrhagische Exsudat, das z. T. auch Nekrosen enthält, abgesaugt, bis das eigentliche Pankreas bzw. die festen Nekrosen sichtbar werden.

1 Lig. gastrocolicum
2 linker Leberlappen, vergrößert

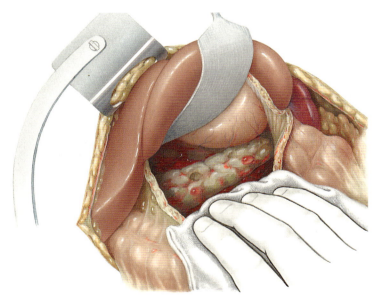

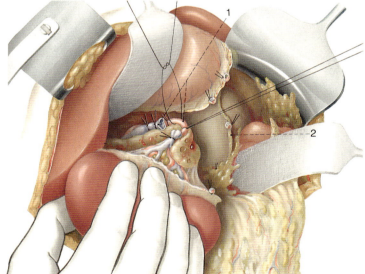

Abb. **95** Im weiteren Verlauf wird das Lig. gastrocolicum bis zur Milz hin durchtrennt, die linke Flexur nach kaudal und der Magenfundus nach kranial abgedrängt und das Pankreas exploriert.

Abb. **96** Die Milz wird nach Durchtrennung der Ligg. splenocolicum, gastrosplenicum und phrenicosplenicum nach ventral luxiert und damit werden auch Pankreasschwanz und -körper aus dem retroperitonealen Lager mobilisiert. Diese Mobilisation und spätere Resektion des Pankreas bis vor die V. mesenterica superior bzw. Pfortader wird auch vorgenommen, wenn der Drüsenkern erhalten ist. Nur dieses Manöver erlaubt einen adäquaten Zugang zu retrokolisch links gelegenen Nekrosestraßen und eine völlige Ausräumung des linken Retroperitoneums von allen Nekrosen. V. und A. splenica werden durch doppelte Durchstichligaturen gesichert und durchtrennt. Es ist wichtig, die Vv. gastricae breves am Magenfundus sorgfältig zu ligieren, da von ihnen hin und wieder Nachblutungen ausgehen können.

1 A., V. splenica
2 Lig. phrenicosplenicum

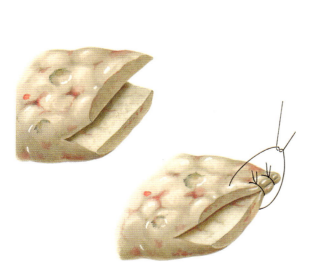

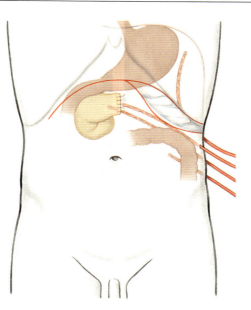

Abb. **97** Die Resektion des Pankreaskörpers geschieht durch einen fischmaulförmigen Schnitt, die Versorgung der Schnittfläche durch eine einreihige Abnaht (absorbierbares Nahtmaterial der Stärke 3×0). Häufig sind anatomische Resektionen jedoch nicht möglich und nicht erforderlich. Durch eine mehr oder weniger vollständige Durchsetzung der Drüse mit Nekrosen in diesem Bereich kann eine digitale Absetzung oder auch im späteren Verlauf der Erkrankung eine Entfernung des sequestrierten Pankreaskörpers durch einfache Entnahme des Drüsensequesters erfolgen.

Abb. **98** Am Ende der Operation wird die Laparotomiewunde im links von der Mittellinie gelegenen Abschnitt bis zur Flanke offengelassen, das Colon transversum, insbesondere die linke Flexur als „Wasserscheide" an das vordere Bauchwandperitoneum mit 3×0 Einzelknopfnähten angeheftet. Der Magen bleibt nach oben geschlagen. Die retroperitoneale Nekrosehöhle wird durch mehrere Drainagen versorgt und die Wunde locker mit Gazestreifen, teils zur Blutstillung, teils zur Offenhaltung der Wundhöhle ausgelegt.

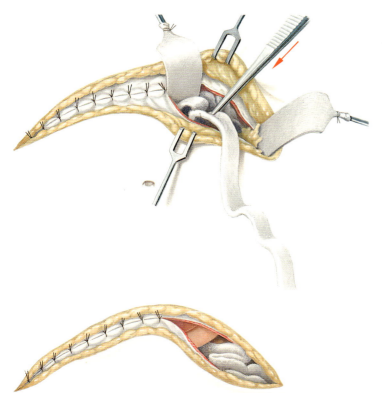

Abb. **99** Das lockere Auslegen der Nekrosehöhle mit Gazestreifen, zusätzlich zu einer großzügigen Drainage durch mehrere Rohrdrainagen (keine Easy-flow-Drainagen oder Penrose-Drainagen) ermöglicht es, in 24stündigen Abständen nach Entfernen der Drainagen manuell auf der Intensivstation die Nekrosehöhle auszuräumen und mit größeren Mengen von Kochsalzlösungen zu spülen. Nach Beendigung dieses Manövers wird die Höhle immer wieder locker mit Gazestreifen ausgelegt.

Komplikationen

Intraoperative Komplikationen

Während und auch nach der Nekrosektomie bzw. Linksresektion und Splenektomie wegen AHNP kann es zu zum Teil lebensbedrohlichen Komplikationen kommen.

Intraoperativ am gefürchtetsten ist die diffuse, nicht beherrschbare *Blutung* aus dem Retroperitoneum bzw. aus den großen Venen, im speziellen der V. mesenterica superior oder der V. portae. Um diffuse Blutungen zu vermeiden, ist ein Hinauszögern der Operation durch optimale intensivmedizinische Maßnahmen in die zweite Woche nach Krankheitsbeginn notwendig. Diffuse Blutungen sind zu erwarten, wenn vitales und nekrotisches Gewebe sich noch nicht definitiv separiert haben und die Schicht, in der die Nekrosektomie erfolgen muß, nicht eindeutig festgelegt ist. Kommt es dennoch zur Blutung, ist eine lokale Blutstillung durch Umstechung oder Elektrokoagulation fast immer aussichtslos. Die Blutung kann beherrscht werden durch großzügiges Austamponieren der Nekrosehöhle mit einer Mikulicz-Tamponade.

Zur Verhütung von Blutungen aus großen Venen ist eine Resektion des Pankreas von links über die Wirbelsäule hinaus zu vermeiden. Auch wenn hier noch Nekrosen vorhanden sind, sollte man nicht über die Wirbelsäule nach rechts resezieren, da die Situation aufgrund der entzündlichen Veränderungen meist unübersichtlich ist und die Venen vor ihrer Eröffnung kaum darstellbar sind.

Therapie

Intraoperative Blutung: Wenn möglich lokale chirurgische Blutstillung inklusive gefäßchirurgischer Versorgung großer Venen, sonst ausgedehnte Tamponade des Operationsgebiets (Mikulicz-Tamponade).

Postoperative Komplikationen

Wenn die Entzündung der Bauchspeicheldrüse weiterschwelt, kann es zur *Andauung des Colon transversum, der Magenhinterwand* oder *auch einer oberen Dünndarmschlinge* kommen. Die Komplikation ist meist nicht sofort erkennbar. Zu empfehlen ist bei Wiederauftreten einer septischen Situation die Durchführung eines Kolonkontrasteinlaufes mit Gastrografin oder einer entsprechenden Darstellung des Magens, vor allem dann, wenn eine erneute Computertomographie die septische Situation nicht erklärt. Uns haben sich alleinige Übernähungen weder am Magen noch am Darm bewährt.

Bei Dünndarmfisteln sind selten operative Eingriffe notwendig. Meist handelt es sich um „Einbahnstraßen", wobei über eine Füllung der Drainagen mit Kontrastmittel der Anschluß an den Dünndarm sichtbar wird, bei einer Magen-Darm-Passage jedoch kein Kontrastmittel aus dem Darm austritt.

Bei sehr aggressivem Verlauf der nekrotisierenden Entzündung sind Andauungen von Arterien möglich, wie z. B. der A. colica media oder auch der durch Abnaht versorgten A. splenica.

Bei adäquater Ausräumung der Nekrosehöhlen während der Operation und wiederholter Revision und erneuten manuellen Abtragungen von Nekrosen auf der Intensivstation ist ein Persistieren der Entzündung und des septischen Zustandes die häufigste Todesursache bei AHNP. Vor allem, wenn die respiratorische und renale Insuffizienz zunimmt und irreversibel bleibt, muß mit einem letalen Ausgang gerechnet werden.

Therapie

Andauung von Magen, Dick- oder Dünndarm: Übernähungen sind nicht zuverlässig. Am Magen ist eine Teilresektion notwendig, in Extremfällen, wenn die Leckage im Fundusbereich liegt, auch eine Gastrektomie. Bei Nekrosen am Kolon, meist im linken Transversumbereich, empfiehlt sich eine Diskontinuitätsresektion mit Blindverschluß des Colon descendens und Ausleiten des Colon transversum als endständige Kolostomie.

Blutung: Bei großem Blutverlust Relaparotomie, wenn möglich lokale Blutstillung durch chirurgische Maßnahmen, sonst Tamponade.

Postakute Pankreatitis

Wenn die AHNP durch adäquate intensivtherapeutische Maßnahmen unter Kontrolle gebracht wurde und eine Konsolidierung der Nekrosen in der Drüse und um die Drüse herum sich abzeichnet, kann mit einem spontanen Ausheilen und einer bindegewebigen Umwandlung des Entzündungsgebietes gerechnet werden, so daß eine chirurgische Intervention überflüssig ist. In dieser Spätphase können jedoch, ausgelöst von Pankreassequestern, Abszesse entstehen, die durch den gleichen Zugang wie bei akuter Entzündung ausgeräumt und drainiert werden sollten. Perkutane Abszeßdrainagen sind hier selten definitiv ausreichend, da das Sequestermaterial nicht entfernt werden kann. Es empfiehlt sich die Verwendung dicker Rohrdrainagen, die meist nach links lateral ausgeleitet werden und die eine Spülungsbehandlung der Abszeßhöhle zulassen.

Nach Konsolidierung der Entzündung ist auch die chirurgische Sanierung einer möglicherweise zugrundeliegenden Cholezystolithiasis sinnvoll.

Tumoren des exokrinen Pankreas

Der Großteil aller Pankreasgeschwülste geht vom exokrinen Drüsengewebe aus und ist maligner Natur, nur etwa 4% sind endokrinen Ursprungs.
Der häufigste Tumor der Bauchspeicheldrüse ist das *Karzinom*.
Nach der histologischen Klassifizierung überwiegt mit 80–85% das duktale Karzinom; es kann unterschiedlich differenziert sein (Adeno-, muzinöses, Siegelringzell-, adenosquamöses usw.); der Rest verteilt sich auf das Azinuszell-, das undifferenzierte und das Zystadenokarzinom.
An die 70% der Pankreaskarzinome sind im Kopf der Drüse lokalisiert, 20% im Körper- oder Schwanzbereich. Selten entwickelt sich der Tumor multizentrisch oder diffus. Die gesamte Drüse erfaßt vor allem das papilläre Zystadenokarzinom; es ist meist gut abgekapselt und daher trotz seiner Größe sehr oft radikal zu entfernen.
Wegen ihrer besseren Prognose werden die „periampullären" Tumoren vom eigentlichen Pankreaskarzinom unterschieden. Es sind dies die Karzinome des distalen Ductus choledochus, der Papille, des präampullären Pankreasgangabschnittes und des papillennahen Duodenums. Die Zuordnung kann manchmal erst anhand des Operationspräparates erfolgen und ist gelegentlich nicht eindeutig möglich. Diese Geschwülste treten klinisch früher in Erscheinung (Ikterus) und breiten sich angeblich später als das Pankreaskarzinom entlang der Lymph- und Nervenbahnen aus, unter ihnen findet man häufiger hochdifferenzierte Tumorformen.
Andere maligne Gewächse wie *Sarkome* (Lipo-, Angio-, Neuro-, Fibro- usw.) oder Metastasen extrapankreatischer Malignome spielen keine bedeutende Rolle.
Eine semimaligne Sonderform ist der solid-zystische Azinuszelltumor des Pankreas, der bislang nur bei jungen Frauen beobachtet wurde.
Benigne Geschwülste des exokrinen Gewebes (Adenom, Zystadenom, mesenchymale Tumoren) sind Raritäten.
Die Tumorchirurgie des Pankreas betrifft in erster Linie das Karzinom. Dieses entzieht sich nach wie vor der Frühdiagnose und verhält sich tumorbiologisch überaus aggressiv. Die Resektionsraten sind niedrig und lokoregionäre Rezidive häufig. Um so wichtiger ist ein operatives Vorgehen nach onkochirurgischen Prinzipien. Vor allem dieser Umstand macht eine eigene Darstellung der Operationstechnik für die Tumoren des Pankreas erforderlich, obwohl die Resektionsverfahren grundsätzlich jenen bei Pankreatitis entsprechen. Multimodale Therapiekonzepte scheinen mehr und mehr Bedeutung zu gewinnen.

Ziele und Methoden

Ziel der chirurgischen Therapie bei allen Geschwülsten des Pankreas ist die radikale Entfernung des Tumors; sie bietet die einzige Heilungschance.
Diese Chance ist beim Pankreaskarzinom aber sehr gering. Ihr sind durch die frühzeitige lokale und metastatische Organüberschreitung Grenzen gesetzt; derzeit können nur zwischen 10 und 30% aller Karzinome chirurgisch radikal entfernt werden. Eine operativ-technisch erzwungene Anhebung dieser Rate geht zu Lasten späterer Tumorstadien und führt nicht zur Verbesserung der Langzeitergebnisse. Beim Körper- und Schwanzkarzinom ist die Resektabilität noch seltener gegeben.
Vom Eingriff her werden die Behandlungsergebnisse weniger beeinträchtigt, seit man die Letalitätsquote der Duodenopankreatektomie zumindest in Zentren, die sich mit der Pankreaschirurgie besonders befassen, auf wenige (2–8)% herabsenken konnte. Die Frage, ob eine Radikaloperation des Pankreaskarzinoms überhaupt angestrebt werden soll, erscheint damit überholt. Bei der totalen Pankreatektomie spielen postoperative Morbidität und verfahrensbedingte Spätletalität noch eine größere Rolle.
Nur 10% der resezierten Fälle bzw. 3% aller Patienten mit Pankreaskarzinom erreichen bislang die 5-Jahres-Grenze, 70–80% sterben innerhalb des ersten Jahres nach der Diagnosestellung.
Um so größere Bedeutung haben palliativ-chirurgische Behandlungsziele, nämlich die Beseitigung oder Besserung von Symptomen, welche von sich aus die Lebenserwartung einschränken (Ikterus, Passagebehinderung) oder vor allem den Lebenswert für den Patienten mindern (Schmerz). Ob dafür eine unradikale Tumorexstirpation (als „beste Palliativmaßnahme") oder die einfachen Umgehungsoperationen besser geeignet sind, hängt vom jeweiligen Risiko einer Pankreasresektion ab (Letalität unter 10%!) und kann daher nicht generell beantwortet werden.
Die Operation hat beim Pankreastumor zunächst auch eine diagnostische Zielsetzung: sie dient dem Nachweis der echten Geschwulst sowie der Feststellung des Erkrankungsstadiums (Staging). Diese für die Methodenwahl entscheidenden Informationen vermag die präoperative Abklärung für gewöhnlich nicht mit ausreichender Sicherheit zu geben. Die intraoperative Diagnostik bildet daher stets den ersten operationsstrategischen Akt; sie erfolgt durch

- chirurgische Exploration (Palpationsdiagnostik),
- Biopsie (konventionell, Feinnadelbiopsie),

– ergänzende Röntgenuntersuchung, intraoperative Sonographie.

Diese Abklärung ist krankheitsspezifisch; beim Pankreaskarzinom ist dabei auch die Frage der Resektabilität zu überprüfen.

Methodenwahl:

Operationen mit kurativem Ziel
– partielle (subtotale) Duodenopankreatektomie,
– Splenopankreatektomie,
– totale Pankreatektomie,
– regionale Pankreatektomie,
– Tumorenukleation.

Operationen mit palliativem Ziel (Ausweichmethoden)
– Umgehungsanastomosen (biliodigestiv, Gastroenterostomie, pankreodigestiv),
– schmerzausschaltende Eingriffe,
– intraoperative Strahlentherapie.

Kriterien zur Methodenwahl sind:
– Art (Dignität) der Geschwulst (Typing, Grading),
– Lokalisation und Ausbreitung (Staging),
– Allgemeinzustand (Alter) des Patienten,
– Zweiterkrankungen und
– chirurgische Erfahrung des Operateurs.

Die Entscheidung zugunsten eines Operationsverfahrens, das der Entfernung des Tumors dient, sollte nur getroffen werden, wenn durch genaue chirurgische Exploration die Resektabilität gegeben erscheint und der Eingriff als radikal angesehen werden darf. Das ist nicht nur bei Pankreaskarzinomen des Stadiums I der Fall, sondern gelegentlich auch der Stadien II und III (UICC 1987), wenn die Operationstechnik nach *onkochirurgischen Kriterien* ausgerichtet ist:

– Ausweitung der Resektionsgrenzen (Resektionsabstand vom Karzinom zumindest 3 cm),
– histologische Schnellschnittuntersuchung der Dissektionsebene am Pankreas,
– systematische regionale Lymphadenektomie,
– Mitentfernung allen Gewebes entlang des Processus uncinatus bis zur A. mesenterica superior (hier nehmen die meisten lokoregionären Tumorrezidive ihren Ausgang),
– keine pyloruserhaltende Modifikation.

Eine palliative Tumorresektion kann im Ausnahmefall als symptomatische Maßnahme (z. B. breiter Tumoreinbruch in das Duodenum mit Blutung) erforderlich sein. Ein sehr schlechter Allgemeinzustand, hohes Lebensalter (über 80 Jahre) und gravierende Nebenerkrankungen des Patienten schließen eine Radikaloperation aus. Bei geringer Erfahrung mit der Pankreaschirurgie sollten Patienten schon bei Tumorverdacht an ein entsprechendes Schwerpunktkrankenhaus abgegeben werden.
Die Resektion von rechts (partielle bzw. subtotale Duodenopankreatektomie) ist dem bevorzugten Sitz der Pankreaskarzinome im Kopf der Drüse entsprechend die häufigste zur Anwendung kommende Operationsmethode. Die von

Whipple 1935 erarbeitete Technik dieses Eingriffs wurde seither vielfach modifiziert.
Vor rund 10 Jahren wurde die totale Pankreatektomie als Regeloperation für das Pankreaskarzinom empfohlen, basierend auf einer zu häufig angenommenen multizentrischen Entstehung bzw. intraduktalen Ausbreitung der Geschwulst. Die Erfahrungen haben gezeigt, daß die höhere postoperative Morbidität durch den offenbar unbedeutenden Radikalitätsgewinn nicht wettgemacht wird. Daher bleibt aus heutiger Sicht dieser Eingriff den seltenen diffusen (Zystadenokarzinom) oder multizentrischen Tumoren vorbehalten, er kann in Form der regionalen Pankreatektomie bei enger Beziehung der Geschwulst zu den großen Gefäßen in Erwägung gezogen werden.
Die Splenopankreatektomie kommt beim Pankreaskarzinom nur selten in Betracht, relativ häufig aber bei Infiltration des Pankreasschwanzes durch Tumoren der Nachbarorgane (Magen, Kolon, linke Nebenniere usw.) sowie bei gutartigen Geschwülsten des Pankreasschwanzes; sie ist komplikationsärmer als die Enukleation, die bei malignen Tumoren grundsätzlich kontraindiziert ist.
Unter den palliativ-chirurgischen Maßnahmen spielen die biliodigestiven Anastomosen, meist in Form der (terminooder latero-lateralen) Hepatikojejunostomie (mit Roux-Schlinge), die wichtigste Rolle. Cholezystodigestive Ableitungen sind angezeigt, wenn die Geschwulst einen ausreichenden Abstand von der Zystikusmündung hat. Die früher bevorzugte latero-laterale Choledochoduodenostomie sollte wegen der Tumornähe vermieden werden. Zur vorübergehenden Galleableitung vor einer geplanten Radikaloperation genügen der endoskopisch plazierte Pig-tail-Katheter, die PTD oder die einfache T-Drainage.
Bei Magenausgangsstenose durch Duodenalobstruktion ist die Gastroenterostomie indiziert. Ob diese auch prophylaktisch aus Anlaß einer bilio-digestiven Anastomosierung mitangelegt werden soll, wird unterschiedlich beurteilt. Wenn im Rahmen des Eingriffs eine Strahlenbehandlung bei duodenum-nahem Tumor erfolgt, ist die Gastroenterostomie obligat. Die palliative Pankreatikojejunostomie hat bei Tumorerkrankung des Pankreas nur geringe Bedeutung; sie kann bei typischer Anamnese (postprandialer Stauungsschmerz) gelegentlich in Ergänzung zur chirurgischen Galleableitung angezeigt sein. Splanchnikektomie bzw. Resektion des Ganglion coeliacum zur Schmerzbehandlung sind durch die Methode der sonographisch gezielten Alkoholinfiltration verdrängt und somit obsolet. Eine palliative Linksresektion zur Schmerzbeeinflussung kann nicht empfohlen werden.

Indikationen

Absolute Indikationen

Von wenigen Ausnahmesituationen (s. u.) abgesehen bildet jede echte Pankreasgeschwulst eine zwingende und zugleich dringliche Anzeige zur Operation; sie stellt die einzige potentiell kurative Behandlungsmöglichkeit dar; die chirurgische Resektabilität darf mit der Fortdauer der Erkrankung immer weniger erwartet werden. Daher ist schon bei Karzinomverdacht die operative Exploration und bioptische Abklärung indiziert, sofern nicht-chirurgische Verfahren diesen Verdacht nicht gänzlich zu entkräften vermögen.

Im fortgeschrittenen Stadium können tumorbedingte Folgeerkrankungen wie Gallengangs- und Duodenalobstruktion eine (absolute) Indikation bedeuten; ein mechanischer Ikterus oder hoher Ileus führt früher zum Tod als das Tumorleiden selbst. Ähnliches gilt für die Anzeige zur palliativen Pankreasresektion bei intestinalem Tumoreinbruch mit schweren und rezidivierenden Blutungen.

Relative Indikationen

Durch die heute verfügbaren alternativen Techniken zur (zeitlich begrenzten) Galleableitung ist bei eindeutig inkurablem Pankreaskarzinom die Indikation zur biliodigestiven Anastomosierung nur mehr relativ; ein Therapieversuch mittels endoskopisch-retrograder (ERD) oder perkutan-transhepatischer (PTD) Drainage erscheint gerechtfertigt. Als fraglich indiziert sind alle operativen Maßnahmen mit dem Ziel der Schmerzbeeinflussung (Splanchnikektomie) oder die palliative Linksresektion bei Pankreaskörperkarzinom zu werten, solange man keine besseren Erfolge als bisher damit zu erreichen vermag.

Kontraindikationen

Gegenanzeigen bilden die Unfähigkeit (Unzumutbarkeit) für eine Allgemeinnarkose sowie Stoffwechsel- und Nebenerkrankungen (Diabetes mellitus, Gerinnungsstörungen, Nieren-, kardiopulmonale Insuffizienz usw.), wenn durch entsprechende Behandlung innerhalb kürzerer Zeit eine Besserung erwartet werden darf. Hochgradiger Ikterus (Gesamtbilirubin über 25 mg%) gilt als Kontraindikation gegen das einzeitige Vorgehen bei der Radikaloperation. Dem Lebensalter allein kommt als limitierendes Kriterium weniger Bedeutung zu. Der Allgemeinzustand des Patienten muß individuell beurteilt werden.

Nicht indiziert ist ein chirurgischer Eingriff bei lokal oder wegen Metastasierung nicht resezierbarem Pankreas-(Körper/Schwanz-)Karzinom ohne palliativ-chirurgisches Behandlungsziel.

Operationsrisiken und Aufklärungshinweise

Die Duodenopankreatektomie – partiell oder total – stellt eine der größten abdominal-chirurgischen Operationen dar. Bei der Indikationsstellung zu einem solchen Eingriff und in der Vorbereitung dazu sollte daher den Risikofaktoren eine besondere Beachtung geschenkt werden.

Das spätere Tumorstadium und ein schlechter Allgemeinzustand finden in der perioperativen Letalitätsrate ihren Niederschlag: Sie ist nach Palliativoperationen und explorativer Laparotomie für gewöhnlich höher als nach Pankreasresektion.

Bei schwerem Ikterus besteht die Gefahr des postoperativen Leber- oder Nierenversagens.

Patienten mit Pankreaskarzinom neigen vermehrt zu thromboembolischen Komplikationen.

Selbstverständlich beeinflussen Adipositas und Arteriosklerose das Operationsrisiko; bei alten Patienten tritt nach der Narkose nicht selten ein psychoorganisches Durchgangssyndrom auf; mangelnde Kooperationsbereitschaft und Motivierbarkeit beeinträchtigen den Heilungsverlauf.

Bei fehlender Stauungsinduration sind die Nahtstellen am Pankreas besonders gefährdet, da das gesunde Drüsenparenchym überaus vulnerabel ist und gegenüber jeglicher mechanischen Irritation mit Sekretion und Entzündung reagiert. Anastomosen mit einem gesunden Pankreasrest sind somit vermehrt dehiszenzgefährdet.

Neben den juristischen gibt es auch ärztliche Gründe, weshalb der Patient über seine Erkrankung und den möglicherweise sehr großen chirurgischen Eingriff, der ihm bevorsteht, ausreichend und zugleich schonend aufgeklärt werden sollte. Es wächst damit nicht nur das Verständnis für die notwendigen therapeutischen Maßnahmen, sondern auch das Vertrauen und die Willenskraft, die er zur Überwindung der schweren körperlichen und seelischen Belastungen braucht.

Der Patient soll wissen, daß erst intraoperativ die Diagnose endgültig geklärt und die Entscheidung über die für ihn beste Behandlungsmethode getroffen werden kann. Da die Resektabilität des Tumors nie absolut sicher vorauszusagen ist, tut man gut, sich alle chirurgischen Wege offen zu lassen. Bei eindeutigem präoperativem Metastasenhinweis braucht nur vom symptomatischen Behandlungsziel (z. B. Rückbildung des Ikterus) gesprochen zu werden.

Die morphologischen und pathophysiologischen Veränderungen, die der Eingriff mit sich bringen wird, sind ebenso mit dem Patienten zu besprechen wie die notwendigen perioperativen Maßnahmen. Für den Fall der Duodenopankreatektomie sollte erklärt werden, daß die Mitentfernung von Magen, Duodenum und Gallenblase aus anatomischen bzw. operationstechnischen und onkologischen Gründen erfolgt, und daß trotz der Wegnahme so vieler Organe es im wesentlichen nur durch die Reduktion der Magensäure einer gewissen Anpassung der Eßgewohnheiten bedürfen wird. Bei eventueller totaler Pankreatektomie ist auf den pankreopriven Diabetes mit der Gefahr einer Hypoglykämie und auf die Wichtigkeit der endo- und exokrinen Dauersubstitution hinzuweisen. Leben ohne Pankreas verlangt ein hohes Maß an Disziplin seitens des Patienten.

Zu besprechen ist außerdem, daß – je nach Größe des Eingriffs und je nach Verlauf – eine Intensivüberwachung nötig sein wird und daß zunächst ausschließlich parenteral ernährt werden muß. Weitere Maßnahmen wie Magensonde und Harnkatheter sollten Erwähnung finden.

Zum Aufklärungsgespräch gehören auch die voraussichtliche Dauer des postoperativen stationären Aufenthaltes (durchschnittlich 2 Wochen, bei Komplikationen entsprechend länger) sowie die Frage, inwieweit eine vorübergehende oder dauernde Arbeits-(Berufs-)unfähigkeit zu erwarten ist.

Die Aufklärung über mögliche intra- oder postoperative Komplikationen darf die natürliche Angst des Patienten vor der Operation nicht vergrößern.

Spezielle Vorbereitungen

Ist die Indikation zur Operation gestellt, so wird die präoperative Liegezeit zur Verbesserung der Ausgangssituation des Patienten genutzt. Soweit wie möglich sollte hochkalorische Kost bzw. besser noch eine parenterale Hyperalimentation verabreicht werden. Damit werden zugleich Eiweiß-(Albumin-)mangel sowie Störungen des Wasser- und Elektrolythaushaltes ausgeglichen.

Bei ikterischen Patienten bedürfen die Auswirkungen auf Blutgerinnung und Nierenfunktion einer besonderen Beachtung. Durch Verabreichung von Vitamin K und Forcierung der (osmotischen) Diurese wird versucht, die Verhältnisse präoperativ zu normalisieren. Falls die Gallestauung schon über längere Zeit besteht, ist bei Bilirubinwerten über 25 mg% eine präliminäre Entlastung (PTD, ERD, eventuell auch chirurgisch) zu erwägen; zugleich damit kann ein Antibiogramm aus der Galle erreicht werden.

Der Zuckerstoffwechsel wird überprüft und bei Diabetes eingestellt; es empfiehlt sich, für die unmittelbare perioperative Zeit der besseren Steuerbarkeit wegen nur Altinsulin zu geben.

Man sollte bedenken, daß bei jeder Operation wegen eines Pankreastumors erhebliche differentialdiagnostische und operationstechnische Schwierigkeiten auftreten können, die einer großen chirurgischen Erfahrung bedürfen; zum anderen besteht nur selten eine notfallsmäßige Dringlichkeit. Daher ist auch bei Tumorverdacht der Eingriff für einen Zeitpunkt einzuplanen, zu dem ein Operateur, der diesen Problemen gewachsen ist, zur Verfügung steht.

Intraoperative Diagnostik

Exploration

Die Exploration besteht in der Freilegung und Mobilisierung des erkrankten Organabschnittes zur makroskopischen Beurteilung.

Biopsie

Die Entscheidung zur Resektion sollte in Anbetracht der Schwere des Eingriffs stets auf der Basis einer mikroskopisch gesicherten Diagnose erfolgen. Die Pankreasbiopsie ist bei richtiger Durchführung kein komplikationsträchtiges Verfahren.

Keilexzision. Gewebsentnahme aus dem Tumor mittels Skalpell und Adaptierungsnaht der Parenchymwunde. Nur bei Geschwulstausbreitung bis nahe zur Pankreasoberfläche diagnostisch aussagekräftig. Erhöhte Komplikationsgefahr (Blutung, Pankreasfistel) bei tiefer Exzision. Cave Pankreasgangverletzung!

Tru-cut-Biopsie. Gewinnung eines Stanzzylinders aus der Tiefe des Tumors, Anwendung meist transduodenal.

Lymphadenektomie. Exstirpation eines oder mehrerer regionaler Lymphknoten zum Nachweis einer Metastasierung.

Feinnadelbiopsie. Tumorzell-Aspiration mit 0,6 mm dünner Kanüle, am besten unter Verwendung einer Spritzen-

halterung für den einhändigen Gebrauch (Abb. **100**); auch bei Mehrfach-Punktion weitestgehend risikolos.

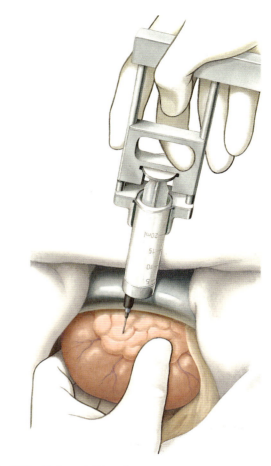

Abb. **100**   Feinnadelbiopsie.

Alle diese Methoden sind für die mikroskopische Schnelluntersuchung geeignet. Während bei den ersten drei Techniken die entnommenen Gewebsproben histologisch beurteilt werden, stellt die Feinnadelbiopsie ein zytodiagnostisches Verfahren dar (Ausstrichpräparat).

Negative Befunde schließen ein Karzinom nicht aus. Die Rate richtig-positiver Ergebnisse (Sensitivität, Spezifität) ist bei Feinnadelbiopsie am größten (98% bzw. 90%), bei Keilexzision sind falsch-negative Befunde relativ häufig.

Intraoperative Röntgendiagnostik

Die Darstellung des Gallen- und Pankreasgangsystems erfolgt meist präoperativ mit Hilfe der bildgebenden Untersuchungstechniken (ERCP, PTC, Sonographie, CT). Als Ergänzung können folgende röntgenologischen Verfahren intraoperativ zur Anwendung kommen:

Punktionscholangiographie. Durch direktes Einstechen einer Kanüle mit Schlauchansatz in den supraduodenal freigelegten, zumeist prästenotisch erweiterten Abschnitt des Hauptgallenganges.

Punktionspankreatikographie. Durch Anstechen des bei Abflußstörung erweiterten und im Körperbereich palpablen Pankreasganges.

Retrograde Cholangio-Pankreatikographie. Durch Katheterismus der Gangmündungen an der Papille (nach Duodeno- und allenfalls Sphinkterotomie).

Die Bedeutung der intraoperativen Röntgendiagnostik ist insgesamt sehr zurückgegangen, sie dient fast nur mehr der Befunddokumentation und kaum noch der Abklärung.

Partielle (subtotale) Duodenopankreatektomie (Operation nach Whipple [1935])

Narkose

Intubationsnarkose. Bei ikterischen Patienten ist ein leberschonendes Anästhesieverfahren zu wählen. Da die vorgeschädigte Leber gegenüber Hypoxie sehr empfindlich ist, muß auf einen stabilen Blutdruck im physiologischen Bereich und auf ausreichende (kontrollierte) Beatmung (auch in der Aufwachphase!) besonders geachtet werden.

Lagerung

Rückenlage. Abknicken der Tischplatte führt zur Verstärkung der lumbalen Lordose und zur weiteren Öffnung des Oberbauchraumes. Ein ähnlicher Effekt wird auch durch Einlegen eines 8–10 cm dicken Flachpolsters unter die obere Körperhälfte (Xiphoidhöhe bis Kopf) des Patienten erreicht (Abb. **101**).

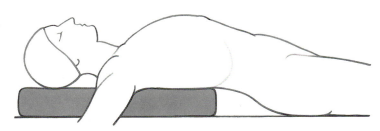

Abb. **101**   Lagerung.

Zugangswege

Die Schnittführung (Abb. **102**) ist individuell abhängig

- vom Körperbau des Patienten (flacher oder steiler Rippenbogen),
- von der Tumorlokalisation,
- vom geplanten Operationsverfahren.

Da die endgültige diagnostische Klärung und die Methodenwahl zumeist erst intraoperativ erfolgen, genügt eine zunächst eingeschränkte Inzision, die später den Bedürfnissen entsprechend erweitert wird.
Zugang der Wahl ist der beidseitige bogenförmige Rippenrandschnitt (a); er wird für gewöhnlich rechts bis zur vorderen Axillar- und links bis zur Mamillarlinie geführt.
Bei weitem Rippenbogen eignen sich auch der in der Längsachse des Pankreas verlaufende Oberbauchschrägschnitt (b) und der obere bogenförmige Querschnitt (c);

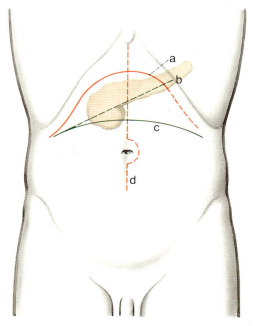

Abb. **102**   Schnittführung.
a   Rippenrandschnitt
b   Oberbauchschrägschnitt
c   bogenförmiger Querschnitt
d   oberer, nach unten verlängerter Medianschnitt

der obere Medianschnitt (d) kann nur bei sehr steilem Rippenbogen empfohlen werden.

Arbeitsschritte

Exploration
1 Laparotomie, intraabdominelle Primärbeurteilung (Leber, Lymphknoten, Peritoneum).
2 Freilegung (Ablösen der rechten Kolonflexur) und Mobilisierung des tumorbefallenen Pankreaskopfes (Kocher-Manöver).
3 Bioptische Sicherung der Diagnose, Feststellung der Resektabilität.

Resektion (Abb. **103 a**)
4 U. U. bereits zur Prüfung der Resektabilität: Cholezystektomie und Durchtrennung des Ductus hepaticus communis, systematische Lymphadenektomie am Lig. hepatoduodenale, Versorgung der A. gastroduodenalis und der rechten gastroepiploischen Gefäße.
5 Skelettierung und Resektion des Magens.
6 Mobilisierung der Flexura duodenojejunalis (Ablösen der Mesenterialwurzel).
7 Durchtrennung des Pankreaskörpers (histologische Schnelluntersuchung der Schnittfläche).
8 Rechtsverlagerung, Skelettierung und Durchtrennung des oberen Jejunums, Anschlingen von V. (und A.) mesenterica superior, Dissektion des Processus uncinatus, exakte Lymphadenektomie bis zur A. mesenterica superior.

Rekonstruktion (Abb. **103 b**)
9 Termino-terminale Pankreatojejunostomie.
10 Termino-laterale Hepatikojejunostomie.
11 Termino-laterale Gastrojejunostomie (Billroth II).
12 Latero-laterale (Fußpunkt-) Enteroanastomose.
13 Drainage des Wundbettes, Wundverschluß.

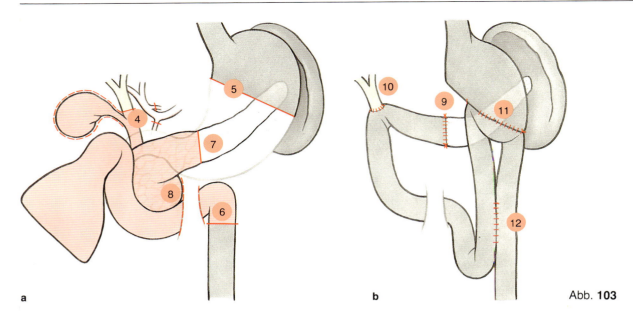

a   b   Abb. **103**

Spezielle Technik

Nach Laparotomie wird die Bauchhöhle ausgetastet, Verwachsungen werden soweit als nötig gelöst. Ikterus, Vergrößerung und Stauung der Gallenblase (Courvoisiersches Zeichen) weisen auf tumorbedingte Abflußstörung hin. Die Leber und das Peritoneum (Douglas-Region bzw. Excavatio rectovesicalis) werden nach Geschwulstabsiedelungen abgesucht, man registriert Vergrößerungen regionaler Lymphknoten. Der Nachweis gestauter portaler

Venenäste, von Aszites, einer Besiedelung der mesenterialen Lymphknoten und das direkte Durchwachsen des Karzinoms durch das Mesocolon transversum sprechen gegen Resektabilität.

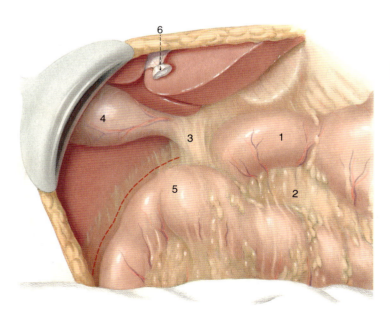

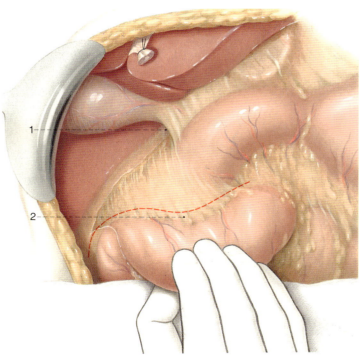

Abb. **104**   Die Ablösung der rechten Kolonflexur beginnt mit der Inzision des Peritonealumschlages lateral des Colon ascendens und setzt sich nach oben um die rechte Flexur herum fort. Die erste Assistenz faßt den Dickdarm mit beiden Händen und spannt das lockere, gefäßlose Bindegewebe dahinter an.

1 Pars superior duodeni
2 Lig. gastrocolicum bzw. duodenocolicum
3 Lig. hepatoduodenale
4 Vesica biliaris
5 Flexura coli dextra
6 Lig. teres hepatis

Abb. **105**   Unter sanftem Vorziehen des Kolons wird das Mesokolon von der Vorderfläche des zweiten und dritten Duodenalabschnittes sowie des Pankreaskopfes abgelöst, bis die Mesenterialwurzel erscheint. Ihr nach oben hin folgend, kommt man (bei hochgehaltenem Magen) im Winkel zwischen den Kolica-media- und den rechten gastroepiploischen Gefäßen in die Bursa omentalis und durchtrennt das Lig. gastrocolicum so weit, daß die Vorderfläche von Pankreaskörper und -schwanz eingestellt werden kann (Palpation des gestauten Ductus pancreaticus).

1 Foramen epiploicum
2 Lig. duodenocolicum

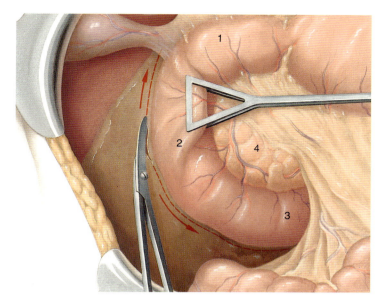

Abb. **106** Mobilisation des Duodenums nach Kocher: Colon ascendens und der rechte Querdarmabschnitt sind zur linken Seite abgedrängt. Durch Vorziehen des absteigenden Duodenums und Inzision entlang seiner Außenkante öffnet sich die lockere Bindegewebsschicht dahinter, die V. cava inferior wird sichtbar, und auf ihr kann schrittweise und ohne Blutung der gesamte Pankreaskopf bis zur Wirbelsäule hinüber mittels kontrollierter Scherenschläge abgelöst werden.

1 Pars superior duodeni
2 Pars descendens duodeni
3 Pars horizontalis duodeni
4 Caput pancreatis

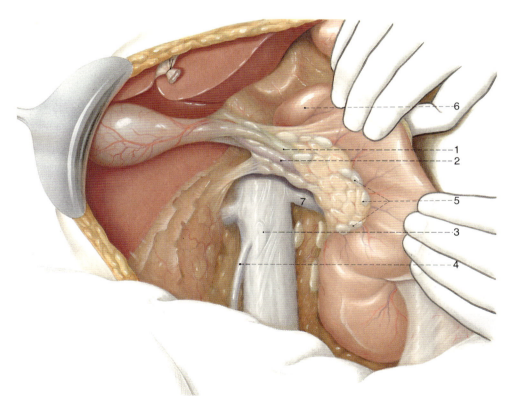

Abb. **107** Man sieht die linke Nierenvene. Oben wird auch der Bulbus duodeni von hinten her abgelöst und der Serosaumschlag am Unterrand des Foramen epiploicum inzidiert. Es wird immer weiter zur Mitte hin präpariert, bis sich unter der Mesenterialwurzel an der Flexura duodenojejunalis ein peritoneales Fenster in den linken Mittelbauch öffnet. Die anatomische Dissektionsschicht bietet sich geradezu an; bei richtiger Präparation gehen die regionalen Lymphknoten des Pankreaskopfes (Nodi lymphatici pancreaticoduodenales posteriores und pancreatici superiores) nach vorne zu mit weg. Durch sanfte Palpation können Größe und Konsistenz der Geschwulst beurteilt werden. Zur Sicherung der Diagnose wird eine Biopsie für die mikroskopische Schnelluntersuchung entnommen (s. S. 186). Die Wartezeit kann zur ergänzenden Röntgen- oder Ultraschalluntersuchung (s. S. 186) und für die weitere Mobilisierung genutzt werden.

1 Ductus choledochus
2 V. portae
3 V. cava inferior
4 V. testicularis/ovarica dextra
5 hintere pankreatikoduodenale Lymphknoten
6 Pars superior duodeni (Bulbus duodeni)
7 V. renalis sinistra

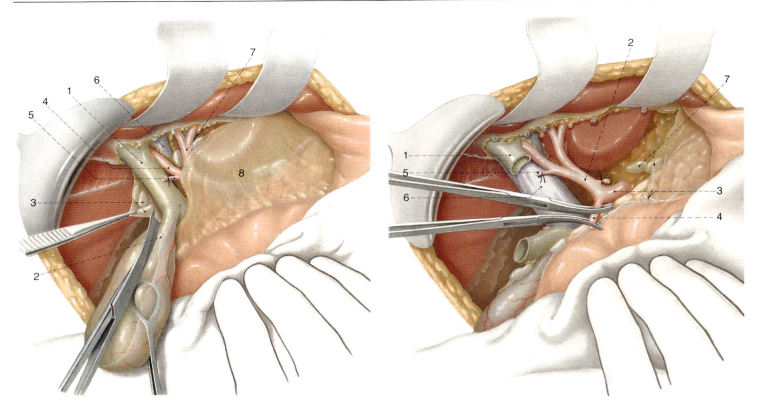

Abb. **108** Wenn sich bisher nirgendwo gezeigt hat, daß die Radikaloperation wegen Metastasierung nicht angezeigt oder infolge der lokalen Ausbreitung der Geschwulst nicht machbar ist, gilt es, die Beziehungen des Tumors zur Pfortader, zur V. mesenterica superior und zur A. hepatica communis (bzw. propria) zu überprüfen. Des besseren Zugangs wegen wird primär die Gallenblase vom Fundus her ausgeschält (nach Unterbindung und Durchtrennung der A. cystica an typischer Stelle), weil sie auch für den Fall einer bloß palliativen bilio-digestiven Anastomosierung wegfallen sollte. Es empfiehlt sich, die Serosa von vornherein unmittelbar an der Leberpforte zu inzidieren, um nach unten zu alles Gewebe mit den Lymphknoten und -bahnen sowie den Nervensträngen von den großen Gebilden des Lig. hepatoduodenale abzulösen (vgl. auch Bd. 3, S. 266, Abb. **403** u. **404**). Grenzlymphknoten sollten zur Schnellschnittuntersuchung übergeben werden.

1 Ductus hepaticus communis
2 Ductus cysticus
3 Nodi lymphatici hepatici
4 A. hepatica propria, R. dexter
5 A. cystica
6 V. portae
7 A. hepatica propria, R. sinister
8 Lig. hepatogastricum

Abb. **109** Man durchtrennt nun den Ductus hepaticus communis oberhalb der Zystikusmündung, die im Schwall austretende Galle (bakteriologische Untersuchung!) wird abgesaugt. Auf eine Ligatur des leberseitigen Stumpfes kann verzichtet werden (Wandschädigung), die des unteren Stumpfes erübrigt sich für den Fall der Radikaloperation; sollte sich der Tumor als nicht resektabel erweisen, wird dieser Stumpf nach Absetzen der Gallenblase ligiert. Unter Mitnahme aller Lymphknoten wird der Oberrand des Pankreas bis in die Körperregion freigemacht. Dann hebt man die Bulbusregion nach vorne zu ab und löst sie stumpf (Kugeltupfer) von der Pfortader bis zur oberen Mesenterialvene hin ab; ein kleiner venöser Ast mündet gelegentlich dort, wo der Ductus choledochus von seiner engen Beziehung mit der V. portae nach außen abweicht. Der besseren Mobilisierbarkeit wegen kann es zweckmäßig sein, die A. gastroduodenalis bereits jetzt zwischen Durchstechungsligaturen zu durchtrennen (einfache Ligaturen gleiten von diesen kurzen Gefäßstümpfen besonders pankreasseitig sehr leicht ab.).

1 Ductus hepaticus communis
2 A. hepatica propria
3 A. hepatica communis
4 A. gastroduodenalis
5 A. cystica
6 V. portae
7 Nodi lymphatici pancreatici superiores

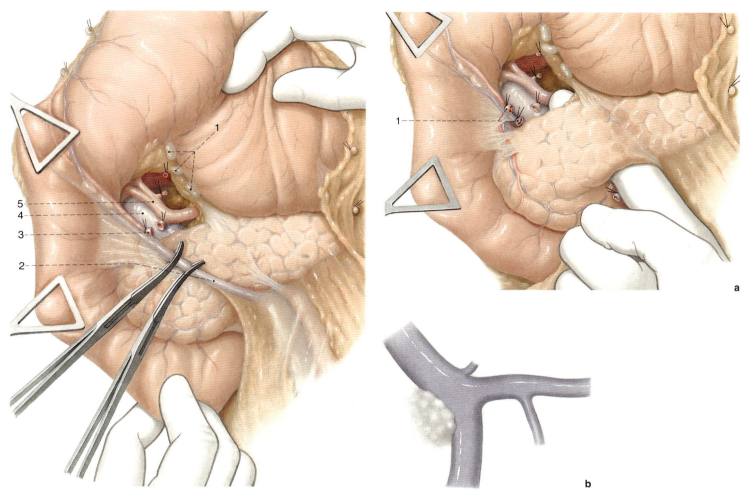

Abb. **110** Nun wird wieder der Magen nach oben geschlagen. Der Übergang vom Pankreaskopf in den Isthmus wird durch ein zur Pylorusgegend ziehendes Binde- und Fettgewebssegel markiert, das die Bursa omentalis rechts begrenzt und in welchem die rechten gastroepiploischen Gefäße verlaufen. Dieses wird durchtrennt (Ligatur der Vene), um des Pankreaskopfes auch in diesem Abschnitt ansichtig zu werden.

1 Nodi lymphatici hepatici
2 Fettgewebssegel mit V. gastroepiploica dextra
3 A. gastroduodenalis
4 V. portae
5 A. hepatica propria

Abb. **111a** u. **b** Nach präparatorischer Darstellung des unteren Pankreasrandes im Bereich des Isthmus wird hier die Drüse von unten her auf der V. mesenterica superior stumpf unterfahren und allenfalls angeschlungen. Diese Untertunnelung geschieht vorsichtig mit dem Finger oder einem Kugeltupfer.
Nach eigener Erfahrung wird eine Tumorinfiltration am häufigsten im Bereich der lateralen Wand der Pfortader (etwa gegenüber der Einmündung der V. splenica) angetroffen (**b**); diese Gegend kann auf die beschriebene Weise exploriert werden. Bei Lokalisation des Karzinoms im Processus uncinatus exploriert man dort entlang der V. mesenterica superior, die vor dem unteren Duodenum (Pars horizontalis) aufgesucht und nach oben bis hinter den Pankreasisthmus hinein freigemacht wird.

1 A., V. gastroepiploica dextra

Nun muß die Entscheidung über die Resektabilität getroffen werden. Noch sind keine operativen Schritte gesetzt, die eine Abkehr vom Vorhaben der Radikaloperation nicht mehr erlauben würden; der durchtrennte Ductus hepaticus communis wird auch im Falle der palliativen Galleableitung für die termino-laterale bilio-digestive Anastomosierung verwendet.

Nur weil ein Tumor sehr enge Beziehung zu den großen Gefäßen hat, ist er nicht unbedingt nicht resektabel. Entweder nimmt man die betroffenen Gefäßabschnitte mit (s. regionale Pankreatektomie) oder man schiebt das Gefäß mittels eines kleinen Dissektors Schritt für Schritt ab, was bei großer Vorsicht für gewöhnlich ohne Wandeinriß gelingt. Dieses onkologisch unzulängliche Vorgehen

kann als chirurgisch-technischer Ausweg dienlich sein, wenn tatsächlich nicht rechtzeitig erkannt worden ist, daß eine radikale Entfernung des Tumors unmöglich ist.

Durch die Feststellung der Resektabilität wird das weitere operationstechnische Vorgehen bestimmt.

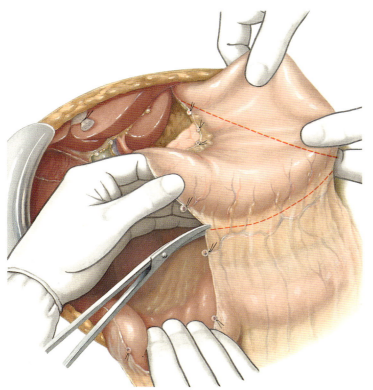

Abb. 112 Von der Lücke aus, die früher schon (s. Abb. **105**) für die Exploration im rechten Teil des Lig. gastrocolicum als Zugang zur Bursa omentalis geschaffen wurde, beginnt die Skelettierung des Magens. Zwischen Ligaturen durchtrennt man die gastroepiploische Gefäßarkade (die Nodi lymphatici gastroepiploici dextri im Antrumbereich verbleiben am Resektat) und präpariert dann schrittweise unmittelbar an der Großkurvaturseite des Magens hinauf bis zur Gefäßumkehr. Das kleine Netz wird entlang der Leber weiter bis an die Kardia inzidiert und dann der Magen subkardial skelettiert; unter Mitnahme aller Lymphknoten bis zum oberen Pankreasrand werden A. und V. gastrica sinistra zwischen Ligaturen durchtrennt. Die Absetzung des Magens erfolgt mit einem Klammernahtgerät (Petz-Apparat, TA) an der oberen Drittelgrenze (vgl. Distale Magenresektion, Bd. 3, S. 134–145). Mit einem Bauchtuch bedeckt, wird der Restmagen vorübergehend in das linke Hypochondrium abgedrängt. Cave: Ein zu großer Magenstumpf erhöht das spätere Risiko eines peptischen Anastomosenulkus.

Abb. 113 Man schlägt nun den queren Dickdarm nach oben und mobilisiert von links her die Flexura duodenojejunalis. Damit erweitert sich das Fenster im Mesokolonansatz, welches schon im Zuge des ausgiebigen Kocher-Manövers entlang des 4. Duodenalabschnitts entstanden war (s. Abb. **107**). Bereits jetzt sollte auch schon (am Caecum beginnend) die gesamte Mesenterialwurzel entlang ihrer embryonalen Verklebung bis über das untere Duodenum hinauf abgelöst werden.

1 Mesocolon transversum
2 Flexura duodenojejunalis

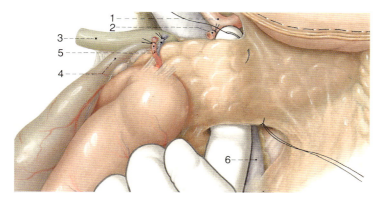

Abb. 114 Nach Rückverlagerung des Kolons und Umschlagen des distalen Magens auf die rechte Seite liegt der Pankreaskörper vor. Man präpariert schrittweise am Unterrand der Drüse nach links bis etwa 1 cm über die vorgesehene Resektionslinie hinaus. Diese liegt nur bei papillennahem Karzinom vor der oberen Mesenterialvene, andernfalls weiter links davon (Mindestabstand vom Tumor 3 cm!). Das in der Isthmusregion bereits unterminierte Pankreas (s. Abb. **111**) wird dementsprechend unter den Körper stumpf von der Unterlage abgelöst, wobei auf die kleinen, in die V. splenica einmündenden Gefäßästchen zu achten ist; je nach anatomischer Situation kann die V. mesenterica inferior ansichtig werden.

1 A. hepatica propria
2 A. gastroduodenalis
3 Ductus hepaticus communis
4 Ductus cysticus
5 A., V. pancreaticoduodenalis anterior superior
6 V. mesenterica superior

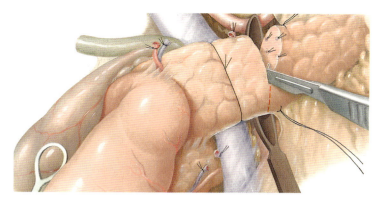

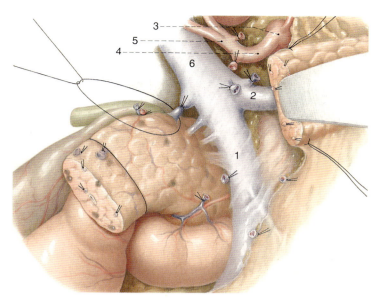

Abb. 115 Nach Setzen von zwei Haltenähten wird die Drüse an der Resektionsstelle mit einer Rinnensonde unterfahren und mit dem Skalpell glatt durchtrennt. Mit der Öffnung des Gangsystems tritt meist ein Schwall von Pankreassaft aus. Es ist vorteilhaft, zuvor noch eine feste Ligatur um den Isthmus zu legen, um Blutungen aus der rechten Resektionsfläche zu verhindern. Eine von hier entnommene dünne Gewebsscheibe wird zur histologischen Schnellschnitt-untersuchung (Karzinomausläufer!) eingeschickt. Am Restpankreas müssen die Gefäßchen mit feinsten absorbierbaren Nähten einzeln umstochen werden. Bei nicht stauungsinduziertem Pankreas sollte die Durchtrennung mit der Diathermie vermieden werden – Pankreatitisgefahr!

Abb. 116 Wird nun der proximale Pankreasstumpf (allenfalls nach Aufsetzen einer Faßzange – s. Abb. 140) zur rechten Seite umgeklappt, so liegt der Zusammenfluß von V. splenica und V. mesenterica superior frei vor. Vom Pankreaskopf bzw. Processus uncinatus ziehen regelmäßig mehrere Venenästchen in die Mesenterialvene, welche mit zarten Ligaturen oder Klipsen versorgt und durchtrennt werden müssen. Die Mesenterialvene selbst wird dabei soweit freigemacht, daß sie mittels eines Lidhäkchens hochgezogen oder besser unterfahren und angeschlungen werden kann.

1 V. mesenterica superior
2 V. splenica
3 Truncus coeliacus
4 A. hepatica communis
5 A. hepatica propria
6 V. portae

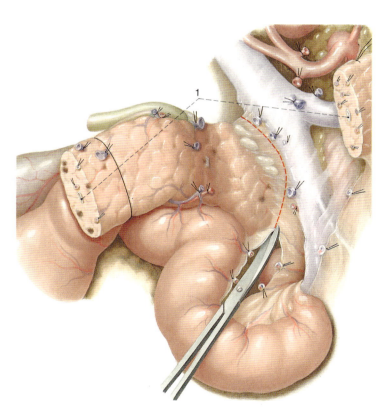

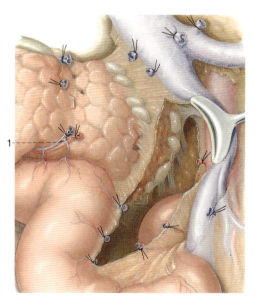

Abb. 117 Man zieht dann das obere Jejunum unter der (mobilisierten) Mesenterialwurzel zur rechten Seite herüber und skelettiert etwa 6–8 cm der ersten Schlinge; die Durchtrennung des Darms kann jetzt schon mit dem Klammernahtgerät (GIA) oder als letzter Schritt vor dem Wegfall des Präparates zwischen Klemmen erfolgen.

1 Ductus pancreaticus

Abb. 118 Unter Hochheben der angeschlungenen oder mit einem Haken hochgehaltenen Mesenterialvene löst man Schritt für Schritt den Processus uncinatus und alles Lymph- und Nervengewebe bis zur A. mesenterica superior bzw. Aorta hin ab. Im Bereich der unteren Ecke des Processus uncinatus trifft man auf die A. und V. pancreaticoduodenalis inferior, welche ebenso wie die vielen kleineren Gefäßästchen einzeln ligiert oder geklipst und durchtrennt werden müssen.

1 A. pancreaticoduodenalis inferior, R. anterior, V. pancreaticoduodenalis inferior anterior

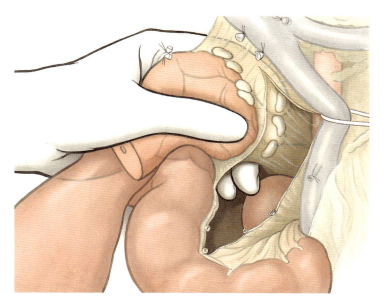

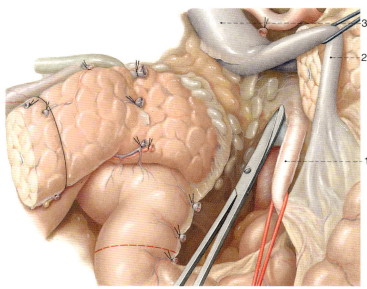

Abb. 119 Es bewährt sich überaus, wenn der Operateur für diesen technisch schwierigen Akt die Pankreaskopfregion mit seiner supinierten linken Hand so umgreift, daß der Daumen vorne und die übrigen vier Finger hinter dem Präparat liegen. Ligaturen zur Versorgung der kleinen Gefäße macht die erste Assistenz.

Abb. 120   Seit bekannt ist, daß lokoregionäre Tumorrezidive bevorzugt zwischen V. und A. mesenterica superior auftreten, muß eine noch größere chirurgische Radikalität in dieser Region verlangt werden. Daher sollte auch die A. mesenterica superior zumindest in allen Fällen, in denen das Karzinom nicht unmittelbar papillennahe lokalisiert ist, isoliert und angeschlungen werden, um das paraortale Lymph- und Nervengewebe noch exakter mitentfernen zu können. Die Übersichtlichkeit wird verbessert, wenn man vorher die Ileozäkalregion und die gesamte Mesenterialwurzel bis über den vierten Duodenalabschnitt hinauf vom Retroperitoneum mobilisiert und nach links oben geschlagen hat (s. Abb. 113). Damit öffnet sich der spitze Winkel zwischen der Aorta und den Eingeweidegefäßen.

Die Ablösung des Processus uncinatus (s. Abb. 117–119) ist der letzte Akt der Resektion, das Präparat fällt – falls das obere Jejunum bereits früher durchtrennt wurde (s. Abb. 117) – im ganzen ab.

Nach Überprüfung der Blutstillung beginnt der rekonstruktive Teil des Eingriffs.

1 A. mesenterica superior
2 V. mesenterica superior
3 V. portae

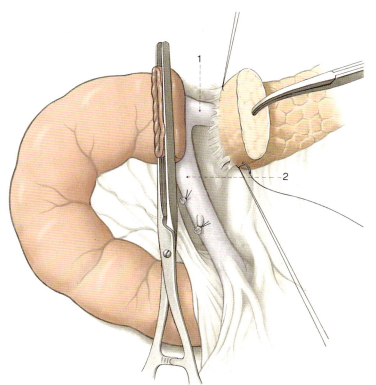

Abb. 121   Die Wiederherstellung der Abflußwege beginnt mit der Pankreatojejunostomie: Sie ist der am meisten komplikationsgefährdete Teil der Operation. Wir empfehlen die von Hunt eingeführte termino-terminale „Teleskop"-Anastomosierung. Es wird die oberste Jejunumschlinge so in das ehemalige Bett des Duodenums hochgelegt, daß ihr durch Klammernaht oder mittels einer Klemme vorläufig verschlossenes blindes Ende dem Restpankreas gegenüber liegt. An der Stelle des früheren Pankreaskopfes befindet sich jetzt das Mesenterium dieser Schlinge. Mit Hilfe einer in den Pankreasgang geschlossen eingeführten Overholt-Klemme wird die Drüse etwas angehoben und ihre Hinterfläche bis zu den beiden Haltefäden vom Retroperitoneum (und von der V. splenica) weiter abgelöst.

1 V. splenica
2 V. mesenterica superior

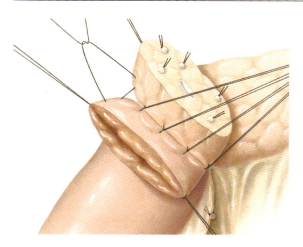

Abb. **122** Mit Einzelnähten fixiert man das Jejunum hinter dem Pankreas, indem etwa 1 cm vom Resektionsrand entfernt am Darm seromuskulär, an der Drüse oberflächlich – vor allem durch das peripankreatische Bindegewebe – gestochen wird. Alle Fäden werden zunächst vorgelegt und dann erst geknotet. Wir verwenden atraumatisches absorbierbares Nahtmaterial der Stärke 4 × 0, bei schwielig-derber Drüse 3 × 0.

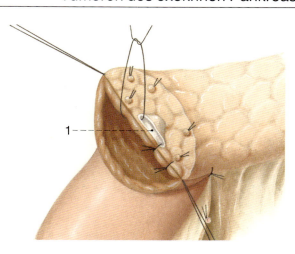

Abb. **123** Die Stiche der zweiten Nahtreihe verlaufen am Darm allschichtig nahe dem Resektionsrand, am Pankreas schräg durch die hintere Kante der Resektionsfläche. Auch hier werden die Fäden zunächst vorgelegt, insbesondere dann, wenn man die Anastomose durch Einbringen von Fibrinkleber zwischen beiden Nahtreihen zusätzlich abdichten will. Bei erweitertem Ductus pancreaticus fassen zwei dieser Nähte den Gang mit (Vorgehen bei nicht dilatiertem Gangsystem s. Abb. **142**). Die Fäden müssen bei gesundem Drüsengewebe überaus behutsam geknotet werden, damit sie im Parenchym nicht durchschneiden.

1 Ductus pancreaticus

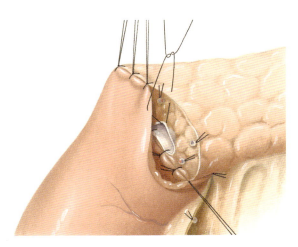

Abb. **124** In umgekehrter Weise wird auch die Anastomosenvorderseite zweireihig und teleskopartig einstülpend genäht. Wiederum wird der Ductus pancreaticus in ein oder zwei Nähte mitgefaßt und dadurch aufgespannt.

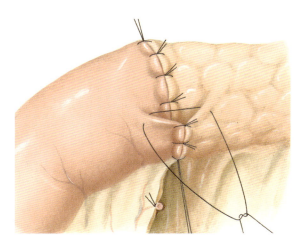

Abb. **125** Durch die äußeren (am Darm seromuskulären) Nähte stülpt sich das Pankreas mit der inneren Nahtreihe in die Jejunumschlinge ein.

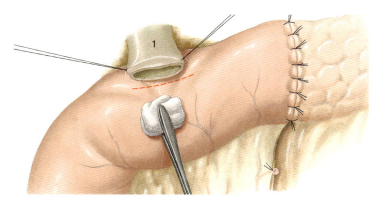

Abb. **126** Termino-laterale Hepatikojejunostomie: Die Wiederherstellung des Galleabflusses ist der zweite Akt der Rekonstruktion, der sich bei stauungsbedingter Gangerweiterung meist technisch einfach durchführen läßt. Mit zwei extraluminär gestochenen Eckfäden wird der Ductus hepaticus communis mindestens 6 cm aboral der Pankreasanastomose in Längsrichtung des Darms an das Jejunum fixiert. Die Darmwand wird leicht nach unten gedrängt, damit diese Nähte eher etwas an die Hinterwand zu liegen kommen.

1 Ductus hepaticus communis

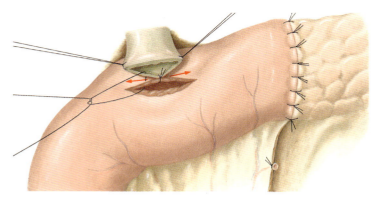

Abb. **127** Man inzidiert das Jejunum unmittelbar vor der Gallen-gangsmündung zwischen den Haltefäden. In einreihiger Allschicht-nahttechnik wird die Anastomosenhinterwand (bei Einzelnähten in der Mitte beginnend) hergestellt. Wiederum verwendet man ausschließlich atraumatisches absorbierbares Nahtmaterial, für gewöhnlich der Stärke 4×0.

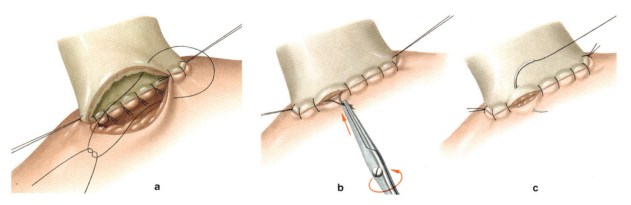

a   b   c

Abb. **128a–c**   An der Vorderwand wird von den Ecken her zur Mitte genäht. Mit Ausnahme des letzten Fadens liegen die Knoten innen-seitig (**a**). Beide vorletzten Fäden werden mit einer Fadenklemme gefaßt, an ihr abgeschnitten, dann eingedreht und mit dieser Klemme in das Lumen verlagert (**b**). Eine außen geknotete letzte Naht dichtet diese Stelle ab (**c**).

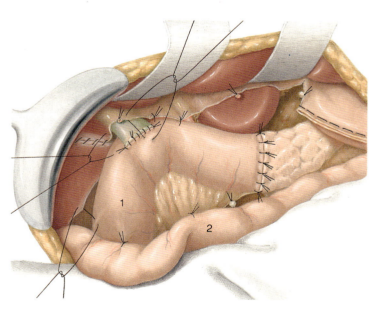

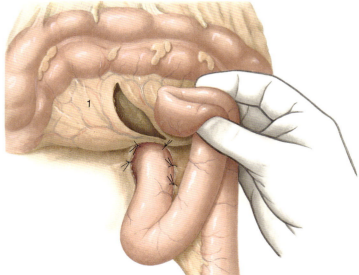

Abb. **129**   Durch einige Entlastungsnähte in der Umgebung, am Darm seromuskulär gestochen, wird die Anastomose zum Peritone-alsaum an der Leberpforte hin „aufgehängt". Dann erfolgt die fort-laufende Naht des Gallenblasenbettes sowie die Fixierung des „Neoduodenums" mit Einzelknopfnähten am Schnittrand des parie-talen Peritoneums der rechten Bauchwand und entlang des Mesoco-lon transversum.

1 Jejunum
2 Colon transversum

Abb. **130**   Oral-partiale termino-laterale Gastrojejunostomie (Bill-roth II): Nach Hochschlagen des queren Dickdarms wird die „neue Flexura duodenojejunalis" mittels mehrerer Nähte fixiert und das Mesocolon transversum an einer gefäßlosen Stelle 6–8 cm breit durchschnitten. Durch diesen Schlitz schiebt man die nächste lange Jejunumschlinge nach oben.

1 Mesocolon transversum

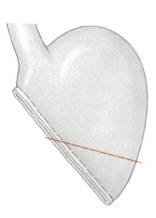

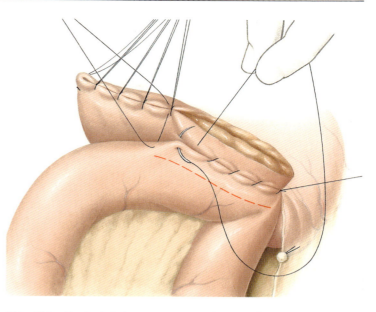

Abb. 131 Der Magenstumpf wird aus dem linken Hypochondrium herabgeholt und die Klammernahtreihe im kleinkurvaturseitigen Drittel des Querschnitts mit seromuskulären Einzelnähten überdeckt. Es empfiehlt sich eine stumpfwinkelige Nachresektion an der zur Anastomosierung vorgesehenen Großkurvaturseite des Magenquerschnitts.

Abb. 132 Nach Anbringen von 2–3 hinteren Schlitznähten lagert man die retrokolisch hochgezogene Dünndarmschlinge dem nachresezierten Anteil des Magenquerschnitts an und zwar mit dem abführenden Schenkel großkurvaturseits (wegen der noch zu ergänzenden Braunschen Anastomose resultiert auch bei Verdrehung um 180 Grad keine wesentliche Magenentleerungsstörung). Wir bevorzugen für diese Anastomose eine zweireihige Naht in fortlaufender Technik und verwenden absorbierbare Fäden (2–3 × 0); andere Nahttechniken (z. B. allschichtig gestochene Einzelknopfnaht) sind möglich (vgl. Operation nach Billroth II, Bd. 3, S. 160 ff).

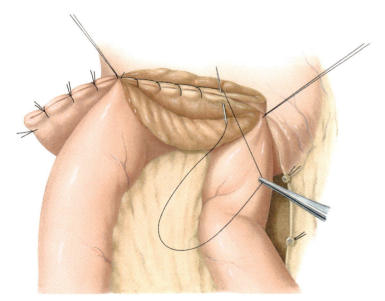

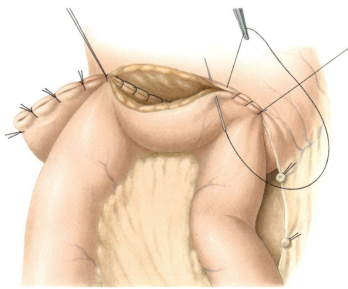

Abb. 133 Die innere Allschichtnaht kann am raschesten und blutstillend mit gerader Nadel in fortlaufender und eingeschlungener Fadenführung gemacht werden.

Abb. 134 Innere Nahtreihe der Anastomosenvorderwand fortlaufend, nicht eingeschlungen.

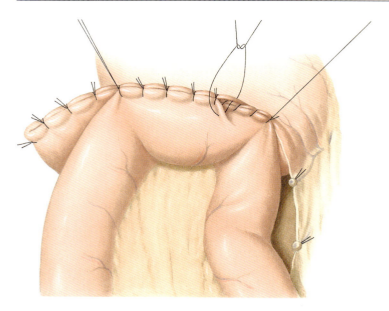

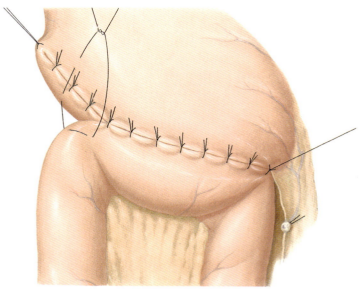

Abb. **135** Seromuskuläre Einzelnähte als zweite (äußere) Naht-reihe.

Abb. **136** 4-Punkt-Naht (Magenvorder-, -hinterwand, Jejunum hin-ten – vorne) zur Sicherung des oberen Anastomosenwinkels. Es folgt die Fixierung des Mesokolonschlitzes vorne am Magenstumpf (1–2 cm oral der Anastomose) durch mehrere Einzelnähte.

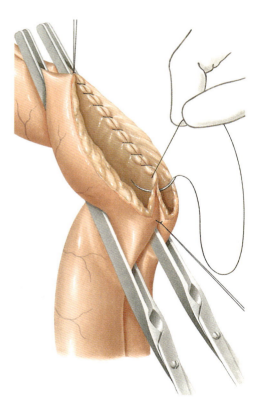

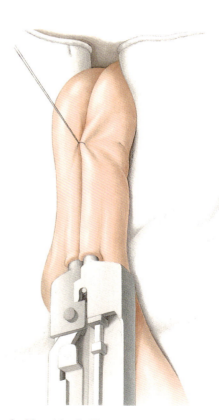

Abb. **137a** u. **b** Braunsche Anastomose: Latero-laterale Entero-stomie zwischen zu- und abführendem Schenkel der zum Magen hochgezogenen Jejunumschlinge. Diese Anastomose sollte mög-lichst tief („Fußpunkt") angelegt werden, um sowohl einen Rückstau von Galle- und Pankreassaft in der zuführenden Schlinge als auch den „Gallereflux" in den Magenstumpf zu verhindern. Breite der Anastomose 4–6 cm.

a Zweireihige Technik; fortlaufende Allschichtnaht der Anastomo-senhinterwand.

b Maschinelle Technik.

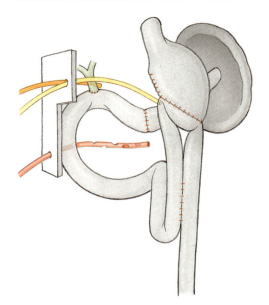

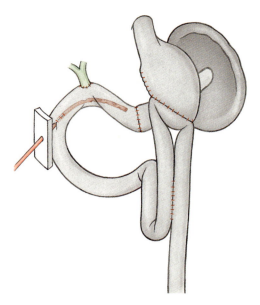

Abb. 138 Drainage des Operationsgebietes: Wegen der vielen eröffneten Lymphbahnen wird ein mittelstarkes Gummidrain mit mehreren seitlichen Löchern hinter das „Neoduodenum" bis gegen die Wirbelsäule hin eingelegt und abseits der Laparotomiewunde rechts durch die Bauchwand ausgeleitet. Außerdem werden zwei Laschendrains (mit Docht) postiert: eines subhepatisch rechts hinter die bilio-digestive Anastomose, das zweite davor bzw. subhepatisch links über die Pankreasanastomose hinweg zum oberen Punkt der Gastroenterostomie. Sie können gemeinsam oder getrennt ausgeleitet werden. Die Braunsche Anastomose bedarf bei exakter Nahttechnik keiner Drainage.

Abb. 139 Intrajejunales Entlastungsdrain: Da die pankreodigestive Anastomose insbesondere bei fehlender Fibrosierung des Pankreasparenchyms dehiszenz-gefährdet ist, empfiehlt sich in dieser Situation zur Vermeidung einer Sekretstauung (Galle und Pankreassaft) eine intraluminäre Drainage der anastomosierten Darmschlinge; dazu wird 10–12 cm aboral der Hepatikojejunostomie ein mit seitlichen Löchern besetztes mittelstarkes Drain (z. B. Thoraxschlauch, langer T-Rohr-Schenkel) in das „Neoduodenum" (= Jejunum) über einen kurzen Witzelkanal eingebracht und mit seinem Ende vor die pankreodigestive Anastomose hin postiert. Die Ausleitung durch die seitliche Bauchwand erfolgt extraperitoneal, wobei diese Stelle am Darm so gewählt werden muß, daß sie an das parietale Peritoneum (Fixierung durch 3–4 Nähte) angelegt werden kann.

Ausweichmethoden

Neben der hier beschriebenen Methode sind für die Pankreaskopfresektion in der Literatur an die 100 Modifikationen der Resektions- und Rekonstruktionstechnik bekannt.

Resektion

- Subtotale Duodenopankreatektomie.
- Antrumresektion mit Vagotomie.
- Pyloruserhaltende Pankreaskopfresektion.
- Belassung der Gallenblase und Gallengangsdurchtrennung unterhalb der Zystikusmündung.

Mit Ausnahme der subtotalen Duodenopankreatektomie sind diese Verfahren bei Pankreastumoren entweder aus Gründen der eingeschränkten onkologischen Radikalität nicht angezeigt oder bringen keine Vorteile gegenüber dem beschriebenen Standardverfahren.

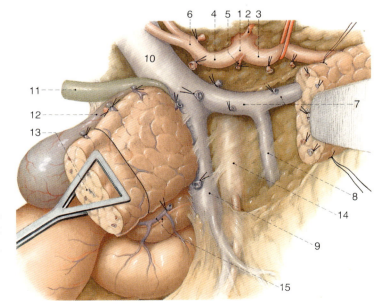

Abb. 140 Subtotale Duodenopankreatektomie: Bei isthmusnahem Kopfkarzinom liegt die Resektionslinie am Pankreas entsprechend weiter links. Die Mobilisierung des Pankreaskörpers geschieht schrittweise vom Isthmus schwanzwärts und ist durch die Notwendigkeit der Versorgung vieler kleiner Gefäße, die aus der A. splenica in die Drüse hinein ziehen bzw. aus dieser in die V. splenica münden, diffizil und mühevoll.

1 Truncus coeliacus
2 A. gastrica sinistra
3 A. splenica
4 A. hepatica communis
5 A. pancreatica dorsalis
6 A. hepatica propria
7 V. splenica
8 V. mesenterica inferior
9 V. mesenterica superior
10 V. portae
11 Ductus hepaticus communis
12 Ductus cysticus
13 Ductus pancreaticus
14 A. mesenterica superior
15 A. pancreaticoduodenalis inferior, R. anterior, V. pancreaticoduodenalis inferior anterior

Rekonstruktion

- Hochführen des Neoduodenums vor der Mesenterialwurzel entweder antekolisch oder durch einen eigenen Mesokolonschlitz.
- Antekolische Billroth-II-Operation (Modifikation nach Child).
- Termino-laterale Pankreatojejunostomie aboral der bilio-digestiven Anastomose.
- Einpflanzung des Gallengangs- und des Pankreasstumpfes in zwei getrennte, blind ausgeschaltete Dünndarmschlingen.
- Pankreatogastrostomie.
- Pankreasgangokklusion mit oder ohne pankreatojejunale Anastomose.
- Blindverschluß des Restpankreas.
- Gastrojejunostomie mit Y-Schlinge nach Roux (vgl. Operation nach Billroth II – Prinzip Roux, Bd. 3, S. 172–174).

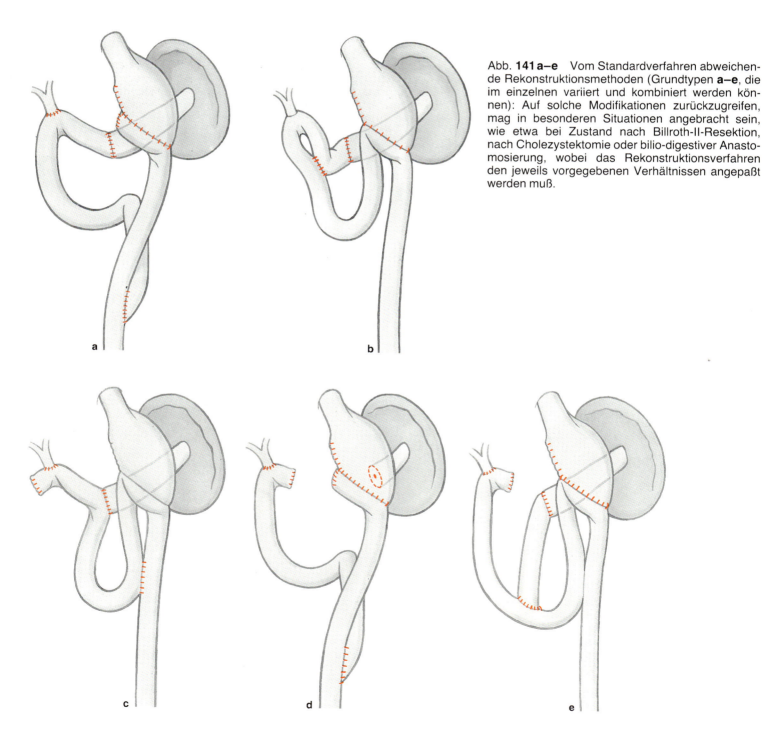

Abb. **141 a–e** Vom Standardverfahren abweichende Rekonstruktionsmethoden (Grundtypen **a–e**, die im einzelnen variiert und kombiniert werden können): Auf solche Modifikationen zurückzugreifen, mag in besonderen Situationen angebracht sein, wie etwa bei Zustand nach Billroth-II-Resektion, nach Cholezystektomie oder bilio-digestiver Anastomosierung, wobei das Rekonstruktionsverfahren den jeweils vorgegebenen Verhältnissen angepaßt werden muß.

Anastomosentechnik

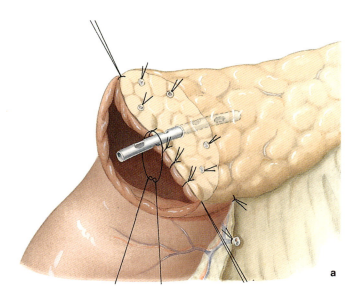

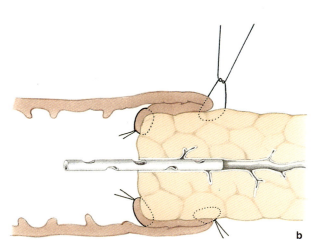

Abb. **142a** u. **b** Intraluminäre Schienung bei nicht erweitertem Pankreasgang: Ein etwa 4 cm langes Drain (Venae-sectio-Katheter) größtmöglicher Weite wird – mit seitlichen Löchern versehen – rund 2 cm weit in den Ductus pancreaticus eingebracht. Das geschieht im Zuge der Herstellung der inneren Hinterwandnahtreihe, weil einer

dieser (absorbierbaren) Fäden zur Einknüpfung des Drains verwendet werden kann (**a**). Dann erst wird die Pankreatojejunostomie durch zweireihige Naht der Anastomosenvorderwand fertiggestellt (**b**). Das „verlorene" Drain geht nach Auflösung des Fixierungsfadens spontan ab.

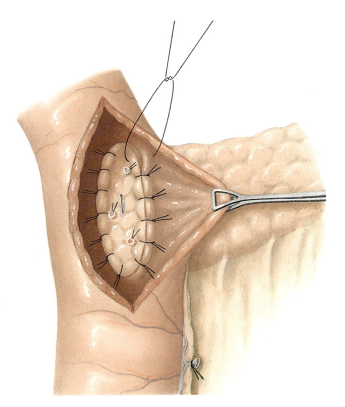

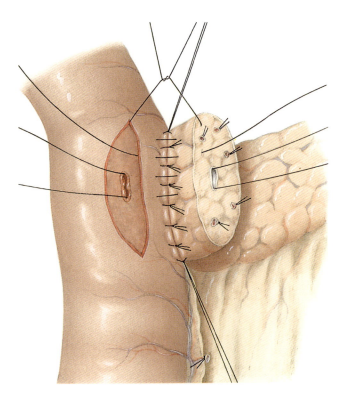

Abb. **143** Termino-laterale Pankreatojejunostomie: Bei der „Durchziehtechnik" wird der Querschnitt des Pankreasrestes von einer Enterotomie der Jejunumvorderwand aus durch eine in entsprechender Größe angelegte Inzision der Hinterwand in das Darmlumen hineingezogen und zirkulär mittels durchgreifender Einzelknopfnähte fixiert; das „Arbeitsfenster" wird zuletzt ein- oder zweireihig verschlossen.
Die Herstellung dieser Anastomose ist auch ohne Gegeninzision der Darmwand möglich, wobei zumindest bei den letzten Vorderwandnähten die Knoten außen zu liegen kommen und die Wandadaptierung weniger exakt erfolgt.

Abb. **144** Bei stark erweitertem Ductus pancreaticus kann dieser allein (nach Exzision eines seromuskulären Darmwandfensters) mit der Mukosa des Jejunums anastomosiert werden; diese Technik ist unübersichtlich und wird daher nicht empfohlen.

Die Pankreasgangokklusion zur Stillegung der exokrinen Sekretion als Maßnahme gegen die Gefahr einer Anastomosendehiszenz wird im Schrifttum unterschiedlich beurteilt.

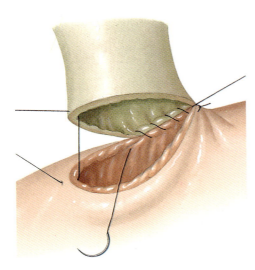

Abb. 145   Einreihige bilio-digestive Anastomosierung in fortlaufender (Gefäßnaht-)Technik, nur bei sehr weitem Gallengang indiziert.

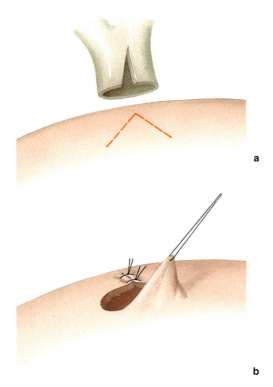

a

b

c

Abb. 146a–c   Zipfelplastik nach Götze-Gütgemann zur Anastomosenerweiterung.
a   Schnittführung an Gallengang und Darm.
b   Bildung des Darmwand-„Zipfels".

c   Fertige Hepatikojejunostomie.

Splenopankreatektomie

Narkose: Intubationsnarkose.

Lagerung

Rückenlage, Abknicken der Tischplatte zur weiteren Öffnung des Oberbauchraumes.

Zugangswege

Nach oben konvexer Rippenbogenrandschnitt links; bei steilem Rippenbogen auch mediane Oberbauchinzision (Abb. **147**).

Arbeitsschritte

Exploration
1 Laparotomie, Beurteilung der Leber, des Peritoneums und der peripankreatischen Organe.
2 Orientierende Pankreasfreilegung (Ablösen der rechten Kolonflexur, eventuell Kocher-Manöver, breite Durchtrennung des Lig. gastrocolicum).
3 Sicherung der Tumordiagnose (Biopsie) und Feststellung der Resektabilität.

Resektion (Abb. **148**)
4 Durchtrennung des Lig. gastrosplenicum.
5 Durchschneidung des Lig. phrenicocolicum mit Mobilisierung der linken Kolonflexur.
6 Mobilisierung der Milz und des Pankreasschwanzes.
7 Auslösen der Tumorregion mit regionaler Lymphadenektomie.
8 Ligatur und Durchtrennung der Milzgefäße.
9 Absetzen des Pankreas proximal der Geschwulst, Abnaht der Resektionsfläche.
10 Drainage des Wundbettes, Wundverschluß.

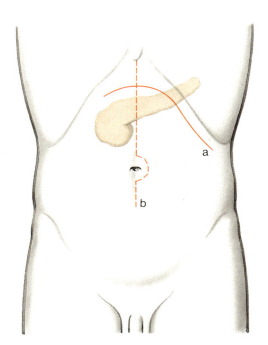

Abb. **147**   Schnittführung.
a Rippenrandschnitt links.
b oberer Medianschnitt.

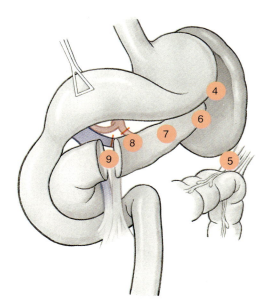

Abb. **148**

Spezielle Technik

Wenn der Eingriff wegen eines Tumors des exokrinen Pankreasgewebes erfolgt, wird stets die Milz mitentfernt (Splenopankreatektomie). Maligne Geschwülste erfordern aus onkologischen Gründen (Minimalabstand vom Tumor 3 cm, Mitnahme der regionalen Lymphknoten) eine zumindest bis zur V. mesenterica inferior reichende Resektion. Für die seltenen gutartigen Tumoren entspricht das chirurgisch-technische Vorgehen dem bei chronischer Pankreatitis (s. S. 155 ff).
Nach Laparotomie werden die Leber, das Peritoneum und die Unterseite des Mesocolon transversum untersucht, um eine überregionale Geschwulstausbreitung auszuschließen. Dann erfolgt die grob orientierende Beurteilung des Pankreas durch ein (eingeschränktes) Kocher-Manöver (s. Abb. **104–107**) und durch breite Eröffnung der Bursa omentalis. Dazu wird das Lig. gastrocolicum außerhalb der dem Magen entlang verlaufenden gastroepiploischen Gefäßarkade bis zum Lig. gastrosplenicum durchtrennt. Durch Hochheben des Magens (Organspatel) und Abdrängen des Querdarms nach unten erhält man Einblick auf den Tumor. Zur Sicherung der Diagnose können Biopsien (s. S. 186) für die mikroskopische Schnelluntersuchung entnommen werden.

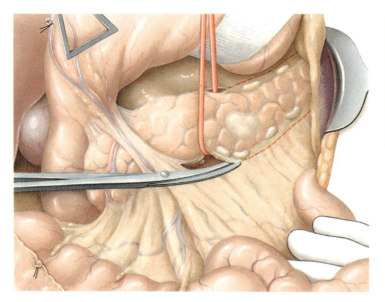

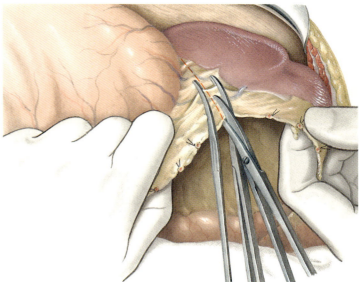

Abb. **149** Es folgt die Überprüfung der Beziehungen des Tumors zur Unterlage (Aorta, linke Nebenniere): Abseits der Geschwulst werden die Pankreasunterkante durch Inzision des Peritoneums freigemacht und von hier aus die Drüse und dann der Tumor stumpf unterfahren. Diese Ablösung ist fast blutungsfrei, oben besteht eine enge Verbindung mit den Milzgefäßen.

Abb. **150** Wenn die Resektabilität gegeben erscheint, durchtrennt man das Lig. gastrosplenicum mit den Vasa brevia schrittweise zwischen Ligaturen, so daß der Milzhilus sichtbar wird.

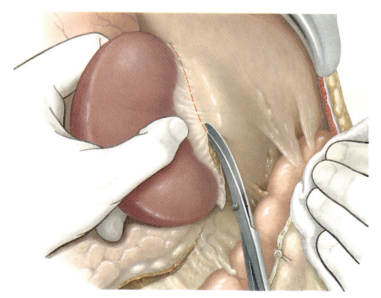

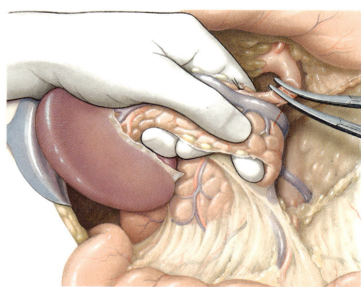

Abb. **151** Nach Durchschneiden des Lig. phrenicocolicum und Abdrängen der linken Kolonflexur kann die Milz umgriffen und zur Mitte zu gekippt werden, so daß sich unter Sicht der hintere Umschlag der Milzkapsel in das parietale Peritoneum inzidieren läßt (Lig. phrenicosplenicum).

Abb. **152** Unter leichtem Vorziehen der Milz und des durch die Gefäße mit ihr verbundenen Pankreasschwanzes wird die Bauchspeicheldrüse mit allen, ihrem Ober- und Unterrand anliegenden Lymphknoten von der hinteren Trennschicht abpräpariert, von links nach rechts über den Tumor hinaus bis zum Abgang der A. splenica. Auf die Schonung der leicht verletzlichen linken Nebenniere ist besonders zu achten. Falls die V. mesenterica inferior in die Milzvene mündet (häufig!), muß sie ligiert und durchschnitten werden. Die A. splenica wird kurz nach ihrem Abgang aus dem Truncus coeliacus zwischen Durchstechungsligaturen durchtrennt.

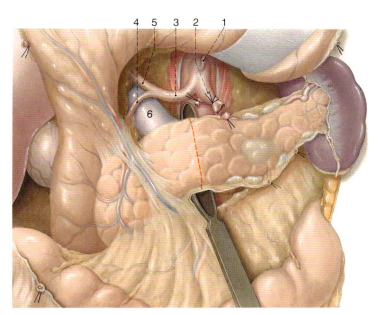

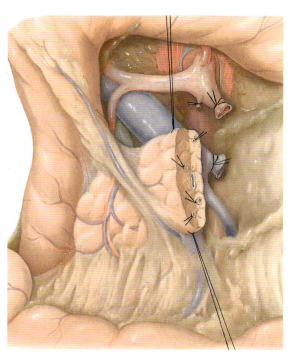

Abb. **153** Nun muß das Präparat vorübergehend nach links zurückgeschlagen werden, um die zöliakalen Lymphknoten und diese entlang der A. hepatica communis systematisch abzulösen. Wenn dann auch der untere Pankreasrand bis zur V. mesenterica superior freigemacht ist, wird die Drüse von diesem Gefäß stumpf abgelöst und (nach Setzen von zwei Ecknähten, s. Abb. **154**) über einer Rinnensonde mit dem Messer fischmaulartig durchtrennt.

1 A. gastrica sinistra
2 A. splenica
3 A. hepatica communis
4 A. gastroduodenalis
5 A. hepatica propria
6 V. portae

Abb. **154** Falls die V. splenica nicht bereits früher (nach der Versorgung der Milzarterie) abgesetzt wurde, durchschneidet man sie nunmehr knapp vor ihrer Vereinigung mit der V. mesenterica superior und verschließt sie mittels fortlaufender Gefäßnaht oder Durchstechungsligatur. Das Resektat fällt ab; histologische Schnellschnittuntersuchung der Resektionsfläche.

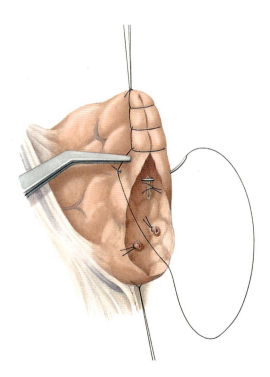

Abb. **155** Blutstillung an der Pankreasresektionsfläche mit feinsten Durchstechungsligaturen (keine Koagulierung!), Kreuzstich zum Nahtverschluß des Ductus pancreaticus und Abnaht des Pankreas in fortlaufender eingeschlungener Technik mit einem absorbierbaren Faden 3 × 0 (oder 4 × 0).
Überprüfung der Blutstillung (Milzbett, Vv. gastricae breves, Truncus coeliacus), Drainage des linken Subphreniums durch die linke Flanke (Schlauchdrain) sowie der Pankreasresektionsstelle nach vorne (Penrose-Drain), Rückverlagerung der Oberbauchorgane; die eröffnete Bursa omentalis braucht nicht vernäht zu werden.

Ausweichmethoden

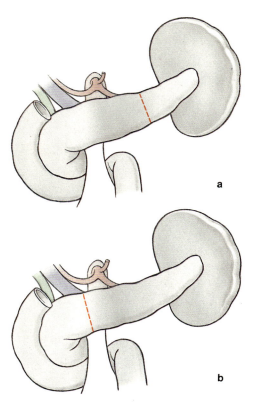

a

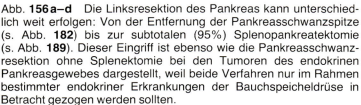

b

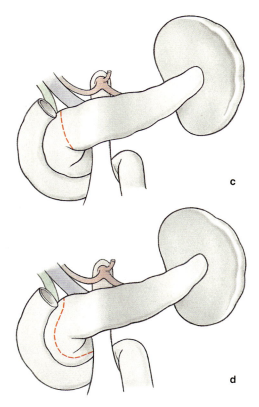

c

d

Abb. **156 a–d** Die Linksresektion des Pankreas kann unterschiedlich weit erfolgen: Von der Entfernung der Pankreasschwanzspitze (s. Abb. **182**) bis zur subtotalen (95 %) Splenopankreatektomie (s. Abb. **189**). Dieser Eingriff ist ebenso wie die Pankreasschwanzresektion ohne Splenektomie bei den Tumoren des endokrinen Pankreasgewebes dargestellt, weil beide Verfahren nur im Rahmen bestimmter endokriner Erkrankungen der Bauchspeicheldrüse in Betracht gezogen werden sollten.
Um die Einhaltung des notwendigen Mindestabstandes vom Tumor (3 cm) zu gewährleisten, muß beim Pankreaskörperkarzinom der Eingriff im Sinne einer erweiterten Linksresektion zum Pankreaskopf hin ausgedehnt werden: Dazu hält man die von links her mobilisierte

Drüse nach Versorgung der Milzgefäße und nach Ablösung von der V. mesenterica superior nach vorne heraus (s. Abb. **152**), präpariert oben bis an die A. gastroduodenalis und setzt in dieser Höhe, leicht keilförmig in den Pankreaskopf hinein inzidierend, das Präparat ab, so daß der an der Pfortader zurückbleibende Schnittrand (nach Durchstechungsligatur des Pankreasganges) mit dem vorderen Resektionsrand der Drüse vernäht werden kann.
a Pankreasschwanzresektion.
b Typische Splenopankreatektomie.
c Erweiterte Linksresektion.
d Subtotale (95 %-)Resektion.

Bei einem größeren Pankreasschwanztumor kann es zur Vermeidung intraoperativer Blutungszwischenfälle zweckmäßig sein, nach Durchtrennung der Ligg. gastrosplenicum und phrenicocolicum primär den Pankreasisthmus zu unterfahren und zu durchtrennen, die V. und A. splenica zu versorgen und dann von rechts nach links die Splenopankreatektomie auszuführen.

Totale Pankreatektomie

Narkose

Intubationsnarkose; über besondere Maßnahmen bei Ikterus s. S. 186.

Lagerung

Rückenlage, Abknicken der Tischplatte zur weiteren Öffnung des Oberbauchraumes.

Zugangswege

Nach oben konvexer beidseitiger Rippenbogenrandschnitt oder oberer bogenförmiger Querschnitt; bei steilem Rippenbogen medianer Ober- und Mittelbauchschnitt (s. S. 187 und Abb. **102**).

Arbeitsschritte

Exploration
1 Laparotomie, intraabdominelle Primärbeurteilung (Leber, Lymphknoten, Peritoneum).
2 Freilegung des Pankreas (Ablösen der rechten Kolonflexur, breite Eröffnung der Bursa omentalis, Kocher-Manöver).

3 Sicherung der Tumordiagnose (Biopsie) und Feststellung der Resektabilität.

Resektion (Abb. **157a**)
4 U. U. bereits zur Prüfung der Resektabilität: Cholezystektomie, Durchtrennung des Ductus hepaticus communis, systematische Lymphadenektomie am Lig. hepatoduodenale, Versorgung der A. gastroduodenalis und der rechten gastroepiploischen Gefäße.
5 Skelettierung und Resektion des Magens.
6 Durchtrennung des Lig. gastrosplenicum (Vasa brevia).
7 Durchschneidung des Lig. phrenicocolicum.
8 Mobilisierung der Milz und des linksseitigen Pankreas mit regionaler Lymphadenektomie, Versorgung von A. und V. splenica.
9 Mobilisierung der Flexura duodenojejunalis.
10 Rechtsverlagerung, Skelettierung und Durchtrennung des oberen Jejunums, Dissektion des Processus uncinatus mit exakter Lymphadenektomie bis zur A. mesenterica superior.

Rekonstruktion (Abb. **157b**)
11 Termino-laterale Hepatikojejunostomie.
12 Termino-laterale Gastrojejunostomie (Billroth II).
13 Latero-laterale (Fußpunkt-)Enteroanastomose.
14 Drainage des Wundbettes, Wundverschluß.

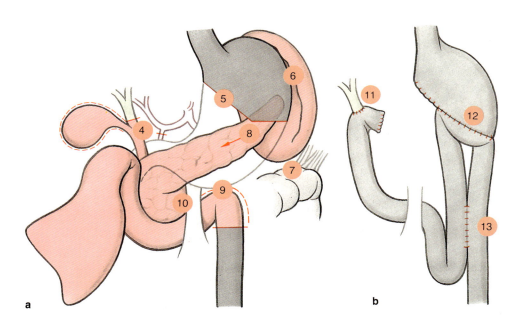

a   b   Abb. **157**

Spezielle Technik

Die totale Pankreatektomie ist eine Duodeno- und Splenopankreatektomie. Das chirurgische Vorgehen entspricht daher einer Kombination der Techniken, wie sie für die Whipplesche Operation (s. S. 187ff) und die Linksresektion (s. S. 203ff) beschrieben sind, ohne Durchtrennung des Pankreas und unter Wegfall der pankreodigestiven Anastomose.

Nach Laparotomie und Exploration des Oberbauchsitus (Leber, Peritoneum, portale Stauungszeichen usw., s. S. 187) beginnt die Freilegung des Pankreas mit der Ablösung der rechten Kolonflexur, wie in den Abb. **104** u. **105** dargestellt. Anschließend werden Körper und Schwanz der

Bauchspeicheldrüse durch breite Eröffnung der Bursa omentalis (außerhalb der gastroepiploischen Gefäßarkade) und durch Hochheben des Magens zur Ansicht gebracht. Die Vorderfläche der Drüse ist nur noch am Kopf-Isthmus-Übergang vom schmalen Bindegewebssegel, in welchem die rechten gastroepiploischen Gefäße verlaufen, bedeckt. Diese können jetzt schon durchtrennt werden (s. Abb. **110**).

Es folgt die Mobilisierung des Pankreaskopfes bis zur Wirbelsäule durch ein „Kocher-Manöver" (s. Abb. **106** u. **107**).

Die Überprüfung und Absicherung der richtigen Geschwulstdiagnose geschieht durch Palpation der Tumorregion, Biopsie (s. S. 186), ergänzende Röntgenuntersuchung (s. S. 186) oder intraoperative Sonographie.

Bei gegebener Indikation zur totalen Pankreatektomie erfolgt zur Feststellung der chirurgisch-technischen Resektabilität die in den Abb. **108, 109** sowie **110, 111** und **149** dargestellte weitergehende Mobilisierung der Drüse entsprechend dem Sitz und der Ausdehnung des Tumors. Allenfalls muß dazu die Gallenblase aus ihrem Bett ausgeschält und der Ductus hepaticus communis durchtrennt werden, was bei bösartigen Tumoren zugleich mit einer systematischen Lymphknotendissektion von der Leberpforte duodenumwärts geschieht; es bleiben ausschließlich die A. hepatica propria und die V. portae. Auch die A. gastroduodenalis kann bereits zwischen Durchstechungsligaturen durchschnitten werden, um die Beziehungen der Geschwulst zur Pfortader besser überprüfen zu können. Jetzt muß die Entscheidung über die Durchführbarkeit des Eingriffs getroffen werden.

Das bereits eröffnete Lig. gastrocolicum wird links zur Großkurvaturseite des Magens in Höhe der gastroepiploi-

schen Gefäßumkehr hin skelettiert und das kleine Netz entlang dem Ansatz an der Leber bis zur Kardiaregion durchtrennt; der Stamm und die nach oben ziehenden Äste der A. gastrica sinistra werden geschont. Nach Freimachen der kleinen Kurvatur erfolgt die steile Absetzung des Magens an der oberen Drittelgrenze (s. Abb. **112**), am besten mit einem Klammernahtgerät (Petz-Apparat, TA-90).

Man durchtrennt schrittweise das Lig. gastrosplenicum zwischen Gefäßligaturen (s. Abb. **150**) und drängt nach Durchschneiden des Lig. phrenicocolicum die linke Kolonflexur nach unten zu ab. Ein sich infolge Minderdurchblutung allenfalls livid verfärbendes Omentum majus muß sekundär entfernt werden. Wie bei der Splenopankreatektomie (s. Abb. **151**) wird nun die Milz mobilisiert, an ihr der Pankreasschwanz vorgezogen und zusammen mit der oberen und unteren kaudalen Lymphknotengruppe von links her aus dem Retroperitoneum ausgelöst (s. Abb. **152**).

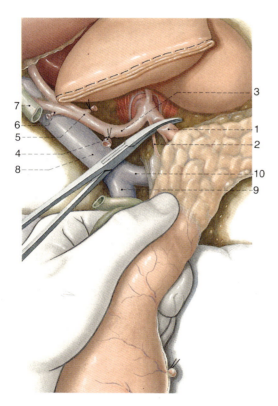

Abb. **158** Vom Truncus coeliacus präpariert man (nach vorübergehender Rückverlagerung der Milz in ihr Bett) alles Binde-, Fett- und Nervengewebe mit den Lymphknoten ab, so daß hinten beide medialen Zwerchfellschenkel freiliegen, dann wird die A. splenica nahe ihrem Abgang zwischen Durchstechungsligaturen abgesetzt.

1 A. splenica
2 A. pancreatica dorsalis
3 A. hepatica communis
4 A. gastroduodenalis
5 A. hepatica propria
6 A. cystica
7 Ductus hepaticus communis
8 V. portae
9 V. mesenterica superior
10 V. splenica

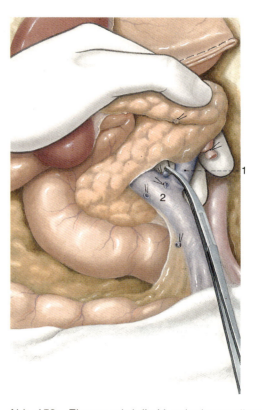

Abb. **159** Ebenso wird die V. splenica vor ihrer Einmündung in die V. portae durchtrennt und der Gefäßstumpf am besten durch fortlaufende Gefäßnaht verschlossen.

1 V. splenica
2 V. portae

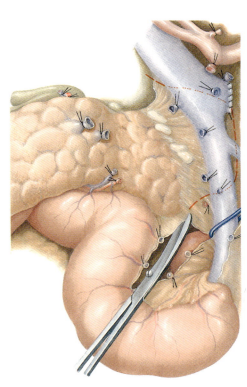

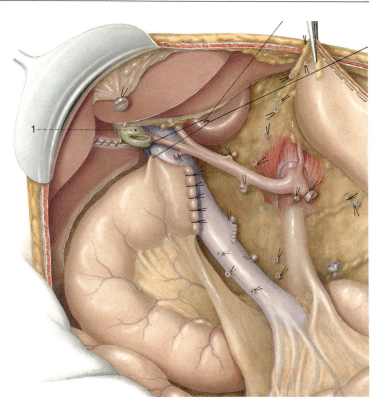

Abb. **160** Das Pankreas (mit Milz) läßt sich damit über die V. mesenterica superior hinweg zur rechten Seite schlagen. Man mobilisiert die Flexura duodenojejunalis (s. Abb. **113**), zieht den Darm hinter der Mesenterialwurzel nach rechts und skelettiert die obersten 6–8 cm des Jejunums schrittweise bis an den Unterrand des Processus uncinatus. Mit dem Klammernahtgerät (GIA) wird entweder jetzt schon der Dünndarm nahe der Stelle, an der mit der Skelettierung begonnen wurde, durchtrennt, oder man setzt diesen Schritt zuletzt unmittelbar vor dem Wegfall des Präparates. Dann erfolgt die Ablösung des Processus uncinatus unter gleichzeitiger Versorgung aller Gefäßverbindungen zur V. und A. mesenterica superior, mit Anschlingung dieser großen Gefäße und systematischer Dissektion des Lymph- und Nervengewebes bis hin zur Aorta in der bei Abb. **117–119** beschriebenen Weise. Mit dem Auspräparieren der obersten Lymphknoten hinter dem Zusammenfluß der Pfortader und der allenfalls noch notwendigen Durchtrennung des oberen Jejunums fällt das Resektionspräparat en bloc ab.
Nach Überprüfung der Blutstillung beginnt die Rekonstruktion der Abflußwege.

Abb. **161** Die Jejunumschlinge wird in das Bett des ehemaligen Duodenums gelegt und mit ihr der Stumpf des Ductus hepaticus communis nahe dem blind verschlossenen Darmende termino-lateral anastomosiert. Zur chirurgischen Technik wird auf die Abb. **126–128** verwiesen.

1 Ductus hepaticus communis

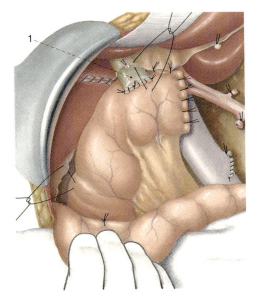

Abb. **162** Nach Fertigstellung der einreihigen Anastomose erfolgt die Zugentlastung mittels mehrerer Nähte zwischen Darmwand und dem Peritonealsaum an der Leber, dann die Naht des Gallenblasenbettes sowie die Fixierung der obersten Jejunumschlinge am parietalen Bauchfell, entlang der rechten Kolonflexur und im Bereich der ehemaligen Flexura duodenojejunalis.
Die Herstellung der termino-lateralen Gastrojejunostomie (Billroth II) und der Braunschen (Fußpunkt-)Anastomose geschieht ebenfalls in technisch gleicher Weise wie bei der Whippleschen Operation: s. Abb. **130–137**.
Zwei mittelstarke Schlauchdrains werden in das linke Subphrenium sowie rechts hinter das „Neoduodenum" in das ehemalige Lager des Pankreaskopfes eingelegt und abseits der Wunde jeweils durch die Flanke ausgeleitet. Bei technisch schwieriger Hepatikojejunostomie empfiehlt sich zusätzlich die Plazierung eines Penrose-Drains dorthin.

1 Ductus hepaticus communis

Ausweichmethoden

Da bei der totalen Duodenopankreatektomie die pankreo-digestive Anastomose wegfällt, schränken sich die alternativen Verfahrensmöglichkeiten gegenüber der Whippleschen Operation im wesentlichen auf Abweichungen bei der biliodigestiven Anastomose (s. Abb. **145** u. **146**) sowie auf die Gastrojejunostomie mit einer Roux-Schlinge ein.
Eine besondere Modifikation stellt die regionale totale (oder subtotale) Pankreatektomie dar, die von Fortner zur Erzielung höherer Resektabilitätsquoten und einer wesentlich radikaleren Entfernung der peripankreatischen Lymphstationen angegeben wurde; dieser Eingriff hat als Regeloperation beim Pankreaskarzinom bisher nur wenige Anhänger gefunden und bleibt als Ausweichverfahren vereinzelten Fällen vorbehalten, bei denen der Tumor die anliegenden großen Gefäße infiltriert hat.

Regionale Pankreatektomie

Narkose

Intubationsnarkose; über besondere Maßnahmen bei Ikterus s. S. 187.

Lagerung

Rückenlage, Abknicken der Tischplatte zur weiteren Öffnung des Oberbauchraumes.

Zugangswege

Großer beidseitiger Rippenbogenrandschnitt oder oberer bogenförmiger Querschnitt; bei steilem Rippenbogen medianer Ober- und Mittelbauchschnitt (s. S. 187 und Abb. **102**).

Arbeitsschritte

Exploration
1 Laparotomie, intraabdominelle Primärbeurteilung (Leber, Lymphknoten, Peritoneum).
2 Freilegung des Pankreas (Ablösen der rechten Kolonflexur, breite Eröffnung der Bursa omentalis, Kocher-Manöver).
3 Sicherung der Tumordiagnose (Biopsie) und Feststellung der Resektabilität.

Resektion (Abb. **163**)
4 U. U. bereits zur Feststellung der Resektabilität: Cholezystektomie, Durchtrennung des Ductus hepaticus communis, systematische Lymphadenektomie am Lig. hepatoduodenale, Versorgung der A. gastroduodenalis und der rechten gastroepiploischen Gefäße.
5 Skelettierung und Resektion des Magens.
6 Durchtrennung des Lig. gastrosplenicum (Vasa brevia).
7 Durchschneidung des Lig. phrenicocolicum.
8 Mobilisierung der Milz und des linksseitigen Pankreas mit Lymphadenektomie bis zum Abgang der Milzgefäße.
9 Anschlingen der V. portae, zöliakale Lymphadenektomie, Durchstechungsligatur und Durchtrennung der A. splenica.
10 Maximale Mobilisierung der Mesenterialwurzel, Ablösen der Flexura duodenojejunalis, Anschlingen der V. und A. mesenterica superior, Versorgung von A. und V. colica media.
11 Resektion der V. portae und/oder der V. mesenterica superior je nach Tumorlokalisation.
12 Skelettierung und Durchtrennung des obersten Jejunums, Versorgung der unteren pankreatoduodenalen Gefäße unter Mitnahme des rechts-paraortalen Lymph- und Nervengewebes bis zur vollständigen Ablösung des Resektates.

Rekonstruktion
13 Gefäßanastomosierung V. portae – V. mesenterica superior.
14 Termino-laterale Hepatikojejunostomie.
15 Termino-laterale Gastrojejunostomie (Billroth II).
16 Latero-laterale (Fußpunkt-)Enteroanastomose.
17 Drainage des Wundbettes, Wundverschluß.

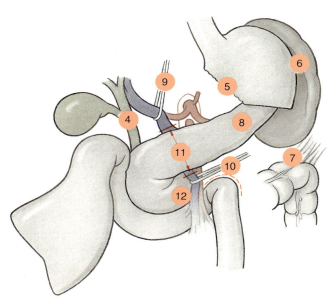

Abb. **163**

Spezielle Technik

Sie unterscheidet sich zunächst nicht vom Vorgehen bei der totalen Pankreatektomie (s. S. 207ff).

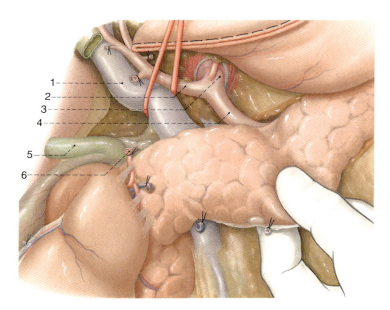

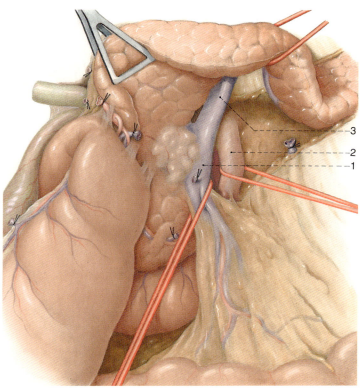

Abb. **164** Nachdem die Milz und das linksseitige Pankreas (unter Mitnahme der parapankreatischen Lymphknoten) bis zum Ursprung der A. splenica ausgelöst wurden, verlagert man diese Organe zunächst wieder zurück. Die Pfortader (allenfalls auch die A. hepatica propria) wird angeschlungen, dann erfolgt die Freilegung des Truncus coeliacus durch Entfernung des umgebenden Lymph- und Nervengewebes und schließlich die Durchtrennung der A. splenica zentral zwischen Durchstechungsligaturen.
Beim Zäkum beginnend präpariert man dieses, das rechte Mesokolon und die gesamte Mesenterialwurzel in der gefäßlosen lockeren Bindegewebsschicht vom Retroperitoneum ab, über das Duodenum hinauf bis zum Abgang der A. mesenterica superior. Dann folgt die Mobilisierung der Flexura duodenojejunalis.

1 V. portae
2 A. hepatica communis
3 Truncus coeliacus
4 A. splenica
5 Ductus hepaticus communis
6 A. gastroduodenalis

Abb. **165** Nun werden V. und A. mesenterica superior freigelegt und angeschlungen. Dazu hebt man den Pankreaskörper nach vorne oben ab, die V. splenica zieht dementsprechend steil herauf. Die A. und V. colica media (zumindest die Vene) müssen bei hoher Einmündung ligiert und durchtrennt werden.

1 V. mesenterica superior
2 A. mesenterica superior
3 V. splenica

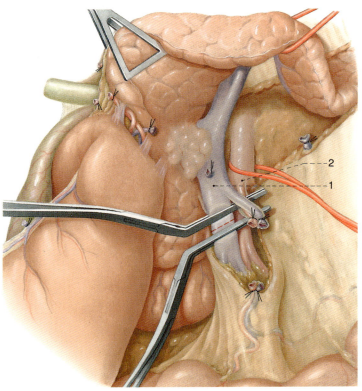

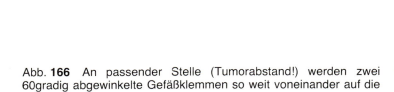

Abb. **166** An passender Stelle (Tumorabstand!) werden zwei 60gradig abgewinkelte Gefäßklemmen so weit voneinander auf die Mesenterialvene gesetzt, daß beim Durchschneiden des Gefäßes ein 3 mm breiter Saum an der distalen Klemme bleibt, der für die Herstellung der Gefäßanastomose gebraucht wird. Zur Anpassung des Venenquerschnittes an den meist größeren der Pfortader kann diese Durchtrennung etwas schräg erfolgen.

1 V. mesenterica superior
2 A. mesenterica superior

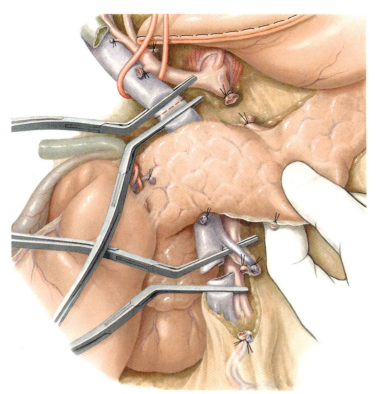

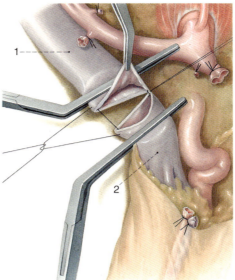

Abb. **167** Auf gleiche Weise wird die Pfortader oberhalb des Tumors in genau querer Richtung durchschnitten.

Das linksseitige Pankreas und die Milz können nunmehr zusammen mit der resezierten Vene endgültig zur rechten Seite geschlagen werden (s. Abb. **160**). Das obere Jejunum wird skelettiert und durchtrennt, dann läßt sich der Processus uncinatus mit der von ihm auslaufenden Lymph- und Nervengewebsplatte übersichtlich bis zur A. mesenterica superior bzw. bis an die Aorta Schritt für Schritt auspräparieren, so daß das Resektat en bloc entfernt werden kann.

Abb. **168** Die Gefäßstümpfe von Pfortader und V. mesenterica superior nähert man einander an, was bei vorangegangener kompletter Mobilisierung der Mesenterialwurzel selbst nach Resektion eines 4–6 cm langen Gefäßabschnittes leicht und spannungsfrei gelingt.

1 V. portae
2 V. mesenterica superior

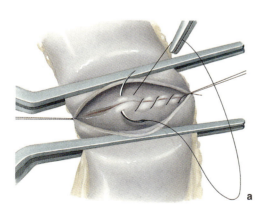

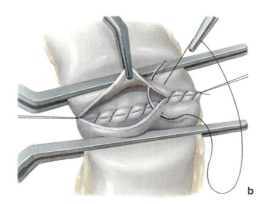

Abb. **169a u. b** Die Stümpfe der V. portae werden in gefäßchirurgischer Nahttechnik (außen geknotete Eckfäden, fortlaufende Hinter- und Vorderwandnaht mit monofilem, nicht-absorbierbarem Nahtmaterial 7 × 0 (8 × 0) End-zu-End anastomosiert. Nach Fertigstellung dieser Naht wird zunächst die Klemme von der Pfortader und anschließend die von der oberen Mesenterialvene entfernt. Bei Dichtheit der Anastomose werden noch einige Stütz- bzw. Entlastungsnähte an zugfesteren Strukturen der Umgebung angebracht.
Es folgen die Hepatikojejunostomie, die Gastrojejunostomie und die Braunsche Fußpunktanastomose in gleicher Technik, wie sie für die totale Pankreatektomie angegeben wurde (s. Abb. **161, 162** sowie **130–137**). Bei exakter Blutstillung braucht die Gefäßanastomose nicht eigens drainiert werden. Hinsichtlich der sonstigen Wunddrainage s. S. 199.

Ausweichmethoden

Das beschriebene Verfahren entspricht der regionalen Pankreatektomie Typ I nach Fortner (ausschließlich venöse Gefäßresektion).

Bei Tumorlokalisation im Processus uncinatus kann u. U. auch nur die Mitresektion der V. mesenterica superior notwendig sein, allenfalls in Verbindung mit einer subtotalen Duodenopankreatektomie. Voraussetzung ist, daß die Aufteilung der Vene in ihre Äste relativ tief gelegen ist. Kleinere Äste können ligiert und durchtrennt werden, der Hauptstamm wird dort, wo er das untere Duodenum überkreuzt, angeschlungen. Man mobilisiert den Pankreaskör-

per vom Isthmus entsprechend weit nach links (mühevolle Versorgung der vielen kleinen Gefäßverbindungen zu den Milzgefäßen!), um ihn an der gewünschten Stelle zu unterfahren und zu durchtrennen (s. Abb. **140**); nach Umschlagen des Pankreaskörpers auf die rechte Seite kann in der beschriebenen Technik fortgefahren werden. Die obere Durchtrennung der V. mesenterica superior erfolgt knapp vor der Vereinigung mit der V. splenica zur V. portae Gegenüber der regionalen totalen Pankreatektomie kommt als weiterer rekonstruktiver Akt bei subtotaler Pankreasresektion die pankreojejunale Anastomosierung (s. Abb. **121–125**) hinzu.

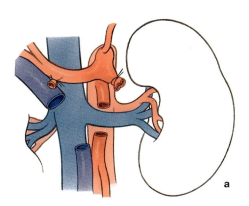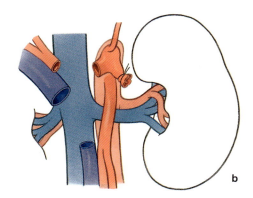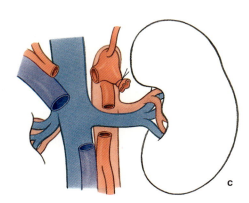

Abb. **170 a–c** In ähnlicher Weise können je nach Ausbreitung des Karzinoms auch arterielle Gefäßabschnitte mitreseziert werden, im wesentlichen die A. mesenterica superior, die A. hepatica communis oder Teile beider Gefäße. Daraus ergeben sich die Typen IIa–c nach Fortner.

Typ III nach Fortner besteht in der Resektion des Truncus coeliacus. Die Überbrückung der resezierten arteriellen Gefäßabschnitte erfolgt meist über Gefäßprothesen.

Tumor-Enukleation

Bei Tumoren des exokrinen Pankreasgewebes kommt eine Enukleation aus dem umgebenden gesunden Drüsenparenchym nur sehr selten in Betracht. Selbst benigne Geschwülste sind zumeist polyzyklisch begrenzt und daher besser und sicherer durch eines der standardisierten Resektionsverfahren zu entfernen.

In einzelnen Ausnahmefällen, wenn etwa ein im Isthmusbereich lokalisierter Tumor (Zystadenom, solid-zystischer Azinuszelltumor) bis in den Drüsenkopf hinein reicht, mag es zweckmäßig und technisch notwendig sein, im Rahmen einer (erweiterten Links-) Resektion die Bauchspeicheldrüse unmittelbar entlang der Geschwulstkapsel abzusetzen.

Zur speziellen Technik für eine solche Ausschälung wird auf S. 225 ff verwiesen.

Palliativoperationen

Da nur etwa ein Drittel aller Tumoren des exokrinen Pankreasgewebes radikal operabel ist, muß sich die Mehr-

zahl der Eingriffe (rund 60%) auf palliativ-chirurgische Maßnahmen beschränken. Die früher recht häufige Probelaparotomie kann dank der modernen bildgebenden Diagnostik heute weitgehend vermieden werden.

Die Indikation zur Palliativoperation steht entweder präoperativ bereits fest oder sie ergibt sich erst im Laufe der chirurgischen Exploration des Tumors, wenn dessen lokale oder überregionale Ausbreitung zutage tritt. Bis zu dieser Entscheidung sollten keine operativen Schritte erfolgen, die eine Abkehr vom ursprünglichen Vorhaben der Resektion nicht mehr erlauben.

Fast alle palliativ-chirurgischen Eingriffe, die bei der Behandlung von Pankreastumoren zur Anwendung gelangen, sind Operationen an den Nachbarorganen der Bauchspeicheldrüse und gehören im engeren Sinn nicht zur Chirurgie des Pankreas.

Narkose

Intubationsnarkose; über besondere Maßnahmen bei Ikterus s. S. 187.

Lagerung

Rückenlage; Abknicken der Tischplatte zur weiteren Öffnung des Oberbauchraumes.

Zugangswege

Grundsätzlich durch jede der in Abb. **102** dargestellten Schnittführungen; für palliativ-chirurgische Maßnahmen genügt im allgemeinen eine kleinere Inzision.

Arbeitsschritte

Exploration

1 Laparotomie, intraabdominelle Primärbeurteilung (Leber, Lymphknoten, Peritoneum).
2 Freilegung des Pankreas (Ablösen der rechten Kolonflexur, breite Eröffnung der Bursa omentalis, Kocher-Manöver).
3 Sicherung der Tumordiagnose (evtl. Biopsie einer Lebermetastase) bzw. Feststellung der lokalen Inoperabilität.

Palliativmaßnahmen

In verschiedenen Kombinationen je nach Situation:

4 Ausschaltung einer oberen Jejunumschlinge nach Roux.
5 Bilio- (Hepatiko-, Choledocho-, Cholezysto-) digestive Anastomosierung (Gastro-, Duodeno-, Jejunostomie).
6 Gastroenterostomie.
7 Pankreojejunostomie.
8 Transabdominelle Splanchnikektomie.
9 Intraoperative Strahlenbehandlung.

Spezielle Technik

Nach Laparotomie werden die präoperativen Befunde überprüft. Wenn Fernmetastasen vorhanden sind, die man allenfalls durch Biopsie und histologische Schnelluntersu-

chung bestätigen läßt, braucht der Pankreastumor selbst nur in eingeschränktem Ausmaß freigelegt werden. Anderenfalls erfolgt die Exploration entsprechend den Abb. **104–111** soweit, bis sich zeigt, daß die Geschwulst wegen ihrer lokalen Ausbreitung nicht resektabel ist.

Von den verschiedenen Maßnahmen zur palliativen Behandlung ist jenes Verfahren zu wählen, das den lokalen Gegebenheiten und der symptomatischen Zielsetzung des Eingriffs am besten gerecht wird. Dazu ist häufig die Kombination mehrerer Ausweichmethoden erforderlich.

Umgehungsanastomosen

Zur Beseitigung obstruktiver Passagestörungen durch den nicht resektablen Pankreastumor können palliative Ableitungen für die Galle, den Mageninhalt und allenfalls das Pankreassekret angelegt werden. Sofern nicht spezielle Erwägungen (Minimal-Eingriff, Lebenserwartung usw.) bestimmend sind, sollte diese Umgehung tumorfern am besten in das obere Jejunum erfolgen. Dazu wird im zentralen gefäßlosen Bereich des Mesenteriums der ersten Schlinge ein „Fenster" geschnitten und dann oralwärts zum Darm hin skelettiert, so daß ein möglichst langer „Stiel" am abführenden Schenkel resultiert. Nach Durchtrennung des Jejunums (Klammernahtgerät) anastomosiert man die kurze zuführende Schlinge termino-lateral (Y-förmig) in die abführende Schlinge etwa 30–40 cm aboral ihres blind verschlossenen (oder zu verschließenden) Endes.

Nach Anbringen mehrerer Schlitznähte wird der ausgeschaltete Dünndarm antekolisch oder durch den rechtsseitigen Anteil des Mesocolon transversum für die vorgesehenen Umgehungsanastomosen hochgezogen.

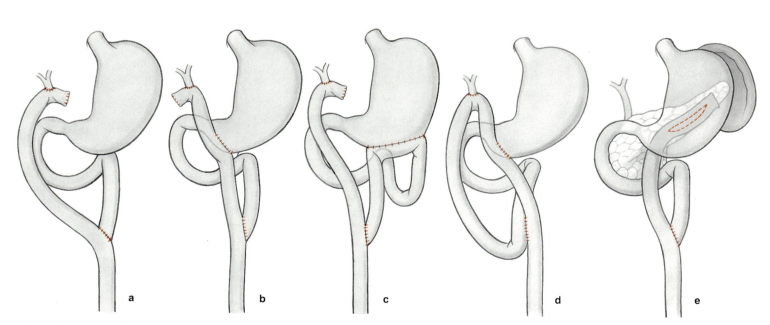

Abb. **171 a–e**   Schematische Darstellung der wesentlichen Grundtypen und Kombinationen solcher Umgehungsanastomosen. Hinsichtlich der speziellen Technik wird für die extrapankreatischen Operationsverfahren auf die entsprechenden Kapitel der Gallenwegs- bzw. Magenchirurgie (s. Bd. 3, S. 195 ff) verwiesen; bezüglich der bei Pankreastumoren selten indizierten pankreodigestiven Anastomosierung s. S. 200 ff.

Transabdominelle Splanchnikektomie

Dieser Eingriff wurde zur Schmerzausschaltung empfohlen. Er besteht in der Durchtrennung der Nn. splanchnici majores sowie der Resektion der Hörner des Ganglion coeliacum. Der Zugang erfolgt rechts nach Unterfahrung und Hochziehen des abdominellen Ösophagus entlang der kleinen Magenkurvatur durch Freilegung der Zwerchfellschenkel; links wird nach breiter Durchtrennung des Lig. gastrocolicum und Mobilisierung des Pankreaskörpers paraortal vor der Nebenniere nach oben eingegangen.

Da eine Ausschaltung der Schmerzbahnen durch (direkte oder sonographisch gezielte perkutane) Infiltration des Ganglion coeliacum mit hoch-(96-)prozentigem Alkohol einfacher und mit zumindest gleichem Erfolg möglich ist, wird die chirurgische Splanchnikektomie kaum noch durchgeführt.

Intraoperative Radiotherapie

Dieses Verfahren besteht in der Applikation einer einmaligen hohen Strahlendosis (15–25 Gy) auf die chirurgisch freigelegte Tumorregion unter weitestgehender Schonung des gesunden Nachbargewebes. Man verwendet schnelle Elektronen eines Linearbeschleunigers, weil damit ein rascher Dosisabfall, nach der Seite und Tiefe zu, gewährleistet ist.

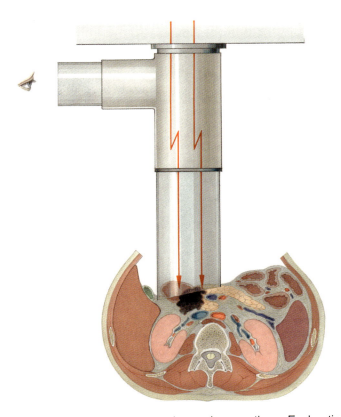

Abb. 172 Nach Laparotomie und operativer Exploration der Geschwulst wird ein Bestrahlungstubus entsprechender Weite, durch den die umgebenden Organe vom Bestrahlungsfeld abgehalten werden, unmittelbar auf den Tumor aufgesetzt. Die gewünschte Einstellung kann mittels eines Prismenspiegels kontrolliert werden. Nach Verabreichung der Strahlendosis erfolgen die weiteren chirurgischen Maßnahmen (biliodigestive Anastomosierung, bei Pankreaskopfkarzinom immer auch die Anlegung einer Gastroenterostomie!)

Neben dieser palliativen Bestrahlung, die bei chirurgisch nicht resektablen Tumoren ohne nachweisbare Fernmetastasen indiziert ist, wird die Methode auch adjuvant bei der Radikaloperation angewendet und zwar entweder unmittelbar vor der Pankreasresektion oder im Anschluß daran als Tumorbettbestrahlung.

Wiederholungseingriffe

Die Notwendigkeit hierfür ergibt sich in erster Linie zur Behebung allfälliger postoperativer Früh- oder Spätkomplikationen (s. u.).

Lokoregionäre Tumorrezidive sind beim Pankreaskarzinom nach Radikaloperation keine Seltenheit (40–70%), sie bedeuten im allgemeinen Inkurabilität. Für Palliativmaßnahmen besteht sehr oft keine Veranlassung oder keine chirurgische Möglichkeit. Daher bilden Wiederholungseingriffe nach Pankreaskarzinom bislang eine Seltenheit.

Da es im Rahmen der onkologischen Nachkontrolle mit Hilfe von CT und Sonographie mehr und mehr gelingt, die Lokalrezidive frühzeitig zu erfassen, könnten Reoperationen (Tumorexstirpation kombiniert mit intraoperativer Strahlentherapie) künftighin eine etwas größere Bedeutung erlangen. Je nach Lokalisation des Rezidivs (häufig zwischen V. und A. mesenterica superior) kann es notwendig sein, zumindest die pankreo-digestive Anastomose (bei vorangegangener Whipple-Operation) vorübergehend aufzulassen, um an den Tumor heranzukommen. Im übrigen ist die chirurgische Technik den örtlichen Gegebenheiten anzupassen.

Komplikationen

Im letzten Jahrzehnt hat die Komplikationshäufigkeit der Pankreaschirurgie in den meisten Zentren stark abgenommen, was nicht zuletzt in der Verringerung der Letalitätsrate für die Duodenopankreatektomie (auf 2–8%) zum Ausdruck kommt.

Intraoperative Komplikationen

Die einzigen chirurgisch bedingten Zwischenfälle sind *Blutungen*. Bei abgemagerten Tumorpatienten sind die Venenwände besonders brüchig. Blutungsgefahr besteht vor allem bei der Präparation im Mündungsbereich der rechten gastroepiploischen Vene sowie an der Mesenterialvene und der Pfortader. Diese großen Gefäße können beim Ablösen eines nahe heranreichenden Tumors einreißen, am häufigsten aber reißen übersehene kleine Seitenäste, die vom Processus uncinatus in die Mesenterialvene führen, direkt an der Mündungsstelle aus. Regelmäßig münden ein oder zwei solcher kleiner Ästchen rechts von der A. gastroduodenalis an der Hinterseite des Bulbus duodeni in die sonst dort zuflußlose Pfortader.

Verletzungen der V. cava inferior sind ebenso wie *arterielle Blutungszwischenfälle* bei sorgfältigem Vorgehen selten. Eine gewisse Gefahr bilden die häufigen Ursprungs- und Verlaufsanomalien der oberen Eingeweidearterien (besonders eine von der A. mesenterica superior entspringende rechte Leberarterie), wenn sie nicht bereits präoperativ erkannt oder rechtzeitig durch penible Präparation entdeckt werden.

Therapie

Bei kleinen Gefäßausrissen genügt eine punktförmige Umstechung, größere Läsionen müssen gefäßchirurgisch versorgt werden. Die Unterbindung akzessorischer Leberarterien ist bei freier Pfortader als Ultima ratio tolerabel.

Postoperative Frühkomplikationen

Heilungsstörungen der Pankreojejunostomie

Der am meisten komplikationsgefährdete Akt der Tumorchirurgie des Pankreas ist die Pankreojejunostomie bei der Whipple-Operation. In 10–15% ist mit Heilungsstörungen an dieser Anastomose zu rechnen und zwar besonders dann, wenn das Pankreasrestgewebe nicht stauungsinduriert ist. Diese Komplikationen sind durch die verschiedentlich empfohlene Pankreasgangokkludierung ebensowenig zur Gänze zu verhindern wie durch eine noch so subtile Nahttechnik; sie sind in der Mehrzahl der Fälle aber leichter Art und heilen unter konservativen Maßnahmen ab. Jede pankreo-digestive Anastomose gehört nach außen drainiert, bei Risikofällen (gesundes Parenchym im Pankreasrest) wird zusätzlich die in Abb. **139** gezeigte intraluminäre Entlastungsdrainage zur Vermeidung einer Sekretstauung empfohlen.
Heilungsstörungen der Pankreasanastomose kündigen sich etwa ab dem 3. postoperativen Tag durch Temperaturanstieg, Brechreiz und trockene Zunge an. Das Drain fördert meist geringe Mengen eines glasigen Sekrets mit kleinsten weißlichen Bröckeln.

Therapie: Ausschließen einer Retention durch CT- oder Sonographiekontrollen. Oft ist es günstig, etwa ab dem 7. postoperativen Tag das Drain zu entfernen und statt dessen einen Ballonkatheter bis unter die Bauchwand einzubringen. Bei anhaltender Sekretion ist damit auch die Möglichkeit einer Fistelographie gegeben.

Anastomosenleck

Gallige Beimischung sowie Mazeration der Haut an der Drainstelle weisen auf ein echtes Anastomosenleck und bei gleichzeitiger Verschlechterung des Allgemeinzustandes auf eine nekrotisierende Restpankreatitis hin. Diese ernste Komplikation ist selten (2%). Bei unzureichender Drainage nach außen drohen subhepatische oder subphrenische Abszeßbildung, diffuse Peritonitis und Sepsis.

Therapie: Je nach Schwere des klinischen Bildes kann es lebensrettend sein, rechtzeitig zu relaparotomieren, um die Jejunumschlinge blind zu verschließen und den Drüsenrest entweder zu entfernen oder abzunähen und zu drainieren. Die Letalität liegt bei 50%.

Dehiszenz der Hepatikojejunostomie

Sie ist selten (3–5%) und wird als äußere Gallefistel oder durch einen zunehmenden Cholaskos (allenfalls auch gallige Peritonitis) augenfällig. Normale Stuhlfärbung spricht dabei für eine partielle Fistel.

Therapie: Bei funktionierender Drainage darf abgewartet werden. Das Drain wird ab der 2. Woche schrittweise zurückgezogen; die meisten solcher Fisteln schließen sich spontan, eine spätere Anastomosenschrumpfung (Cholangitis!) muß jedoch befürchtet werden.

Lymphfluß

Durch das ausgiebige Kocher-Manöver und die ausgedehnte regionale Lymphadenektomie kann es zu einem starken postoperativen Lymphfluß kommen, dem durch Einlegen eines Gummidrains in das ehemalige Bett des Pankreaskopfes (s. Abb. **138**) vorgebeugt wird. Bei oraler Nahrungskarenz ist diese Lymphe serös und nicht milchig.

Therapie: Bei ausreichender Drainage nicht notwendig; die Sekretion sistiert früher oder später von selbst.

Blutungen

Postoperative Blutungskomplikationen kommen in 5–8% aller Pankreasresektionen vor. Bei Abgehen einer Ligatur (am 1. oder 2. Tag) oder im späteren Verlauf bei Gefäßarrosion im Bereich von Abszessen setzt eine akut lebensbedrohliche *intraabdominelle Blutung* ein.

Therapie: Umschriebene kleinere Hämatome, vor allem bei Gerinnungsstörung, können sonographisch erfaßt und gezielt perkutan drainiert werden (Spülung). Bei massiver Blutung Relaparotomie.

Gastrointestinale Blutungen

Gastrointestinale Blutungen findet man bei Streßulkus (heute selten) oder häufiger von einer der Anastomosennähte ausgehend (Billroth II).

Therapie: Je nach Schweregrad konservativ, endoskopisch oder durch Reintervention.

Entleerungsstörungen des Magens

Transitorische funktionelle Magenentleerungsstörungen sowie eine verlängerte postoperative Darmparalyse scheinen als Folge der erweiterten regionalen Lymphadenektomie in Kauf genommen werden zu müssen. Daher sollte stets eine nasogastrale Verweilsonde schon während des Eingriffs eingelegt werden (für 3–7 Tage).

Wundheilungsstörungen

Wundheilungsstörungen und Platzbauch sind selten.

Therapie: Wundrevision, Sekundärnaht der Bauchdecke.

Thromboembolische Komplikationen kommen (trotz der Thromboseneigung bei Pankreaskarzinom) nur gelegentlich vor. Häufig hingegen kommt es zu *Atelektasen* der

Lunge, die bei unterlassener intensiver Atemgymnastik *pneumonische Komplikationen* begünstigen.

Bei vorbestandenem *Leberschaden* kann es nach massiven Bluttransfusionen oder infolge eines vermehrten Blutabbaues aus Hämatomen zur Überlastung des Ausscheidungsmechanismus der Leber für Bilirubin und damit zur Zunahme des Ikterus bis zum drohenden Leberversagen kommen.

Der pankreoprive *Diabetes* bedarf nach totaler Pankreatektomie einer überaus sorgfältigen Überwachung und Substitution, um vor allem hypoglykämische Zustände, die irreversibel sein können, zu verhindern.

Spätkomplikationen

Zunehmende *exo-* und *endokrine Insuffizienz* nach Pankreasresektion sind meist der Ausdruck eines fortschreitenden Tumorwachstums und finden sich dementsprechend häufig. Im übrigen ist nach Duodenopankreatektomie mit den gleichen postoperativen Beschwerden zu rechnen wie nach Magenresektion (Dumping-Syndrom usw.).

Zu den operationsbedürftigen Spätkomplikationen zählen das *Ulcus pepticum jejuni* (2–8%), die *Anastomosenschrumpfung* an der Hepatikojejunostomie (4–6%) und der *mechanische Spätileus* (1–2%).

Nachsorge

Nach Pankreasresektion gehört der Patient auf eine Intensivüberwachungsstation verlegt. Nur so können Störungen der Kreislaufsituation, des Stoffwechsels sowie renale und pulmonale Probleme frühestmöglich erfaßt und Komplikationen rechtzeitig behandelt werden.

Für die onkologische Nachsorge gelten die üblichen Untersuchungsintervalle: alle 3 Monate in den ersten 2 Jahren, dann halbjährlich. Als Tumormarker für das Pankreaskarzinom ist CA 19-9 dem CEA überlegen. Im übrigen gehören zur Kontrolluntersuchung neben der Erhebung von Anamnese und klinischem Befund die Überprüfung des Zuckerstoffwechsels, die routinemäßigen laborchemischen Untersuchungen, eine Sono- oder Computertomographie der Oberbauchorgane, ergänzende Untersuchungen je nach Beschwerden sowie diätetische Beratung (Enzymsubstition) und psychische Betreuung des Patienten.

Angesichts der schlechten Prognose des Pankreaskarzinoms und der geringen therapeutischen Möglichkeiten bei Tumorprogredienz ist der Wert einer systematischen onkologischen Nachkontrolle asymptomatischer Patienten umstritten. Für die Qualitätsbeurteilung der vorangegangenen Behandlung ist sie auf jeden Fall wichtig.

Tumoren des endokrinen Pankreas

Das endokrine Pankreasgewebe liegt in Form der Langerhansschen Inseln im exokrinen Drüsenparenchym eingebettet und macht etwa 1–2% (beim Kleinkind bis 10%) des Volumens der Bauchspeicheldrüse aus.

Immunhistochemisch können zumindest 4 (bis 6) verschiedene Zelltypen nachgewiesen werden, die jeweils ein anderes Hormon bilden und denen biologisch und funktionell sehr unterschiedliche Tumoren entsprechen. Dadurch erklärt sich die Vielfalt der klinischen Syndrome, die bei unphysiologisch hoher Sekretion durch endokrine Pankreasgeschwülste verursacht sind (der Tumorhäufigkeit nach gereiht):

Zelltyp	Hormon	Tumor	klinisches Syndrom
B	Insulin	Insulinom	organischer Hyperinsulinismus
G	Gastrin	Gastrinom	Zollinger-Ellison-Syndrom
D 1	vasoaktives intestinales Peptid (VIP)	Vipom	Verner-Morisson-Syndrom
A	Glukagon	Glukagonom	Glukagonom-Syndrom
D	Somatostatin	Somatostatinom	–
F	pankreatisches Polypeptid (PP)	PP-om	–

Daneben gibt es multihormonale Mischformen sowie Inselzelltumoren im Rahmen einer multiplen endokrinen Adenomatose, was als Hinweis auf den gemeinsamen Ursprung der peptidproduzierenden Zellen angesehen wird.

Unterschiede bestehen außerdem in einer Reihe morphologischer Kriterien:

	Insulinom	Gastrinom	Vipom	Glukagonom
Extrapankreatische Lokalisation	2%	bis 40%	bis 10%	–
Multiple Tumoren	10%	30%	–	–
Malignität	10%	60–80%	40%	60%

Insgesamt sind Tumoren des endokrinen Pankreasgewebes selten (ca. 300 hormonaktive Insulome/Jahr in Deutschland). Unter den verschiedenen klinischen Erscheinungsformen findet man den organischen Hyperinsulinismus am häufigsten. Er ist meist durch ein gutartiges Inselzelladenom bedingt, von denen 85% palpabel und entgegen früherer Meinung über die ganze Drüse gleichmäßig verteilt sind. Man erkennt sie an ihrer graurötlichen Farbe (Vaskularisierung) und der vermehrten Festigkeit (Bindegewebe); ihre Größe beträgt zwischen wenigen Millimetern und 4–5 cm, oft sind sie gut abgekapselt. Bei Säuglingen und Kleinkindern liegt der Erkrankung für gewöhnlich eine diffuse Nesidioblastose zugrunde. Gastrinome sind am zweithäufigsten; rund zwei Drittel von ihnen weisen zum Zeitpunkt der Diagnosestellung bereits Lebermetastasen auf. Die Primärtumoren sind oft unter 5 mm groß und nicht selten multipel. Sie können im gesamten Oberbauch verstreut sein, daher ist die Suche nach Gastrinomen noch schwieriger als beim Insulinom. Alle anderen endokrin aktiven Pankreastumoren liegen im Bereich kasuistischer Einzelbeobachtungen.

Trotz klarer Leitsymptome (Hypoglykämie, Ulzera, Durchfälle) wird die Diagnose meist erst mit langer Verspätung gestellt, sie ergibt sich aus der klinischen Konstellation und der biochemischen Hormonbestimmung. Der direkte Tumornachweis gelingt selten. In mehr als 50% der Fälle muß die Geschwulst erst durch die Operation ausfindig gemacht werden. Der präoperativen Lokalisationsdiagnostik dienen Sonographie, CT, Angiographie und in gewissen Fällen die selektive perkutan-transhepatische Venenblutentnahme.

Nicht alle Tumoren des endokrinen Pankreasgewebes (ca. 85%) sind hormonaktiv; Karzinome vom endokrinen Typ ohne hormonelles Syndrom sind relativ häufig, die chirurgische Therapie entspricht jener der Karzinome des exokrinen Gewebes (s. S. 183ff), die Prognose ist bei den endokrinen Formen aber etwas besser.

Ziele und Methoden

Hauptziel des chirurgischen Eingriffs ist wie bei jeder lokalisierten Geschwulstkrankheit die radikale Entfernung des Tumors. Sie führt im Falle eines hormonell bedingten klinischen Syndroms auch zu dessen Rückbildung, wobei Sekundärschäden bestehen bleiben können (psychoneurale Störungen als Hypoglykämiefolge). Dennoch gehört die operative Behandlung von benignen Inselzellgeschwülsten zu den dankbaren Aufgaben der Chirurgie, vorausgesetzt, daß das Adenom gefunden wird.

Das primäre Ziel der Operation ist somit häufig ein diagnostisches, nämlich der Nachweis des Tumors oder zumindest jenes Drüsenabschnittes, in welchem er lokalisiert sein muß. Wenn eine kurative Behandlung nicht möglich ist, bietet die chirurgische Reduktion der Tumormasse bessere Voraussetzungen für den Erfolg einer Chemotherapie; in manchen Fällen kommt auch heute noch der operativen Entfernung des Erfolgsorgans (totale Gastrektomie beim Zollinger-Ellison-Syndrom) eine gewisse Bedeutung zu (alternativ zur Dauerbehandlung mit H_2-Rezeptor-Antagonisten).

Die besondere Vielschichtigkeit der Problematik der endokrinen Pankreastumoren in diagnostischer und therapeutischer Hinsicht übersteigt den Bereich der chirurgischen Standardversorgung. Solche Patienten gehören an ein klinisches Zentrum, wo die zur Behandlung tumorbedingter endokrinologischer Erkrankungen notwendige interdisziplinäre Zusammenarbeit und Erfahrung gewährleistet ist.

Operative Methoden mit diagnostischem Ziel sind
- die chirurgische Pankreasexploration (Rundumfreilegung),
- die intraoperative Sonographie,
- die intraoperative Pankreasbiopsie (Resektion der Pankreasschwanzspitze),
- die intraoperative selektive Venenblutentnahme zur quantitativen Hormonbestimmung.

Kurative Operationsverfahren sind
- die Adenomenukleation,
- die Splenopankreatektomie (subtotale Linksresektion),
- selten indiziert: Whipple-Operation (totale Pankreatektomie).

Palliativeingriffe
- Metastasenreduktion,
- Gastrektomie.

Operationsstrategie und Methodenwahl werden durch die individuelle Situation, die präoperativ gegeben ist, bestimmt:

- biochemische Diagnose, kein Tumornachweis,
- biochemische und Lokalisationsdiagnose,
- biochemische Diagnose und Metastasennachweis,
- Tumordiagnose, kein endokrinologisches Syndrom.

Im einzelnen gelten für die Methodenwahl folgende Kriterien:

- Chirurgische Pankreasexploration: wegen der häufigen Multiplizität und extrapankreatischen Lokalisation der Insulome hat die Rundumfreilegung des Pankreas und direkte Untersuchung aller Oberbauchorgane auch dann zu erfolgen, wenn durch die präoperative Lokalisationsdiagnostik bereits ein Adenom nachgewiesen wurde.
- Intraoperative Sonographie: diagnostisch wertvolles Zusatzverfahren.
- Pankreasbiopsie: zur mikroskopischen Schnellschnittdiagnostik tumorverdächtigen Gewebes bzw. als Pankreasschwanzspitzenresektion zur Abklärung einer Nesidioblastose.
- Selektive Venenblutentnahme: bei okkultem Adenom, welches weder durch die Rundumfreilegung des Pankreas und Exploration der anderen Oberbauchorgane, noch durch die intraoperative Sonographie gefunden wird, liefert diese Methode die Voraussetzung für eine „halbblinde" Resektion.
- Tumorenukleation: bei gutartigen Adenomen vor allem im Kopf- und Körperbereich der Drüse, Regeleingriff für das Insulinom.
- Splenopankreatektomie: Alternativmethode bei Adenomen des Pankreasschwanzes, insbesondere beim Gastrinom und Glukagonom.
- Subtotale Linksresektion: bei Nesidioblastose.
- Whipple-Operation: ausnahmsweise bei großem Adenom im Pankreaskopf (zentraler Sitz), bei Wiederholungseingriffen und bei malignem Insulom.
- Totale Pankreatektomie: nur bei Wiederholungseingriffen als letzter Ausweg wegen schwerem endokrinologischem Krankheitsbild.
- Metastasenreduktion: peripankreatisch oder als Leberresektion für eine bessere Ansprechbarkeit der Chemotherapie.
- Gastrektomie: Entfernung des Erfolgsorgans als Ausweichmethode bei okkultem oder metastasierendem Gastrinom.

Indikationen

Absolute Indikationen

Sie sind gegeben

- bei jedem morphologisch nachgewiesenen Pankreastumor ohne Fernmetastasen, der nach den bildgebenden

Untersuchungsbefunden nicht eindeutig als lokal inoperabel anzusehen ist, ob hormonell aktiv oder nicht,

– bei gesicherter biochemischer Diagnose eines durch Hypersekretion von Pankreashormon bedingten endokrinologischen Syndroms, auch wenn der präoperative Tumornachweis nicht gelingt (chirurgische Exploration der Bauchspeicheldrüse und der übrigen Oberbauchorgane),

– bei lebensbedrohlichen Komplikationen im Rahmen einer durch ein Insulom bedingten Erkrankung (Ulkusperforation bei Zollinger-Ellison-Syndrom),

– nach erfolglosem Ersteingriff, wenn das klinische Syndrom weiter besteht und durch selektive transhepatische Venenblutentnahme und quantitative Hormonbestimmung die Tumorregion bestimmt werden konnte.

Relative Indikationen

Ein operativer Eingriff kann in Erwägung gezogen werden

– unter gewissen Umständen aufgrund des klinischen Bildes (Verdacht auf Verner-Morrison-Syndrom),

– bei metastasierendem endokrinem Pankreastumor zur Reduktion der Geschwulstmasse (vor Chemotherapie),

– beim Zollinger-Ellison-Syndrom als Zweiteingriff (Gastrektomie) bei Versagen oder Nebenwirkungen der medikamentösen Therapie,

– gelegentlich, wenn beim Ersteingriff kein Adenom gefunden werden konnte und das weiterbestehende klinische Bild sowie die biochemische Hormonbestimmung eine Fehldiagnose ausschließen.

Kontraindikationen

Allgemeine Gegenanzeigen bestehen nur bei Ablehnung des Eingriffs durch den Patienten und bei wirklich schwersten Nebenerkrankungen, die eine länger dauernde Narkose von sich aus verbieten. Der Schweregrad des klinischen Syndroms ist meist durch präoperative Substitutionsbehandlung beeinflußbar.

Eine relative Kontraindikation stellt die unzureichende einschlägige Erfahrung des Operateurs dar, weil sie die Erfolgsaussicht des Eingriffs erheblich mindert. Inselzellkarzinome mit Metastasen bilden bei Ansprechen auf die antihormonale und zytostatische Therapie keine (primäre) Operationsindikation.

Wiederholungseingriffe nach erfolgloser Tumorsuche sollten nicht vorgenommen werden, bevor (neben den anderen Verfahren zur Lokalisationsdiagnostik) durch selektive transhepatische Venenblutentnahme der Versuch gemacht wurde, die tumortragende Drüsenregion zu bestimmen.

Operationsrisiken und Aufklärungshinweise

Das Operationsrisiko ist bei Ersteingriffen wegen organischem Hyperinsulinismus gering, die Letalitätsraten schwanken zwischen 0 und 6%. Bei den anderen hormonaktiven Tumoren beträgt die postoperative Sterblichkeit entsprechend der meist viel ausgedehnteren operativen Maßnahmen bis über 20%.

Neben den organspezifischen Komplikationen der Pankreaschirurgie (s. S. 173, 215ff) bilden unkorrigierte Stoffwechselstörungen (Hypoglykämie, Hypokaliämie) und Dehydration ein zusätzliches Risiko, auf die Herstellung der Homöostase ist präoperativ besonders zu achten.

Bei notwendiger ausgedehnter Pankreasresektion muß mit einem postoperativen Diabetes mellitus gerechnet werden (durchschnittlich etwa 10%).

Der Operationserfolg hängt in erster Linie davon ab, ob der Inselzelltumor gefunden wird und zur Gänze entfernt werden kann. Die Heilungsaussicht ist beim organischen Hyperinsulinismus gut, funktionelle Mißerfolge sind in etwa 15% der Fälle zu verzeichnen, meist infolge eines übersehenen Zweitadenoms. Beim Gastrinom und den übrigen Inselzelltumoren sind vor allem wegen der hohen primären Entartungsrate die Ergebnisse schlechter.

Der Patient sollte darüber unterrichtet werden, was man durch den geplanten Eingriff zu erreichen sucht und daß die endgültige Methodenwahl erst intraoperativ zu treffen sein wird. Er soll wissen, daß keine Erfolgsgarantie gegeben werden kann und daß unter Umständen eine postoperative Nachbehandlung über Monate notwendig ist (etwa wegen neuropsychiatrischen Beschwerden bei Insulinom).

Spezielle Vorbereitungen

Patienten mit endokrin aktiven Pankreastumoren bedürfen wegen der speziellen pathologischen Stoffwechselsituationen einer präoperativen Substitutionstherapie; diese sollte gemeinsam mit dem Endokrinologen erfolgen bis zur weitgehenden Normalisierung der Befunde. Auch eine rechtzeitige Absprache mit dem die Narkose leitenden Anästhesisten ist wünschenswert.

Für das Insulinom wird präoperativ zur Hemmung der Insulinfreisetzung eine kurzfristige Verabreichung von Diazoxid empfohlen; in der Nacht vor dem Eingriff ist wegen der notwendigen Nüchternheit die Hypoglykämiegefahr besonders groß.

Bei Gastrinomen und den übrigen Insulomen stehen meist Volumendefizit und Hypokaliämie im Vordergrund; die notwendige Korrektur des Wasser- und Elektrolythaushalts erfolgt beim Zollinger-Ellison-Syndrom unter gleichzeitiger medikamentöser Therapie mit H_2-Rezeptor-Antagonisten, beim Verner-Morrison-Syndrom unter Verabreichung von Cortison oder – wie auch beim Glukagonom – von Somatostatin.

Daneben bedarf es der allgemeinen vorbereitenden Maßnahmen für eine Laparotomie (s. S. 167). Von besonderer Wichtigkeit ist ein gut funktionierender zentral-venöser Zugang, der eine jederzeitige Blutabnahme und Substituierung während des Eingriffs erlaubt und über den bereits präoperativ im Bedarfsfall die Blutauffüllung des Kreislaufs vorgenommen wurde.

Spezielle Operationsverfahren

Die genaue Exploration der Bauchspeicheldrüse und ihrer Nachbarorgane bildet bei allen Eingriffen wegen endokriner Pankreastumoren einen wichtigen chirurgischen Akt, der das weitere Vorgehen (Methodenwahl) bestimmt. Daher müssen Narkose, Lagerung des Patienten und Zugangsweg von vornherein so gewählt werden, daß sich jedes der in Betracht kommenden Operationsverfahren durchführen läßt.

Narkose

Intubationsnarkose. Falls bei Insulinom ein intraoperatives Blutzucker-Monitoring geplant ist, muß rechtzeitig (4–6 Stunden vor Beginn des Eingriffs) mit einer konstanten Glucoseinfusion begonnen und diese bis zum Operationsende beibehalten werden.

Lagerung

Rückenlage; Abknicken der Tischplatte führt zur Verstärkung der dorso-lumbalen Lordose und zur weiteren Öffnung des Oberbauchraumes.

Zugangswege (Abb. 173)

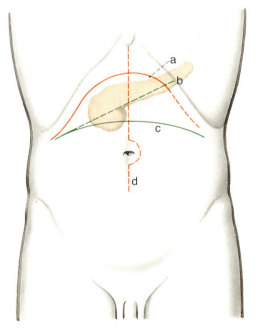

Abb. **173** Am besten bewährt sich nach eigener Erfahrung der beidseitige bogenförmige Rippenrandschnitt (**a**), der für gewöhnlich rechts bis zur vorderen Axillar- und links bis zur Mamillarlinie geführt wird. Bei weitem Rippenbogen eignen sich auch der in der Längsachse des Pankreas verlaufende schräge Oberbauchschnitt (**b**) und der obere bogenförmige Querschnitt (**c**); der obere Medianschnitt (**d**) kann nur bei sehr steilem Rippenbogen empfohlen werden.

Rundumfreilegung des Pankreas

Arbeitsschritte (Abb. **174**)

1 Ablösen der rechten Kolonflexur.
2 Maximale Mobilisation des Duodenums nach Kocher.
3 Breite Eröffnung der Bursa omentalis, Hochschlagen des Magens, Ligatur und Durchtrennung der rechten gastroepiploischen Gefäße.
4 Mobilisierung und Anschlingen von Pankreaskörper und -schwanz.
5 Inspektion und systematische bidigitale Palpation der gesamten Drüse, allenfalls diagnostische Zusatzmaßnahmen.

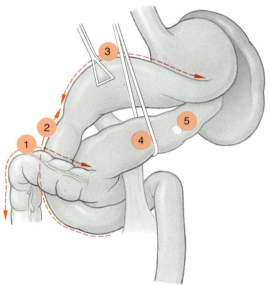

Abb. **174**

Spezielle Technik

Nach Laparotomie wird die Bauchhöhle ausgetastet, alte Verwachsungen werden soweit als nötig gelöst. Dann erfolgt die genaue Inspektion und Palpation der Oberbauchorgane mit dem Ziel, etwaige extrapankreatische Tumoren (und Metastasen) aufzufinden. Das Pankreas selbst ist noch kaum einsehbar.

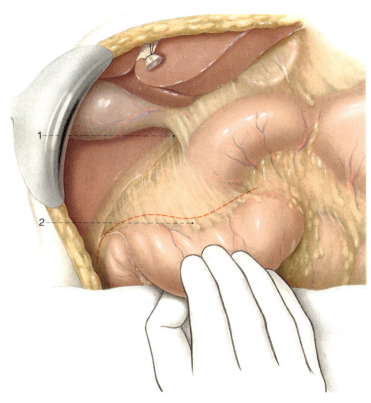

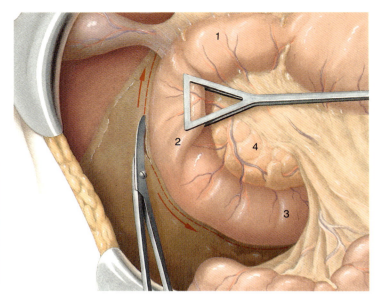

Abb. 176 Mobilisation des Duodenums nach Kocher: Unter sanftem Vorziehen des absteigenden Duodenalastes durchtrennt man die lockere gefäßlose Bindegewebsschicht dahinter. Die V. cava inferior wird sichtbar, auf ihr können der Pankreaskopf und der dritte Duodenalabschnitt mittels gezielter Scherenschläge entlang der embryonalen Verklebungen blutungsfrei weiter abgelöst werden.

1 Pars superior duodeni
2 Pars descendens duodeni
3 Pars horizontalis duodeni
4 Caput pancreatis

Abb. 175 Die Rundumfreilegung des Pankreas beginnt mit der Inzision des Peritonealumschlages an der Flexura dextra des Kolons sowie dem Ablösen dieses Dickdarmabschnittes von der Vorderwand des zweiten und dritten Duodenalabschnittes und vom Pankreaskopf. Diese Mobilisierung geschieht so ausgedehnt, daß nach Abdrängen des Kolons nach kaudal und medial der gesamte C-Bogen des Duodenums frei vorliegt.

1 Foramen epiploicum
2 Lig. duodenocolicum

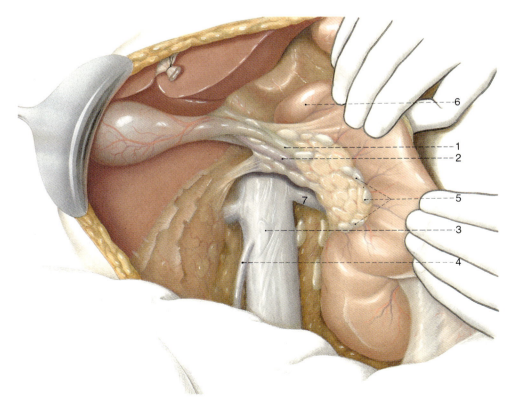

Abb. 177 Man mobilisiert das Duodenum bis weit unter die Mesenterialwurzel hinein und die Hinterseite des Processus uncinatus vor der linken Nierenvene bis zur Aorta. Der Pankreaskopf kann nun „aufgestellt", an der Rückseite inspiziert sowie mit der linken Hand des Operateurs umgriffen und zwischen Daumen (vorne) und den Kuppen des zweiten und dritten Fingers (hinten) systematisch abgetastet werden.
Es folgt die breite Eröffnung der Bursa omentalis: dazu wird das Colon transversum vorgezogen, das Lig. gastrocolicum spannt sich an und kann an einer gefäßlosen Stelle durchschnitten werden. Damit ist der Zugang in die Bursa omentalis gefunden. Außerhalb der Gefäßarkade des Magens skelettiert man zunächst nach rechts bis in das lockere Bindegewebe im Winkel zwischen den Kolica-media- und den rechten gastroepiploischen Gefäßen hinein und dann nach links bis zu den untersten Vv. gastricae breves bzw. den Vasa gastroepiploica sinistra.

1 Ductus choledochus
2 V. portae
3 V. cava inferior
4 V. testicularis/ovarica dextra
5 hintere pankreatikoduodenale Lymphknoten
6 Pars superior duodeni (Bulbus duodeni)
7 V. renalis sinistra

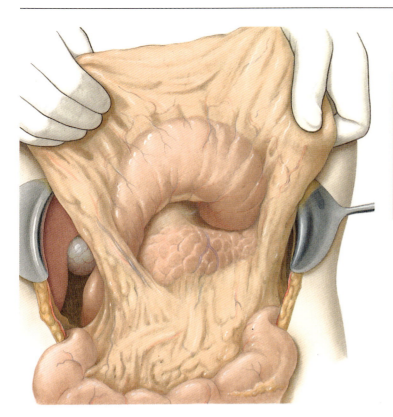

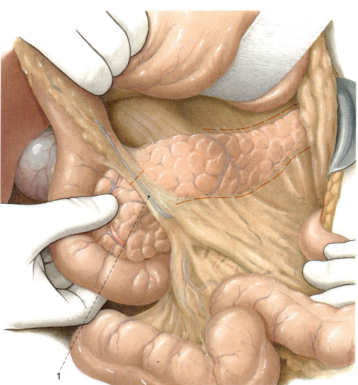

Abb. **178** Nach Durchtrennung des Lig. phrenicocolicum und Abdrängen der Flexura sinistra des Dickdarms kann unter Hochheben des Magens die Pankreasvorderfläche im Körper-Schwanz-Abschnitt eingesehen werden.

Abb. **179** Im Isthmusbereich steht noch das bindegewebige Segel, in welchem die rechten gastroepiploischen Gefäße verlaufen. Nachdem man die Vene zwischen Ligaturen durchtrennt hat, kann bis an den Pylorus heranpräpariert werden, so daß nun die Vorderseite des Pankreas zur Gänze frei vorliegt. Die Mobilisierung des linksseitigen Drüsenteils beginnt mit der Inzision des Peritoneums entlang des Mesokolonansatzes am Unterrand von Pankreaskörper und -schwanz.

1 bindegewebiges Segel mit A. und V. gastroepiploica dextra

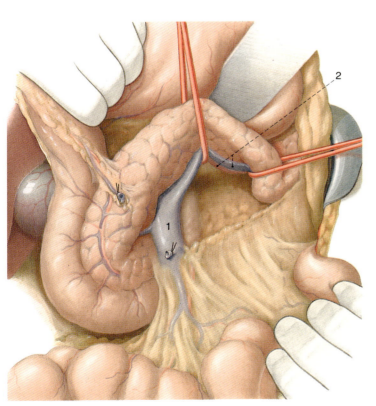

Abb. **180** Die Drüse kann stumpf unterfahren werden und läßt sich rechts bis vor die V. mesenterica superior und links bis zur Schwanzspitze am Milzhilus ablösen, ohne daß größere Gefäße versorgt werden müssen (winzige subperitoneale Gefäßchen können koaguliert werden); sie wird unter Mitnahme der Milzgefäße angeschlungen. Die Pankreasrückseite ist nun auch im linken Anteil der Inspektion zugänglich.

1 V. mesenterica superior
2 A., V. splenica

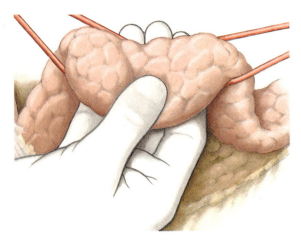

Abb. **181** Das Pankreas hängt nach dieser Mobilisierung nur mehr über seine Gefäßverbindungen an der A. und V. splenica, am Milzhilus und entlang des Processus uncinatus an der oberen Mesenterialvene. Körper und Schwanz der Drüse werden Schritt für Schritt bidigital palpiert.

Größere Tumoren werden bereits im Zuge der Rundumfreilegung entdeckt. Trotzdem ist wegen der häufigen Multiplizität endokriner Pankreasgeschwülste in jedem Fall die gesamte Drüse zu explorieren. Kapselnah gelegene Adenome sind an ihrer meist grau-rötlichen Färbung, durch die sie sich vom gelben Drüsengewebe abheben, zu erkennen. Bei gefühlvollem Tasten lassen sich auch tiefer im Parenchym versteckte Insulome als umschriebene Verhärtungen erahnen; man muß dann an der Vorder- oder Hinterseite, je nachdem, wo der Tumor von weniger Drüsengewebe überdeckt zu sein scheint, vorsichtig zwischen die Läppchen hinein präparieren, bis entweder das Adenom gefunden oder der Tastbefund widerlegt ist.

Auch die Umgebung des Pankreas und die Nachbarorgane müssen im Rahmen dieser Exploration nochmals genauestens abgesucht werden. Vor allem Gastrinome sind manchmal sehr klein und gerne in der Duodenalwand gelegen; daher gehört insbesondere bei der Operation wegen Zollinger-Ellison-Syndroms eine Duodenotomie und intraluminale Austastung zur Exploration dazu.

Am häufigsten werden parapankreatische Lymphknoten fälschlicherweise für ein Inselzelladenom gehalten. Die intraoperative mikroskopische Schnelluntersuchung tumorverdächtigen Gewebes ist obligat.

Diagnostische Zusatzmaßnahmen

Pankreasbiopsie

Hinsichtlich der Biopsiemethoden wird auf S. 186 ff verwiesen. Vermeintliche Adenome werden meist in toto exstirpiert, die Tumordiagnose muß durch intraoperative Schnellschnittuntersuchung gesichert werden.

Intraoperative Sonographie

Nach Einfüllen von Kochsalzlösung in die Bursa omentalis (zur Schallübertragung) wird mittels eines speziell konstruierten Schallapplikators (7–10 MHz) das gesamte Pankreas in 1–2 cm Abstand von der Organoberfläche systematisch abgesucht. Adenome, auch unter 1 cm Größe, lassen sich als echoarme, gut abgegrenzte Areale deutlich erkennen. Ob damit gegenüber der sorgsamen Palpation allein die Rate erfolgloser Eingriffe weiter gesenkt werden kann, ist noch nicht bewiesen.

Resektion der Pankreasschwanzspitze

Dieses Verfahren ermöglicht die Gewinnung eines größeren Gewebestückes aus der Bauchspeicheldrüse zur diagnostischen Aufarbeitung; es dient dem mikroskopischen Nachweis der diffusen Inselzellhyperplasie (Nesidioblastose), die nach heutiger Auffassung nur im Säuglings- und Kleinkindesalter vorkommen dürfte; dementsprechend wird diese Form der „Biopsie" selten angewandt.

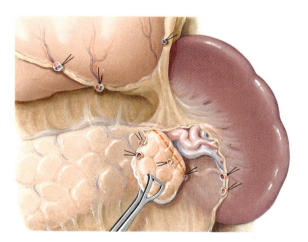

Abb. **182** Nach Inzision des Peritoneums kann die Pankreasschwanzspitze mit einer Allis-Klemme gefaßt und leicht nach vorne angehoben werden. Die Gefäßverbindungen müssen vorsichtig versorgt werden (Ligaturen, Klipse), um eine Blutung, welche die anatomische Übersichtlichkeit sofort erheblich stört, zu verhindern. Wenn etwa 2 cm der Drüse von links her mobilisiert sind, wird nach Anbringen von Haltefäden das Endstück mit dem Skalpell (nicht mit der Diathermie – Pankreatitisgefahr!) quer abgesetzt und die Schnittfläche durch fortlaufende eingeschlungene Naht (absorbierbares Material 4 × 0) abgesteppt. Der Pankreasgang braucht nicht eigens versorgt zu werden. Das Einlegen eines Penrose-Drains wird empfohlen.

Da die mikroskopische Abklärung mittels histochemischer Spezialfärbungen nicht als intraoperative Schnelldiagnostik möglich ist, muß der Eingriff abgebrochen und nach Eingang des Untersuchungsergebnisses allenfalls als Zweitoperation „fortgesetzt" werden.

Intraoperative selektive Venenblutentnahme

Dieses Verfahren dient bei unauffindbarem Insulom der Bestimmung des tumortragenden Drüsenabschnittes. In den fraktioniert aus den das Pankreas drainierenden Venen entnommenen Blutproben kann mit Hilfe eines Schnell-Radioimmunoassays der Insulingehalt quantitativ gemessen werden. Wo die intraoperative Seruminsulinbestimmung nicht möglich ist, kann man nach der Blutentnahme den Eingriff beenden und nach Eintreffen des Untersuchungsergebnisses wiederholen. Gleiches gilt derzeit noch für die Gastrin- oder VIP-Bestimmung, wenn bei entsprechendem klinischem Syndrom die Exploration ergebnislos abgebrochen werden muß.

Zur Gewinnung der Untersuchungsproben wird ein zarter Venenkatheter zunächst von einem der Zuflußäste der V. splenica im Pankreasschwanzbereich in diese eingeführt und gegen die Pfortader vorgeschoben, dann in gleicher Weise von der Mesenterialwurzel aus in die V. mesenterica superior. An den Markierungsstellen wird Blut über den Katheter aspiriert; es genügen pro Probe 2 ml; man verwendet jeweils eine neue Spritze, die entsprechend Abb. **183** fortlaufend numeriert wird.

Nach eigener Erfahrung ist auch die direkte Venenpunktion mit einer feinen Kanüle ohne Nachblutungsgefahr möglich. Für die Zeit dieser Blutabnahme wird eine vorübergehende Abklemmung der A. splenica empfohlen, weil durch die Blutstromverminderung die Hormonkonzentration im Venenblut ansteigen. Bei eindeutigem Untersuchungsergebnis kann eine „blinde" Resektion des entsprechenden Drüsenabschnittes vorgenommen werden.

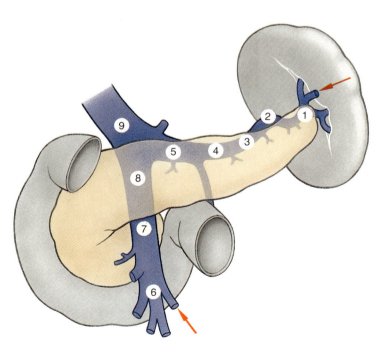

Abb. **183** Schema der Blutprobengewinnung.

Adenomenukleation

Arbeitsschritte

1 Chirurgische Pankreasexploration.
2 Schrittweise Ausschälung des Tumors.
3 Versorgung des Tumorbettes.

Spezielle Technik

Im Rahmen der chirurgischen Pankreasexploration (s. S. 221ff) wurde eine (solitäre) Inselzellgeschwulst aufgefunden.

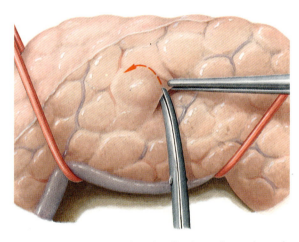

Abb. **184** Nach Inzision der Pankreaskapsel werden die das Adenom überdeckenden exokrinen Drüsenläppchen stumpf zur Seite abgedrängt oder in winzigen Schritten mit der Schere abgelöst. Man verwendet nur allerfeinste Instrumente. Die Gefäße sind oft zu klein, um sie ligieren zu können; sie werden daher geklipst oder punktförmig koaguliert.

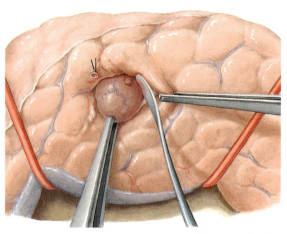

Abb. **185** An der Kapsel kann der Tumor mit einer Pinzette oder einem Klemmchen vorsichtig gefaßt werden, während man ihn (am besten mit einem zarten Dissektor) weiter ausschält und schließlich entfernt.

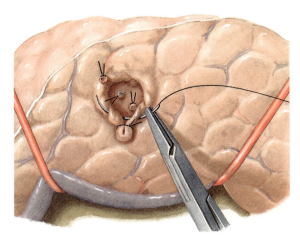

Abb. **186** Nach exakter Blutstillung wird das Tumorbett mittels mehrerer Einzelnähte (atraumatisches absorbierbares Material 4×0) verschlossen. Die Fäden müssen überaus zart geknotet werden, damit sie im gesunden exokrinen Parenchym nicht durchschneiden. Zur Abdichtung der Wundhöhle kann vorher Fibrinkleber eingebracht werden. Das Operationsgebiet wird nach außen drainiert (Penrose-Drain). Bei „trockenem" Wundbett ist auch die Drainage allein (ohne Naht) vertretbar.

Subtotale (95%-) Linksresektion

Sie kann bei Nesidioblastose primär indiziert sein oder ist in Ausnahmefällen das Endergebnis einer etappenweise nach rechts fortgesetzten „blinden" Splenopankreatektomie. Auf die operationstechnische Beschreibung der Pankreaslinksresektion (s. S. 174ff u. S. 203ff) wird verwiesen.

Arbeitsschritte

1 Chirurgische Pankreasexploration.
2 Durchtrennung des Lig. gastrosplenicum, Mobilisierung der Milz.
3 Versorgung der Milzgefäße.
4 Skelettierung des (schon bei der Rundumfreilegung linksseitig mobilisierten) Pankreas bis zur A. gastroduodenalis und des Processus uncinatus entlang der V. mesenterica superior.
5 Supraduodenale Choledochotomie zur transpapillären Sondierung.
6 C-förmige Pankreasresektion (parallel zum inneren Duodenalrand).
7 Versorgung der Pankreasresektionsfläche.
8 T-Drainage des Ductus choledochus, Drainage des Operationsgebietes, Wundverschluß.

Spezielle Technik

Es ist davon auszugehen, daß bei der endgültigen Indikationsstellung zu dieser von Frey und Child angegebenen 95%-Resektion das Pankreas für die genaue chirurgische Exploration (Rundumfreilegung s. S. 221ff) bereits weitestgehend mobilisiert wurde.

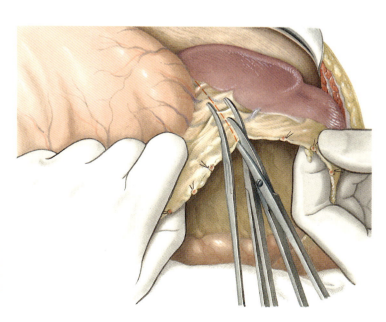

Abb. **187** Das Lig. gastrosplenicum (mit den Vasa gastrica brevia) wird schrittweise zwischen Klemmen (Ligaturen) durchtrennt, dann die Milz nach medial gekippt und nach Durchschneidung ihres lateralen Peritonealumschlages (s. Abb. **151**) stumpf aus ihrem Bett gelöst.

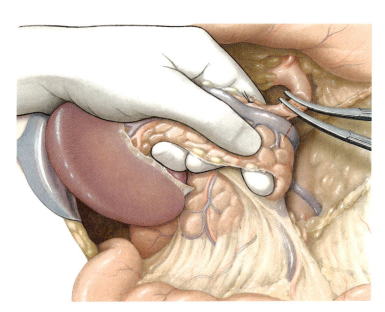

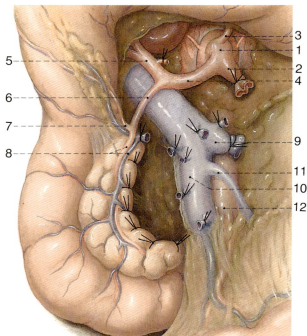

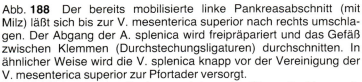

Abb. 188 Der bereits mobilisierte linke Pankreasabschnitt (mit Milz) läßt sich bis zur V. mesenterica superior nach rechts umschlagen. Der Abgang der A. splenica wird freipräpariert und das Gefäß zwischen Klemmen (Durchstechungsligaturen) durchschnitten. In ähnlicher Weise wird die V. splenica knapp vor der Vereinigung der V. mesenterica superior zur Pfortader versorgt.

Die Mobilisierung des Pankreas wird an der Oberseite bis zur A. gastroduodenalis fortgesetzt; hinter dem Bulbus duodeni macht man die Pfortader frei und gelangt ihrem lateralen Rand entlang an die V. mesenterica superior. Es entsteht ein Fenster hinter der Pylorusregion von vorne zur Gegend des Foramen epiploicum hinauf. Die Ablösung des Processus uncinatus erfolgt (unter Versorgung vieler kleiner Gefäße) weiter bis zur A. pancreaticoduodenalis inferior. Diese Mobilisation ist technisch schwierig, weil die derbe retropankreatische Lymph- und Nervengewebsplatte keine klare anatomische Leitlinie darstellt.

Vor dem Absetzen des Pankreas empfiehlt es sich, supraduodenal zu choledochotomieren und nach Probesondierung der Papille einen mittelstarken, relativ steifen Gummikatheter in das Duodenum vorzuschieben, um den retropankreatischen Gallengangsabschnitt tasten und damit vor Verletzungen schützen zu können.

Abb. 189 Die Bauchspeicheldrüse wird semizirkulär im Abstand von 1–2 cm dem inneren Duodenalrand entlang reseziert. Auf die Schonung der oberen und unteren pankreatikoduodenalen Gefäße und des Gallenganges ist besonders zu achten. Die Öffnung des Ductus pancreaticus und die zahlreichen blutenden Gefäßchen werden umstochen, und dann wird der Resektionsrand unter Mitfassen der retropankreatischen Bindegewebsplatte mit atraumatischem absorbierbarem Material (3 × 0) vernäht. Es kann auch ein Netzzipfel auf die Schnittfläche aufgesteppt werden.

Der in den unteren Choledochusabschnitt eingelegte Katheter wird nun gegen ein zartes T-Rohr ausgetauscht. Nach Überprüfung der Blutstillung sollte sowohl in das Milzlager (durch die linke Flanke) als auch in das ehemalige Bett des Pankreaskopfes ein Schlauchdrain eingelegt werden.

1 Truncus coeliacus
2 A. splenica
3 A. gastrica sinistra
4 A. hepatica communis
5 A. hepatica propria
6 A. gastroduodenalis
7 A. gastroepiploica dextra
8 A., V. pancreaticoduodenalis anterior superior
9 V. splenica
10 V. mesenterica superior
11 V. mesenterica inferior (hier in die V. mesenterica superior mündend)
12 A. mesenterica superior

Duodenopankreatektomie

Wegen der bei endokrinen Pankreastumoren seltenen Indikation zu diesem Eingriff wird für benigne Geschwülste auf S. 167 ff und für maligne auf S. 187 ff verwiesen.

Ausweichmethoden

Sie kommen definitionsgemäß in Betracht, wenn entweder kein Inselzelltumor gefunden oder dieser nicht radikal entfernt werden kann.

Auf die diagnostischen Ausweichverfahren der Pankreasschwanzspitzenresektion (s. S. 224) und der intraoperativen selektiven Venenblutabnahme (s. S. 225) wird verwiesen.

Beim Zollinger-Ellison-Syndrom hat trotz der medikamentös-symptomatischen Behandlungsmöglichkeiten (H_2-Rezeptor-Antagonisten) die Gastrektomie (Stumpfgastrektomie) als Ausweichmethode nach wie vor eine gewisse Bedeutung. Die operative Technik ist im Bd. III beschrieben.

Palliativoperationen

Bei metastasierenden Tumoren des endokrinen Pankreasgewebes kann nach einer chirurgischen Tumorreduktion ein besseres Ansprechen auf die Chemotherapie erwartet werden. Außerdem besteht oft eine Korrelation zwischen Tumormasse und dem Schweregrad des klinischen Bildes. Daher haben auch unradikale Eingriffe eine gewisse Berechtigung. Es handelt sich im wesentlichen um die Entfernung großer Lymphknoten- oder Lebermetastasen. Zur Operationstechnik wird auf die Darstellung in den entsprechenden Kapiteln verwiesen.

Wiederholungseingriffe

Wegen des oft sehr langsamen Wachstums der Inselzellgeschwülste ist von einer neuerlichen chirurgischen Exploration nach ergebnislos verlaufener Erstoperation auch nach Monaten kein sicherer Erfolg zu erwarten. Trotzdem sind Zweiteingriffe bei den endokrinen Pankreastumoren relativ häufig; sie sind indiziert

– bei eindeutigem Tumor-Lokalisationshinweis aufgrund der quantitativen Hormonbestimmung nach perkutan transhepatischer Venenblutentnahme aus den Pfortaderästen: in dieser Situation hat die Pankreas-„Blind"-Resektion auch heute noch ihre Berechtigung;
– trotz fehlenden (morphologischen) Tumorhinweises bei unzureichendem Ansprechen auf medikamentöse Therapie (nach Ausschöpfen aller lokalisationsdiagnostischen Möglichkeiten): hier ist die (totale) Duodenopankreatektomie als letzter Ausweg gelegentlich nicht zu umgehen.

Wiederholungseingriffe werden durch ausgedehnte Verwachsungen nach der vorangegangenen Rundumfreilegung des Pankreas erheblich erschwert. Die spezielle Technik entspricht dem Vorgehen bei der Erstoperation; hinsichtlich der Duodenopankreatektomie s. S. 187 ff.

Komplikationen

Intraoperative Komplikationen

Sie sind bei Operationen gutartiger Insulinome selten:

Gefäßverletzungen können im Rahmen der chirurgischen Pankreasexploration und bei Resektion vorkommen. Bei *Milzblutung* im Zuge der Mobilisierung für die Splenopankreatektomie wird vorübergehend (bis zur Versorgung von A. und V. splenica) eine harte Klemme auf den Milzhilus aufgesetzt.

Therapie: Umstechung, Gefäßnaht; evtl. Splenektomie.

Läsion des Ductus pancreaticus

Bei Tumorenukleation in der richtigen Schicht (unmittelbar entlang der Kapsel) ist keine Eröffnung größerer Seitenäste oder gar des Hauptausführungsganges zu befürchten.

Therapie: Der Operateur hat zwischen der (linksseitigen) Resektion und einer ausgiebigen äußeren Drainage mit der Wahrscheinlichkeit eines notwendigen Zweiteingriffs (Fistulojejunostomie) zu entscheiden. Die primäre Anastomosierung des Adenombettes mit einer ausgeschalteten Jejunumschlinge ist nicht zu empfehlen.

Choledochusverletzung

Im Rahmen der 95%-Resektion ist die Gefahr einer Choledochusverletzung relativ groß.

Therapie: Gallengangsnaht; evtl. T-Drainage.

Postoperative Komplikationen

Die Letalität bei chirurgischen Eingriffen wegen Tumoren des endokrinen Pankreasgewebes beträgt 2–6%; sie steigt bei Wiederholungseingriffen auf das Dreifache an.

Hauptverantwortlich für die Sterblichkeit sind *Pankreatitis* und *Peritonitis*. Als weitere Komplikationen (zusammen 10–15%) kommen *subphrenische* und *subhepatische Abszesse, Nachblutungen* und *Pankreasfisteln* vor; diese heilen zumeist spontan ab. Nach ausgedehnter Pankreasresektion kann ein *Diabetes mellitus* die Folge sein.

Bei atypischer Operation (Tumorreduktion) ist die Komplikationsgefahr größer und durch die Art des Eingriffs mitbestimmt (Anastomoseninsuffizienz nach Gastrektomie). Eine besondere Thromboseneigung scheint beim Glukagonom zu bestehen.

Spätkomplikationen

Eine spezifische Spätkomplikation vor allem nach Tumorenukleation ist das Auftreten einer (Retentions-) *Pseudozyste* (ca. 5%).

Therapie: Es kann versucht werden, diese durch sonographisch gezielte äußere (Pig-tail-)Drainage zur Ausheilung zu bringen; bei Mißerfolg innere Drainage.

Nachsorge

Patienten, die wegen eines endokrin aktiven Pankreastumors operiert wurden, gehören interdisziplinär und je nach Größe des Eingriffs auf der Intensivstation überwacht.

Nach Entfernung eines Insulinoms ist für gewöhnlich eine passagere Hyperglykämie (meist über einige Tage) zu beobachten; die vom Tumor supprimierten Inseln müssen sich erst wieder funktionell erholen. Die hohe Insulinempfindlichkeit solcher Patienten muß dabei bedacht werden.

Etwa 80% der Insulinome werden beim Ersteingriff gefunden und entfernt. Trotz des Ausbleibens weiterer Hypoglykämieanfälle bedarf ein Teil der Patienten weiterhin einer engmaschigen ärztlichen Überwachung wegen fortbestehender neuropsychiatrischer Beschwerden. Auch gastrointestinale Störungen kommen vor.

Zur langfristigen Verlaufskontrolle gehören regelmäßige Hormonbestimmungen, auch im Fall einer postoperativen Normalisierung dieser Befunde. Beim Gastrinom hat der Wiederanstieg der Säuresekretion eine gewisse Marker-Funktion. Durch Sonographie und CT wird das Auftreten von Metastasen überprüft.

Bei erfolgloser Operation (Unauffindbarkeit des Insuloms, anhaltende erhöhte Hormonwerte, palliative Reduktion der Tumormasse) übernimmt der endokrinologische Partner die medikamentöse Therapie bis zu einem eventuellen Wiederholungseingriff.

Literatur

Gallenblase, Gallenwege, Pankreas

Endoskopische Verfahren

Spezielle Anatomie

Albot, G.: Functional disorders of ODDIs sphincter and of the duodenobiliary system. In Delmont, J.: The Sphincter of ODDI. Proc. 3rd. Gastroenterol. Symp. Nice. Karger, Basel 1977 (pp. 123–128)

Boyden, E. A.: The pars intestinalis of the common bile duct, as viewed by the older anatomists (Vesalius, Glisson, Bianchi, Vater, Haller, Santorini etc.). Anat. Rec. 66 (1936) 217–232

Boyden, E. A.: The sphincter of ODDI in man and certain representative mammals. Surgery 1 (1937) 25–27

Boyden, E. A.: The anatomy of the choledochoduodenal junction in man. Surgery Gynecol. Obstet. 104 (1957) 641–652

Cauldwell, E. W., B. J. Anson: The visceral branches of the abdominal aorta: Topographical relationships. Amer. J. Anat. 73 (1943) 27

Didio, L. J. A., M. C. Anderson: The Sphincters of the Digestive System. Williams & Wilkins, Baltimore

Doerr, W., G. Seifert, K. Uehlinger: Spezielle pathologische Anatomie. Springer, Berlin 1978

Falconer, C. W., E. Griffiths: The anatomy of the region of the pancreas. Brit. J. Surg. 37 (1950) 334

Foedisch, H. J.: Feingewebliche Studien zur Orthologie und Pathologie der Papilla Vateri. In Bargmann, W., W. Doerr: Normale und pathologische Anatomie, Bd. 24. Thieme, Stuttgart 1972

Franksson, C.: The innervation at the common bile duct-duodenal junction from a surgical point of view. Acta chir. scand. 96 (1947) 163

Giermann, H., G. Holle: Stereoskopische und mikroskopische Untersuchungen zur Pathologie des Schleimhautreliefs und Klappenapparates der Papilla Vateri. Acta hepato-splenol. 8 (1961) 189–204

Henrich, M.: Zur topographisch-anatomischen Ausgangssituation bei rekonstruktiven Eingriffen am Ductus choledochus. Chirurg 11 (1978) 684–687

Henrich, M. H.: Klinische Anatomie der Pylorusregion. In Lierse, W.: Bibliotheca Anatomica. Karger, Basel 1985

Holle, G.: Die Bauprinzipien der Vater'schen Papille und ihre funktionelle Bedeutung unter normalen und krankhaften Bedingungen. Dtsch. med. Wschr. 85 (1960) 648–651

Hollinshead, W. H.: Anatomy for Surgeons. Harper & Row, New York 1971

Kellog, E. L.: Abnormalities in the shape and position of the duodenum. Amer. J. Surg. 12 (1931) 462

Kyoesola, K.: Structure and innervation of the choledochoduodenal junction. Ann. Chir. Gynaecol. Fenn. Suppl. 192, 1976

Lang, J., H. Pichlmaier, W. Grill: Die Blutgefäßversorgung des Duodenums und ihre klinische Bedeutung. Morphol. Jb. 104 (1963) 88–124

Lierse, W.: Die Verschlüsse glattmuskulärer Hohlorgane. Image 49 (1972) 2–4

Lierse, W.: The gastroduodenal junction: Its anatomy and regulation. Hexagon, Roche 12 (1984) 1–6

Lierse, W.: Das Peritoneum. Chirurg 56 (1985) 357–359

Lippert, H., R. Pabst: Arterial Variations in Man. Bergmann, München 1985

Maettig, H.: Papilla Vateri – normale und pathologische Funktion. Abhandlungen moderner Medizin, Bd. 7. Barth, Leipzig 1977

McGrath, P., P. Mills: Atlas of Sectional Anatomy, Head, Neck and Trunc. Karger, Basel 1984

Michels, N. A.: The Blood Supply and Anatomy of the Upper Abdominal Organs with a Descriptive Atlas. Lippincott, Philadelphia 1955

Ohto, U., T. Ono, Y. Tsuchiya, H. Saito: Roentgenologic. Anatomy of the Biliary Tract and Normal Cholangiogram. Igaku-Shoin, Tokio 1978

Piasecki, C. H.: Blood supply to the human gastroduodenal mucosa with special reference to the ulcerbearing areas. J. Anat. 118 (1974) 295

Reeves, T. B.: A study of the arteries supplying the stomach and duodenum and their relation to ulcer. Surg. Gynecol. Obstet. 30 (1920) 374

Reich, P., W. Lierse, H. W. Schreiber: Mesoduodenum. Langenbecks Arch. Chir. 373 (1988)

Richelme, H., A. Bourgeon, C. Ferrari, P. Mangan: (1978) Anatomical basis of ODDI sphincterotomy. Anatomia clinica. 1 (1978) 177–184

Rivers, J., B. Lardenois, J. B. Flament: The sphincter of ODDI in mucosal diverticula of the duodenal window. In Delmont, J.: The Sphincter of ODDI. Proc. 3rd. Gastroenterol. Symp. Nice. Karger, Basel 1977 (pp. 145–152)

Sailler, R., G. Knipers: Duodenaldivertikel. Zbl. Chir. 33 (1968) 1137–1146

Schreiber, H.: Der Muskelapparat des duodenalen Choledochusendes (papilla Vateri) beim Menschen. Arch. klin. Chir. 206 (1944) 211–232

Steiner, D., W. Lierse: Juxtapapilläres Divertikel. In Bartelheimer, H., H. W. Schreiber, F. W. Ossenberg: Die kranken Gallenwege. Witzstrock, Baden-Baden 1979 (S. 147–152)

Szeleczky, G., L. Megyeri: Beiträge zur Morphologie der Gegend des Sphincter ODDI. Langenbecks Arch. klin. Chir. 305 (1964) 139–149

Spezielle Erkrankungen und Behandlungsmethoden

Anacker, H., H. D. Weiss, B. Kramann: Endoscopic Retrograde Pancreato-Cholangiography. Springer, Berlin 1977

Cotton, P. B.: Progress report. ERCP. Gut 18 (1977) 316

Cremer, M., J. Deviere, L. Engelholm: Endoscopic management of cysts and pseudocysts in chronic calcifying pancreatitis. Gastrointest. Endosc. 34 (1988) 186

Demling, L., H. Koch, W. Rösch: Endoskopisch retrograde Cholangio-Pankreatikographie – ERCP. Schattauer, Stuttgart 1979

Demling, L., K. Seuberth, J. F. Riemann: A mechanical lithotripter. Endoscopy 14 (1982) 100

Födisch, H.-J.: Die Morphologie der Papille. Fortschr. Med. 93 (1975) 193

Fuji, T., H. Amano, K. Harima, T. Aibe, F. Asagami, K. Kinukawa, S. Ariyama, T. Takemoto: Pancreatic sphincterotomy and pancreatic endo-prosthesis. Endoscopy 17 (1985) 69

Giermann, H., G. Holle: Stereoskopische und mikroskopische Untersuchungen zur Pathologie des Schleimhautreliefs und Klappenapparates der Papilla Vateri. Acta hepato-splenol. 8 (1961) 189

Grimm, H., N. Soehendra: Endoskopische Diagnostik maligner Gallenwegserkrankungen. Internist. Prax. 28 (1988) 247

Grimm, H., W.-H. Meyer, V. Ch. Nam, N. Soehendra: New modalities for treating chronic pancreatitis. Endoscopy 21 (1989) 70

Hagenmüller, F., W. Gössner, T. Yamakawa, F. Frank, M. Classen: Erste Laser-Bestrahlung eines Gallengangkarzinoms unter endoskopischer Sicht. Dtsch. med. Wschr. 112 (1987) 1503

Kourias, B., K. Stucke: Atlas der per- und postoperativen Cholangiographie. Thieme, Stuttgart 1967

Kozarek, R. A.: The future of invasive pancreaticobiliary endoscopy. J. clin. Gastroenterol. 10 (1988) 253

Liguory, C., J. M. Canard: Tumours of the biliary system. In Classen, M., H. W. Schreiber: Clinics in Gastroenterology. Saunders, London 1983

Lux, G., J. F. Riemann, L. Demling: Biliäre Pankreatitis – Diagnostische und therapeutische Möglichkeiten durch ERCP und endoskopische Papillotomie. Z. Gastroenterol. 22 (1984) 346

Lux, G., Ch. Ell, J. Hochberger, D. Müller, L. Demling: The first successful endoscopic retrograde laser lithotripsy of common bile duct stones in man using a pulsed neodymium YAG-Laser. Endoscopy 18 (1986) 144

Ohto, M., T. Ono, Y. Tsuchiya, H. Saisho: Cholangiography and Pancreatography. Igaku-Shoin, Tokyo 1978

Paumgartner, G., T. Sauerbruch: Heutiger Stand von Litholyse und Lithotripsie von Gallensteinen. Chirurg 59 (1988) 190

Riemann, J. F., B. Köhler, M. Harloff, J. Weber: Die transpapilläre Cholangioskopie. Dtsch. med. Wschr. 114 (1989) 1775

Sahel, J., C. Bastid, B. Pellat, P. Schurgers, H. Sarles: Endoscopic cystoduodenostomy of cysts of chronic calcifying pancreatitis. A report of 20 cases. Pancreas 2 (1987) 447

Seifert, E., F. Schulte, C. Chalybäus: Quo vadis endoskopische Sphinkterotomie? Z. Gastroenterol. 27 (1989) 77

Soehendra, N.: Therapeutische Endoskopie aus chirurgischer Sicht. Med. Welt 38 (1987) 1555

Soehendra, N., H. Grimm: Endoscopic retrograde drainage for bile duct cancer. Wld. J. Surg. 12 (1988) 85

Soehendra, N., B. Werner, A. Knipper: Makroskopische Studie der Papilla Vateri. In Lindner, H.: Fortschritte der gastroenterologischen Endoskopie, Bd. 8. Witzstrock, Baden-Baden 1977

Soehendra, N., H. Grimm, I. Kempeneers: Choledocholithiasis – Möglichkeiten der Steinextraktion. In Riemann, J. F., L. Demling: Endotherapie der Gallenwegserkrankungen. Thieme, Stuttgart 1985

Soehendra, N., I. Kempeneers, V. Ch. Nam, H. Grimm: Endoscopic dilatation and papillotomy of the accessory papilla and internal drainage in pancreas divisum. Endoscopy 18 (1986) 129

Stolte, M.: Chronische Pankreatitis. Morphologie–Pankreatographie–Differentialdiagnose. Perimed, Erlangen 1984

Thistle, J. L., G. R. May, C. E. Bender, H. J. Williams, A. J. LeRoy, P. E. Nelson, C. J. Peine, B. T. Petersen, J. E. McCullough: Dissolution of cholesterol gallbladder stones by Methyl Tert-Butyl Ether administered by percutaneous transhepatic catheter. New Engl. J. Med. 320 (1989) 633

Wenk, H., St. Thomas, N. Schmeller, V. Lange, F. W. Schildberg: Percutaneous transhepatic cholecysto-lithotripsy (PTCL). Endoscopy 21 (1989) 221

Yamakawa, T.: Improved choledochofiberscopic and nonsurgical removal of retained biliary calculi under direct visual control. Gastrointest. Endosc. 22 (1976) 160

Gallenblase, Gallenwege

Spezielle Anatomie

Aronchick, C. A., F. P. Brooks: Anatomy and Physiology of the biliary tract. In: Bockus Gastroenterology, 4th ed., vol. 6. Saunders, Philadelphia 1985 (pp. 3349–3498)

Aune, S., G. Schistad: Carcinoid liver metastases treated with hepatic dearterialization. Amer. J. Surg. 123 (1972) 715–717

Balasegaram, M.: Complete hepatic dearterialization for primary carcinoma of the liver. Amer. J. Surg. 124 (1972) 340–345

Bengmark, S., P. Fredlund, L. O. Hafström, J. Vang: Present experiences with hepatic dearterialization in liver neoplasm. Progr. Surg. 13 (1974) 141–166

Benson, E. A.: Is ischaemia a possible factor in the aetiology of bile duct stricture. Brit. J. clin. Pract. 35 (1981) 97–104

Bolck, F., G. Machnik: Leber und Gallenwege. In Doerr, W., G. Seifert, E. Uehlinger: Spezielle pathologische Anatomie, Bd. X. Springer, Berlin 1978 (S. 721–756)

Boyden, E. A.: The accessory gall-bladder. Amer. J. Anat. 38 (1926) 177–231

Boyden, E. A.: The problem of the double ductus choledochus. An interpretation of an accessory bile duct found attached to the pars superior of the duodenum. Anat. Rec. 55 (1932) 71–93

Boyden, E. A.: The anatomy of the choledochoduodenal junction in man. Surg. Gynecol. Obstet. 104 (1957) 641–652

Boyden, E. A.: The comparative anatomy of the sphincter ODDI in mamals, with special reference to the choledochoduodenal junction in man. In Taylor, W.: The Biliary System. Blackwell, Oxford 1965 (p. 22)

Braasch, J. W.: Congenital anomalies of the gallbladder and bile ducts. Surg. Clin. N. Amer. 38 (1958) 627–630

Brittain, R. S., T. L. Marchioro, G. Hermann, W. R. Waddell, T. E. Starzl: Accidental hepatic artery ligation in humans. Amer. J. Surg. 107 (1964) 822–832

Corning, H. K.: Lehrbuch der topographischen Anatomie, 23. Aufl. Springer, Berlin 1946 (S. 416–429)

Daseler, E. H., B. J. Anson, W. C. Hambley, A. F. Reimann: The cystic artery and constituents of the hepatic pedicle: A study of 500 specimens. Surg. Gynecol. Obstet. 85 (1947) 47–63

Dawson, J. L.: Normal anatomy, the biliary tree. In Wright, R., G. H. Millward-Sadler, K. G. M. M. Alberti, S. Karran: Liver and Biliary Disease, 2nd ed. Tindall-Saunders, London-Philadelphia 1979 (pp. 3–11)

Dietrich, K. F.: Zur Problematik der Gallengangsvariationen. Chirurg 37 (1966) 9–11

Douglas, T. C., W. W. Cutter: Arterial blood supply of the common bile duct. Arch. Surg. 57 (1948) 599–612

Dowdy, G. S., G. W. Waldron, W. G. Brown: Surgical anatomy of the pancreatobiliary ductal system. Arch. Surg. 84 (1962) 229–246

Fleischner, F. G., V. Sayegh: Assessment of the size of the liver. New Engl. J. Med. 259, 6 (1958) 271–274

Födisch, H. J.: Die Morphologie der Papille. Fortschr. Med. 93 (1975) 193–197

Födisch, H. J.: Benigne Stenose der Papilla VATERI. Chir. Gastroenterol. 1 (1985) 11–21

Franke, W.: Beitrag zur röntgenologischen Darstellung einer seltenen Anomalie der Gallenwege und zum Problem der postoperativen Cholangitis. Chirurg 32 (1961) 14–19

Fuchs, F.: Zur chirurgischen Anatomie des juxta-duodenalen Choledochusabschnittes. Langenbecks Arch. klin. Chir. 139 (1926) 124–134

Giermann, H., G. Holle: Stereoskopische und mikroskopische Untersuchungen zur Pathologie des Schleimhautreliefs und Klappenapparates der Papilla Vateri. Acta hepato-splenol. 8 (1961) 189–205

Gordon, K. C. D.: A comparative anatomical study of the distribution of the cystic artery in man and other species. J. Anat. 101 (1967) 351–359

Gray, S. W., J. E. Skandalakis: Extrahepatic biliary ducts and the gallbladder. In Gray, S. W., J. E. Skandalakis: Embryology for Surgeons. Saunders, Philadelphia 1972

Gross, R. E.: Congenital anomalies of the gallbladder. Arch. Surg. 32 (1936) 131–162

Gross, R. E.: The Surgery of Infancy and Childhood. Saunders, Philadelphia 1953 (pp. 229–262)

Hafferl, A.: Lehrbuch der topographischen Anatomie, 2. Aufl. Springer, Berlin 1957 (S. 452–476)

Hafter, E.: Erkrankungen der Gallenblase und Gallenwege. In Hafter, E.: Praktische Gastroenterologie, 5. Aufl. Thieme, Stuttgart 1973

Hamlin, J. A.: Anomalies of the biliary tract. In: Bockus Gastroenterology, 4th ed., vol. 6. Saunders, Philadelphia 1985 (p. 3486)

Hand, B. H.: An anatomical study of the choledochoduodenal area. Brit. J. Surg. 50 (1963) 486–494

Henley, F. A.: The blood-supply of the common bile-duct and its relationship to duodenum. Brit. J. Surg. 43 (1955/56) 75–80

Hermann, R. E.: Gallengangscysten. Chirurg 56 (1985) 193–197

Hess, W.: Die Erkrankungen der Gallenwege und des Pankreas. Thieme, Stuttgart 1961 (S. 2–42)

Holle, G.: Die Bauprinzipien der Vater'schen Papille und ihre funktionelle Bedeutung unter normalen und krankhaften Bedingungen. Dtsch. med. Wschr. 85 (1960) 648–651

Ishak, K. G., H. L. Sharp: Developmental abnormalities and liver disease in childhood. In MacSween, R. N. M.: Pathology of the Liver. Churchill Livingstone, Edinburgh 1979 (p. 71–72)

Kaiser, E.: Congenital and acquired changes in gallbladder form. Amer. J. dig. Dis. 6 (1961) 938–953

Kirk, J.: Observations on the histology of the choledochoduodenal junction and papilla duodeni, with particular reference to the ampulla of VATER and sphincter of ODDI. J. Anat. 78 (1944) 118–120

Kourias, M. B.: Anomalies et variations des canaux biliaires extra-hépatiques Leur intérêt chirurgical. J. Chir. (Paris) 77 (1959) 394–421

Kunz, R., H. Hansen, U. Hesse: Die arterielle Blutversorgung der extrahepatischen Gallenwege. Chirurg 54 (1983) 166–169

Loeweneck, H., M. v. Lüdinghausen, W. Mempel: N. vagus und cholinergisches System am Magen des Menschen. Münch. med. Wschr. 109 (1967) 1754–1762

Lytle, W. J.: The common bile-duct groove in the pancreas. Brit. J. Surg. 47 (1959) 209–212

Michels, N. A.: Variational anatomy of the hepatic, cystic and retroduodenal arteries. Arch. Surg. 66 (1953) 20–34

Michels, N. A.: Collateral arterial pathways to the liver after ligation of the hepatic artery and removal of the celiac axis. Cancer 6 (1953) 708–723

Michels, N. A.: Newer anatomy of liver: Variant blood supply and collateral circulation. J. Amer. med. Ass. 172 (1960) 125

Monafo, W. W. Jr., J. L. Ternberg, R. Kempson: Accidental ligation. Arch. Surg. 92 (1966) 643–652

Nagata, E., K. Sakai, H. Kinoshita, K. Hirohashi: Choledochal cyst: Complications of anomalous connection between the choledochus and pancreatic duct and carcinoma of the biliary tract. Wld J. Surg. 10 (1986) 102–110

Parke, W. W., N. A. Michels, G. M. Ghosh: Blood supply of the common bile duct. Surg. Gynecol. Obstet. 117 (1963) 47–55

Pförringer, L.: Die arterielle Versorgung des Ductus choledochus. Acta anat. 79 (1971) 389–408

Platzer, W., H. Maurer: Zur Segmenteinteilung der Leber. Acta anat. 63 (1966) 8–31

Reimann, B., W. Lierse, H.-W. Schreiber: Anastomosen zwischen Segment-arterien der Leber und phrenico-hepatische arterio-arterielle Anastomosen. Langenbecks Arch. klin. Chir. 359 (1983) 81–92

Ruge, E.: Beiträge zur chirurgischen Anatomie der großen Gallenwege. Langenbecks Arch. klin. Chir. 87 (1909) 47–78

Schreiber, H.: Der Muskelapparat des duodenalen Choledochusendes (Papilla Vateri) beim Menschen. Langenbecks Arch. klin. Chir. 206 (1944) 211–232

Sieglbauer, F.: Lehrbuch der normalen Anatomie des Menschen, 7. Aufl. Urban & Schwarzenberg, Wien 1947 (S. 363–367)

Smanio, T.: Varying relations of the common bile duct with the posterior face of the pancreatic head in negroes and white persons. J. intern. Coll. Surgns. 22 (1954) 150–173

Spängler, H. P., H. S. Böhmig: Zur Kenntnis der Blutversorgung der Papilla duodeni. Chir. Praxis 14 (1970) 243–248

Sparks, F. C., M. B. Mosher, W. C. Hallauer, M. J. Silverstein, D. Rangel, E. Passaro, D. L. Morton: Hepatic artery ligation and postoperative chemotherapy for hepatic metastases. Cancer 35 (1975) 1074–1082

Sutherland, S. D.: The neurons of the gallbladder and gut. J. Anat. 101 (1967) 701–709

Terblanche, J., H. F. Allison, J. M. A. Northover: An ischemic basis for biliary strictures. Surgery 94 (1983) 52–57

Todani, T., Y. Watanabe, M. Narusue, K. Tabuchi, K. Okajima: Congenital bile duct cysts. Amer. J. Surg. 134 (1977) 263–269

Todani, T., Y. Watanabe, T. Fujii, S. Uemura: Anomalous arrangement of the pancreatobiliary ductal system in patients with a choledochal cyst. Amer. J. Surg. 147 (1984) 672–676

Tsuruni, K., M. Onda: Adrenergic and cholinergic innervation of the common bile duct in men and cats. Gastroenterol. Jap. 18 (1983) 459–467

Wallraff, J.: Gallengangssystem, Gallenblase und Galle. In Möllendorf, W., W. Bargmann: Handbuch der mikroskopischen Anatomie des Menschen, Bd. V/4. Springer, Berlin 1969 (S. 277–363)

Allgemeines

Allgöwer, M., P. Tondelli: Gallenweg- und Pankreaserkrankungen. Huber, Bern 1979

Anderson, J. C., R. K. Harned: Gray scale Ultrasonography of the gallbladder: an evaluation of accuracy and report of additional ultrasound signs. Amer. J. Roentgenol. 129 (1977) 957

DenBesten, L., G. Berci: The current status of biliary tract surgery: An international study of 1072 consecutive patients. Wld J. Surg. 10 (1986) 116

Börsch, G., B. Wedmann, S. Brand, V. Zumtobel: Aussagefähigkeit der prae- und postoperativen Sonographie in der Gallenchirurgie. Dtsch. med. Wschr. 110 (1985) 1359

Böttger, Th., P. Brandt, E. Ungeheuer: Cholezystektomie bei steinloser Gallenblase? Diagnostik 18 (1985) 12

Enderlin, N.: Statistische Erhebungen über das Gallensteinleiden. Ein Beitrag zur Indikationsstellung zur Cholezystektomie. Schweiz. med. Wschr. 88 (1958) 855

Fölsch, U. R.: Technik und Anwendung der perkutanen transhepatischen Cholangiographie. Röntgen-Bl. 31 (1978) 471

Fölsch, U. R., D. Wurbs, M. Classen, W. Creutzfeld: Vergleich der perkutanen transhepatischen Cholangiographie und der endoskopischen retrograden Cholangiopankreatographie. Dtsch. med. Wschr. 104 (1979) 625

Gibbons, C. P., G. J. Griffiths, A. Cornack: The role of percutaneous transhepatic cholangiography and grey-scale ultrasound in the investigation and treatment of bile duct obstruction. Brit. J. Surg. 70 (1983) 494

Gracie, W. A., D. F. Ransohoff: The natural history of silent gallstones. New Engl. J. Med. 307 (1982) 798

Günther, R., M. Georgi, H. S. Schäffer: Transvenöse Cholangiographie und perkutane transhepatische Feinnadelcholangiographie. Dtsch. med. Wschr. 105 (1980) 255

Habighorst, V.: Konventionelle Röntgendiagnostik (der Cholelithiasis). In Schriefers, K. H.: Cholelithiasis – Aktuelle Diagnostik und Therapie. Urban & Schwarzenberg, München 1984

Häring, R., J. Boese-Landgraf, J. Konradt: Rationelle und überzogene Diagnostik (der Cholelithiasis). In Schriefers, K. H.: Cholelithiasis – Aktuelle Diagnostik und Therapie. Urban & Schwarzenberg, München 1984

Hess, W.: Die Erkrankungen der Gallenwege und des Pankreas. Thieme, Stuttgart 1961

Hess, W., A. Dagradi, A. Cirenei: Differentialdiagnosen und diagnostische Taktik. In Hess, W., A. Rohner, A. Cirenei, A. Akovbiantz: Die Erkrankungen der Gallenwege und des Pankreas, Bd. I. Piccin, Padova 1986

Hess, W., T. Makai: Cholelithiasis. Pathologie und Klinik. In Hess, W., A. Rohner, A. Cirenei, A. Akovbiantz: Die Erkrankungen der Gallenwege und des Pankreas, Bd. I. Piccin, Padova 1986

Hollender, L. F., Ch. Meyer, T. Jamart, D. Alexiou: Particularités et risquesde la chirurgie biliaire au delà de 75 ans. Bull. Acad. Méd. 161 (1977) 543

Hottenrott, Ch., U. Rückert: Ergebnisse der Chirurgie des Gallensteinleidens. Zbl. Chir. 98 (1973) 1203

Kaick von, G., R. König: Der Beitrag der Computertomographie zur Diagnostik von Erkrankungen der Gallenblase und der Gallenwege. Therapiewoche 32 (1982) 2782

Kienzle, H. F., H. D. Fux, R. Karim: Chirurgische Therapie beim benignen Verschluß. Langenbecks Arch. klin. Chir. 355 (1981) 277

Kienzle, H. F., J. Wuchter: Gallensteinleiden. Thieme, Stuttgart 1984

Knopp, P., L. Huck, T. U. Hausamen: Ultraschalldiagnostik bei Cholestase. Dtsch. med. Wschr. 106 (1981) 1491

Koch, W., G. Fuchs: Rationelle Diagnostik: Leitsymptom Ikterus. Therapiewoche 33 (1983) 6575

Lippert, H., I. Schumacher: 40 Jahre Gallenchirurgie an der Chirurgischen Klinik der Charité. Zbl. Chir. 113 (1988) 1149

Lutz, H., R. Seidl, R. Petzold, H. Fuchs: Gallensteindiagnostik mit Ultraschall. Dtsch. med. Wschr. 100 (1975) 1329

Maki, T.: Pathogenesis of calciumbilirubinate gallstone. Ann. Surg. 164 (1966) 90

Massarat, S., H. G. Klingemann, J. Kappert, D. Jaspersen, P. Schmitz-Moormann: Die Häufigkeit der Cholelithiasis im autoptischen Material und ambulanten Krankengut aus Deutschland. Z. Gastroent. 20 (1982) 341

Matzen, P., A. Malchow-Moller, B. Brun: Ultrasonography, computed tomography and cholescintigraphy in suspected obstructive jaundice – a prospective study. Gastroenterology 84 (1983) 1492

Pitt, H. A., J. L. Cameron, R. G. Postier, T. R. Gadac: Factors affecting mortality in biliary tract surgery. Amer. J. Surg. 141 (1981) 66

Rettenmeier, G.: Sonografie. In Schriefers, K. H.: Cholelithiasis – Aktuelle Diagnostik und Therapie. Urban & Schwarzenberg, München 1984

Röding, H.: Zur Differentialdiagnose des Verschlußikterus. Zbl. Chir. 104 (1979) 1185

Rohner, A., P. Hauser: Computertomographie bei Gallenwegs- und Pankreaserkrankungen. In Hess, W., A. Rohner, A. Cirenei, A. Akovbiantz: Die Erkrankungen der Gallenwege und des Pankreas, 1. Bd. Piccin, Padova 1986

Sauerbruch, T., G. Paumgartner: Therapie der Cholelithiasis. Internist 27 (1986) 643

Schirmeister, J., G. Krauth, J. Wuchter: Differentialdiagnose und konservative Therapie des Verschlußikterus. Langenbecks Arch. klin. Chir. 355 (1981) 251

Schildberg, F. W., G. Hohlbach, C. Reuter: Chirurgische Therapie des Verschlußikterus. Chirurg 52 (1981) 433

Schriefers, K. H., Y. Gök: Wandel von Diagnostik und Indikation in der Gallensteinchirurgie. Chirurg 59 (1988) 185

Schriefers, K. H., E. Seifert: Indikation zur Cholezystektomie beim symptomlosen Gallenstein. Dtsch. med. Wschr. 111 (1986) 1650

Scopinaro, F.: Szintigraphie. In Hess, W., A. Rohner, Afirenei, A. Akovbiantz: Die Erkrankungen der Gallenwege und des Pankreas, Bd. I. Piccin, Padova 1986

Seifert, E.: Endoskopische Cholangiographie (ERC) und perkutane transhepatische Cholangiographie (PTC). In Schriefers, K. H.: Cholelithiasis – Aktuelle Diagnostik und Therapie. Urban & Schwarzenberg, München 1984

Seitz, K.: Ultraschalldiagnostik bei Erkrankungen der Gallenwege. Dtsch. med. Wschr. 110 (1985) 1539

Soloway, R. D., B. W. Trotman, J. D. Ostrow: Pigment gallstones. Gastroenterology 72 (1977) 167

Sonnenberg, A., A. Fritsch: Die sozioökonomische Bedeutung der Cholelithiasis in der Bundesrepublik Deutschland. In Schriefers, K. H.: Cholelithiasis – Aktuelle Diagnostik und Therapie. Urban & Schwarzenberg, München 1984

Stiehl, A.: Pathophysiologie und Epidemiologie der Cholelithiasis. In Schriefers, K. H.: Cholelithiasis – Aktuelle Diagnostik und Therapie. Urban & Schwarzenberg, München 1984

Strohm, W. D., U. Leuschner: Sensitivität und Spezifität von Sonographie und ERCP in kombiniertem Einsatz bei Cholestase. Therapiewoche 30 (1980) 544

Tondelli, P., M. Allgöwer: Gallenwegchirurgie. Springer, Berlin 1980

Ungeheuer, E., P. Brandt: Grundsätzliche oder differenzierte Operationsindikation der Cholelithiasis. In Schriefers, K. H.: Cholelithiasis – Aktuelle Diagnostik und Therapie. Urban & Schwarzenberg, München 1984

Wacha, H., E. Ungeheuer: Symptomloses Gallensteinleiden – wann chirurgisch behandeln? Zbl. Chir. 112 (1987) 843

Wehrli, H., J. F. Kukleta, A. Akovbiantz: Muß der symptomlose Gallensteinträger operiert werden? Helv. chir. Acta 49 (1982) 129

Weill, F. S.: Ultraschalldiagnostik in der Gastroenterologie. Springer, Berlin 1982

Wiechel, K. L.: Perkutane transhepatische Cholangiographie. In Hess, W., A. Rohner, A. Cirenei, A. Akovbiantz: Die Erkrankungen der Gallenwege und des Pankreas, Bd. I. Piccin, Padova 1986

Historische Entwicklung

Arnsperger, L.: Die chirurgische Bedeutung des Ikterus. Brun's Beitr. klin. Chir. 48 (1906) 673

Bakes, J.: Eine neue Operation am Ductus choledochus, Choledochojejunostomie. I. Int. Chir. Kongr. Brüssel 1906

Bakes, J.: Die Choledochopapilloskopie nebst Bemerkungen über Hepaticusdrainage und Dilatation der Papille. Arch. klin. Chir. 126 (1923) 473

Bardenheuer, B.: Anlegung einer Gallenblasen-Dünndarmfistel. Mittlg. aus d. Kölner Bürgerspital IV (1887) 141. Ref. Zbl. Chir. 15 (1888) 913

Bloch, O.: Chelecystostomie extraabdominalis (extracutanea). Zbl. Chir. 22 (1895) 394

Brücke, von H.: Cholangiometrie. Eine Methode zur Messung des Standarddurchflusses als diagnostisches Hilfsmittel in der Chirurgie der Gallenwege. Chirurg 32 (1961) 9

Brunner, F.: Der Hydrops und das Empyem der Gallenblase beim chronischen Choledochusverschluß. Dtsch. Z. Chir. 11 (1911) 344

McBurney, C.: Removal of biliary calculi from the common duct by duodenal route. Int. med. Mag. 3 (1892) 300

Caroli, J.: La radiomanometri biliare. Sem. Hôp. Paris 43 (1946) 1985

Courvoisier, L. G.: Kasuistisch-statistische Beiträge zur Pathologie und Chirurgie der Gallenwege. Vogel, Basel 1890

Dahl, R.: Eine neue Operation an den Gallenwegen. Zbl. Chir. 36 (1909) 266

Dick, W., J. Dortemann: Die Behandlung hochsitzender maligner Gallengangsstenosen. Langenbecks Arch. klin. Chir. 311 (1965) 83

Dogliotti, A. M.: Zur Operationstechnik bei Verschluß der extrahepatischen Gallenwege: Die Gastrointrahepaductostomie. Langenbecks Arch. klin. Chir. 270 (1951) 101

Eichfuß, H. P., E. H. Farthmann, H. W. Schreiber, V. Schumpelick: Chirurgie der Gallenwege – Historisches und Entwicklungstendenzen. Med. Welt 27 (1976) 713

Enderlen, L., G. Justi: Über die Heilung von Wunden der Gallenblase und die Deckung von Defekten der Gallenblase durch transplantiertes Netz. Dtsch. Z. Chir. 61 (1901) 235

Finsterer, H.: Die Bedeutung der Choledochoduodenostomia externa für die Behandlung des Gallensteinleidens. Langenbecks Arch. klin. Chir. 156 (1929) 417

Garré, K.: Traumatische Hepaticusruptur, geheilt durch Hepato-Cholangio-Enterostomie. Ref. Zbl. Chir. 36 (1909) 470

Goetze, O.: Die transhepatische Dauerdrainage bei der hohen Gallengangsstenose. Langenbecks Arch. klin. Chir. 270 (1951) 97

Graham, E. A., W. H. Cole, G. H. Copher: Roentgenological visualization of the gallbladder by the intravenous injection of tetrabromphenolphthalein. Ann. Surg. 80 (1924) 473

Gütgemann, A., M. Reifferscheid, R. Philipp: Reanastomosierung bei Narbenstenosen des Choledochus und Hepaticus. Chirurg 32 (1961) 161

Halstedt, C.: Contributions to the surgery of the bile passages, especially of the common bile-duct. Boston med. surg. J. 141 (1899) 645

Hepp, J., C. Couinaud: L'abord et l'utilisation du canal hépatique dans les reparations de la voie biliaire principale. Presse méd. 64 (1956) 947

Hofmeister von, F.: Die methodische Dilatation der Papilla duodeni und die Choledochusdrainage. Zbl. Chir. 40 (1913) 5

Kappeler, O.: Die einzeitige Cholecystenterostomie. Korresp.-Bl. schweiz. Ärz. 27 (1887) 513

Kehr, H.: Die Behandlung der calculösen Cholangitis durch die direkte Drainage des Ductus hepaticus. Münch. med. Wschr. 46 (1897) 1127

Kehr, H.: Über den plastischen Verschluß von Defekten der Choledochuswand durch gestielte Serosa-Muscularislappen aus Magen oder Gallenblase. Zbl. Chir. 29 (1902) 114

Kehr, H.: Zur Hepaticusdrainage. Zbl. Chir. 36 (1909) 3

Kehr, H.: Chirurgie der Gallenwege. Enke, Stuttgart 1913

Kocher, Th.: Cholelithotripsie bei Choledochusverschluß mit völliger Genesung. Korrespondenzbl. schweiz. Ärz. 20 (1890) 101

Kocher, Th.: Ein Fall von Choledocho-Duodenostomia interna. Korresp.-Bl. schweiz. Ärz. 25 (1895) 193

Körte, W.: Fall von Cholecystoenterostomie. Berl. klin. Wschr. 16 (1892) 594

Körte, W.: Über die Operationen am Choledochus wegen Narben oder Carcinom nebst Bemerkungen über normales Pankreassekret. Arch. klin. Chir. 71 (1903) 1058

Küster, E.: Zur Chirurgie der Gallenblase. Verh. dtsch. Ges. Chir. 16, II (1887) 80

Langenbuch, C.: Ein Fall von Exstirpation der Gallenblase wegen chronischer Cholelithiasis. Heilung. Berl. klin. Wschr. 19 (1882) 725

Langenbuch, C.: Historischer Überblick über die Entwicklung der Chirurgie des Gallensystems. Verh. dtsch. Ges. Chir. 25, II (1896) 68

Liebold, H.: Plastische Deckung eines Choledochusdefektes durch die Gallenblase. Zbl. Chir. 35 (1908) 500

Longmire, W. P. jun., M. C. Sandford: Intrahepatic cholangiojejunostomy with partial hepatectomy for biliary obstruction. Surgery 24 (1948) 264

Mallet-Guy, P., R. Jeanjean, P. Marion: La chirurgie biliaire sous contrôle manomatrique et radiologique peropératoire. Masson, Paris 1947

Mayo-Robson, A. W.: Cholecystoenterostomy. Med. Chir. Transact. 5 (1890) 111

Mirizzi, P. L.: La colangiografia durante las operaciones de las vias biliares. Bol. Soc. Cirug. Aires 16 (1932) 1133

Mirizzi, P. L.: Sindrome del conducto hepatico. J. int. Chir. 8 (1948) 731

Primbram, B. O.: Mukoklase und drainagelose Gallenchirurgie. Zbl. Chir. 55 (1928) 723

Riedel, B.: Chirurgische Therapie der Cholelithiasis. Zbl. Chir. 18 (1891) 121

Schreiber, H. W., Th. Effenberger: Entwicklungsschritte in der Gallenchirurgie seit C. Langenbuch. In Schriefers, K. H.: Cholelithiasis – Aktuelle Diagnostik und Therapie. Urban & Schwarzenberg, München 1984

Soupault, R., C. Couinaud: Sur un procédé nouveau des dérivations biliaires intrahépatiques. Presse méd. 65 (1957) 1157

Sprengel, D.: Über einen Fall von Exstirpation der Gallenblase mit Anlegung einer Kommunikation zwischen Ductus choledochus und Duodenum. Verh. dtsch. Ges. Chir. 20 (1891) 132

Thorek, M.: Electrosurgical obliteration of the gallbladder. J. Amer. med. Ass. 103 (1934) 169

Völcker, F.: Transduodenale Drainage des Ductus hepaticus bei Plastik des Ductus hepato-choledochus. Brun's Beitr. klin. Chir. 72 (1911) 581

Wildegans, H.: Endoskopie der tiefen Gallenwege. Langenbecks Arch. klin. Chir. 276 (1953) 652

Winiwarter von, A.: Ein Fall von Gallenretention, bedingt durch Impermeabilität des Ductus choledochus. Anlegung einer Gallenblasen-Darmfistel. Heilung. Prag. med. Wschr. 21 (1882) 202

Witzel, O.: Zur Gallenblasenexstirpation. Zbl. Chir. 33 (1906) 865

Cholezystektomie

Alexander-Williams, J., Ch. Herfarth, E. Kern, B. Kremer, H. W. Schreiber, K. H. Schriefers, J. R. Siewert: Drainagen in der Gallenwegschirurgie – Ja oder Nein? Langenbecks Arch. klin. Chir. 373 (1988) 256

Becker, H. D.: Operative Fehlleistungen bei Eingriffen an den Gallenwegen. In Becker, H. D., H. J. Peiper, J. R. Siewert: Rezidiveingriffe an den Gallenwegen. Thieme, Stuttgart 1980

Bismuth, H., F. Lazorthès: Les Traumatismes Opératoires de la Voie Biliaire Principale. Masson, Paris 1981

Blass, C. E., H. B. Seim: Surgical techniques for the liver and biliary tract. Vet. Clin. N. Amer. 15 (1985) 257

Bodner, E.: Ersteingriffe an den Gallenwegen. In Schnitzer, F., E. Kern, L. Schweiberer: Chirurgische Operationslehre. Urban & Schwarzenberg, München 1984

Champeau, M., P. Pineau, P. Leger: Chirurgie de Foie et des Voies Biliaires. Atlas de Technique Opératoire. Flammarion, Paris 1966

Chigot, J. P.: Le risque opératoire dans la lithase biliaire. A propos de 5433 interventions. Sem. Hôp. Paris 57 (1981) 57

Ellis, H.: Cholecystostomy and cholecystectomy. In Schwarz, S. I., H. Ellis: Abdominal Operations. Appleton Century Crifts. Norwalk, Connecticut 1985

Esser, G.: Chirurgisch-eitrige Komplikationen nach Eingriffen an den Gallenwegen. Langenbecks Arch. klin. Chir. 329 (1971) 1066

Fritsch, A., L. F. Hollender, E. Kern, F. Kümmerle, H. W. Schreiber, M. Trede, J. R. Siewert: Wann sehen Sie eine Indikation zur Cholecystektomie einer steinfreien Gallenblase? Langenbecks Arch. klin. Chir. 363 (1985) 297

Glenn, F., Ch. K. McSherry: Etiological factors in fatal complications following operations on the biliary tract. Ann. Surg. 157 (1963) 695

Gotthardt, E.: Letalität in der Gallenchirurgie. Zbl. Chir. 106 (1981) 119

Henry, M. L., L. C. Carey: Complications of cholecystectomy. Surg. Clin. N. Amer. 63 (1983) 114

Hermann, R. E.: Manual of Surgery of the Gallbladder, Bile Ducts and Exocrine Pancreas. Springer, Berlin 1979

Hess, W.: Eingriffe an der Gallenblase und an den Gallenwegen. In Kremer, K., F. Kümmerle, H. Kunz, R. Nissen, H. W. Schreiber: Intra- und postoperative Zwischenfälle. Thieme, Stuttgart 1985

Hess, W.: Die Cholezystektomie. In Hess, W., A. Rohner, A. Cirenei, A. Akovbiantz: Die Erkrankungen der Gallenwege und des Pankreas, Bd. II. Piccin, Padova 1986

Hillis, Th. M., K. C. Westbroock, F. T. Caldwell, R. C. Read: Surgical injury of the common bile duct. Amer. J. Surg. 134 (1977) 712

Imdahl, H.: Chirurgische Techniken der Cholezystektomie. In Schriefers, K. H.: Cholelithiasis – Aktuelle Diagnostik und Therapie. Urban & Schwarzenberg, München 1984

Kern, E.: Cholezystektomie-Indikation bei Steingallenblase. Dtsch. med. Wschr. 95 (1970) 2456

Kern, E., R. Pichlmayr, K. H. Schriefers: Ergebnis einer Umfrage über die Hepaticaunterbindung. Mitt. Dtsch. Ges. Chir. 10 (1981) 14

Kern, E.: Intra- und frühe postoperative Zwischenfälle. In Schriefers, K. H.: Cholelithiasis – Aktuelle Diagnostik und Therapie. Urban & Schwarzenberg, München 1984

Kune, G. A.: Bile duct injury during cholecystectomy. Austr. N. Z. J. Surg. 49 (1979) 35

Kune, G. A., A. Sali: The Practice of Biliary Surgery. Blackwell, Oxford 1980

Lygidakis, N. J.: Risk factors of cholecystectomy – choledochotomy in the aged. Surg. Gynecol. Obstet. 157 (1983) 15

Röthlisberger, G., W. Sulser, S. Anacker, A. Akovbiantz: Postoperative Letalität und Morbidität bei Operationen an Gallenblasen und Gallenwegen. Helv. chir. Acta 42 (1975) 875

Salembier, Y.: Traumatisme opératoire des voies biliaires aus cours du traitement de la lithiase. Ann. Chir. 36 (1982) 270

Scher, K. S., C. E. Scott-Conner: Complications of biliary surgery. Amer. Surg. 53 (1987) 16

Schreiber, H. W., H. P. Eichfuss, V. Schumpelick: Indikatorische und technische Fehler bei der Cholezystektomie. Akt. Chir. 15 (1980) 211

Schriefers, K. H., P. Gerometta: Gallenblase – Gallengang. In Carstensen, G.: Intra- und postoperative Komplikationen. Springer, Berlin 1983

Schriefers, K. H.: Gallenblase und Gallenwege. In Baumgartl, F., K. Kremer, H. W. Schreiber: Spezielle Chirurgie für die Praxis, Bd. II/1. Thieme, Stuttgart 1969

McSherry, C. K., F. Glenn: The incidence and causes of death following surgery for nonmalignant biliary tract disease. Ann. Surg. 191 (1980) 271

Smith, R., Lord of Marlow, S. Sherlock: Surgery of the Gallbladder and Bile Ducts. Butterworth, London 1980

Thorbjarnarson, B.: Surgery of the Biliary Tract, 2nd ed. Saunders, Philiadelphia 1982

Tissot, E., J. P. Putot, F. Dalery, Y. Francois, R. Guillet: Chirurgie de la voie biliaire principale dans la lithiase. Lyon Chir. 80 (1984) 254

Tondelli, P.: Drainagen in der bilio-pankreatischen Chirurgie. Helv. chir. Acta 64 (1979) 573

Tondelli, P., J. P. Schuppisser: Cholezystektomie und Gallengangsrevision. Helv. chir. Acta 52 (1986) 783

Wolff, H., M. Halm, K. Ludwig, G. Otto, H. Pahlig, D. Schmidt, W. Schubert: Leber-, Galle- und Pankreaschirurgie. VEB Volk und Gesundheit, Berlin 1978

Cholezystitis, Cholangitis

Akovbiantz, A.: Klinik und Therapie der akuten Cholangitis. In Schriefers, K. H.: Cholelithiasis – Aktuelle Diagnostik und Therapie. Urban & Schwarzenberg, München 1984

Altmeier, G.: Die akute Cholezystitis. Erfordernis differenter Therapie bei jüngeren und alten Menschen. Chirurg 52 (1981) 450

Arianoff, A. A.: Plaidoyer pour l'operation précoce de cholecystites aigues. Chir. Epatobil. 2 (1983) 13

Basoli, A.: Entzündliche Erkrankungen der Gallenwege. In Hess, W., A. Rohner, A. Cirenei, A. Akovbiantz: Die Erkrankungen der Gallenwege und des Pankreas, 1. Bd. Piccin, Padova 1986

Chapman, R., B. A. Marborgh, M. Rhodes, S. A. Summerfield, R. Dick, P. J. Scheuer, S. Sherlock: Primary sclerosing cholangitis: a review of its clinical features, cholangiography and hepatic histology. Gut 21 (1980) 870

Cirenei, A.: Chirurgische Taktik bei sklerosierender Cholangitis. In Hess, W., A. Rohner, A. Cirenei, A. Akovbiantz: Chirurgie der Gallenwege und des Pankreas, Bd. II. Piccin, Padova 1986

Dawson, A. M.: Infection of the extrahepatic biliary apparatus. In Smith, R. Lord of Marlow, S. Sherlock: Surgery of the Gallbladder and Bile Ducts. Butterworths, London 1981

Dichtl, K.: Perforation der Gallenblase. Münch. med. Wschr. 114 (1972) 2054

Fowkes, F. G. R., A. A. Gunn: the management of acute cholecystitis and its hospital cost. Brit. J. Surg. 67 (1980) 613

Fry, D. E., R. A. Cox, P. J. Harbrecht: Empyema of the gallbladder, a complication of natural history of acute cholecystitis. Amer. J. Surg. 141 (1981) 366

Gingrich, R. A., W. C. Awe, A. M. Boyden, C. G. Peterson: Cholecystostomy in acute cholangitis. Amer. J. Surg. 116 (1968) 310

Glenn, F.: Acute cholecystitis. Surg. Gynecol. Obstet. 143 (1976) 56

Glenn, F.: Surgical management of acute cholecystitis in patients 65 years of age and older. Ann. Surg. 193 (1981) 56

Härtisch, A., G. Hartmann: Ergebnisse der Frühoperation der akuten Galle. Zbl. Chir. 113 (1988) 952

Heinrich, P., G. Giehl, W. Wagemann: Die Behandlung der akuten Cholezystitis. Zbl. Chir. 113 (1988) 31

Issa, M., S. Miclo, L. J. Holcerbach: Le traitement chirurgical précoce de la cholécystitis aigue. J. Chir. 121 (1984) 101

Jäger, G., J. M. Rothenbühler, M. Famos, P. Tondelli: Wann soll die Cholezystektomie bei akuter Cholezystitis vorgenommen werden? Schweiz. med. Wschr. 113 (1983) 552

Järvinen, H. J., J. Hästbacka: Early cholecystectomy for acute cholecystitis. A prospective randomized study. Ann. Surg. 191 (1980) 501

Kern, E.: Akute Cholecistitis – Frühcholecystektomie? Langenbecks Arch. klin. Chir. 364 (1984) 393

van der Linden, W., G. Edlund: Early versus delayed cholecystectomy: The effect of change in management. Brit. J. Surg. 68 (1981) 753

Lygidakis, N. J.: Acute suppurative cholangitis. Comparison of external and internal drainage. Amer. J. Surg. 143 (1982) 304

Maroske, D.: Früh- oder Spätoperation der akuten Cholecystitis. In Schriefers, K. H.: Cholelithiasis – aktuelle Diagnostik und Therapie. Urban & Schwarzenberg, München 1984

Mitchell, A., P. J. Morris: Trends in management of acute cholecystitis. Brit. med. J. 284 (1982) 27

Norrby, S., P. Herlin, T. Holmin, R. Sjödahl, C. Tagesson: Early or delayed cholecystectomy in acute cholecystitis? Brit. J. Surg. 70 (1983) 163

Roslyn, J., R. W. Basuttil: Perforation of the gallbladder. A frequently mismanaged condition. Amer. J. Surg. 140 (1980) 126

Rüedi, Th., A. Frutiger, A. Leutenegger: Steinlose nekrotisierende Cholezystitis bei Polytrauma-Patienten. Helv. chir. Acta 52 (1985) 131

Salembier, Y.: Surgical problems in primary sclerosing cholangitis. Int. Surg. 62 (1977) 328

Schölzel, E., E. v. Lindenfels, P. Tan: Zur Therapie der akuten und septischen Cholecystitis. Akt. Chir. 17 (1982) 82

Sianesi, M.: Cholecystectomy for acute cholecystitis. Amer. J. Surg. 148 (1984) 609

Spohn, K., H. F. Kienzle, H. D. Fux, R. Beck: Gallenblasenperforation und perforationslose gallige Peritonitis. In Schriefers, K. H.: Cholelithiasis – aktuelle Diagnostik und Therapie. Urban & Schwarzenberg, München 1984

Strohmeyer, G., M. Stelzner: Die akute Cholezystitis – Frühcholezystektomie? Langenbecks Arch. klin. Chir. 364 (1984) 387

Thaler, H.: Akute und chronische Cholangitis. Internistische Welt 3 (1980) 330

Thompson, H. H., H. A. Pitt, R. Tompkins, W. P. Longmire: Primary sclerosing cholangitis: a heterogenous disease. Ann. Surg. 196 (1982) 127

Tondelli, P., J. P. Schuppisser: Chirurgische Therapie der akuten Cholezystitis. Therapiewoche 35 (1985) 2280

Zöckler, C. E., K. Draese, P. Lesch: Die Refluxcholangitis – vermeidbar, therapierbar? Med. Klin. 79 (1983) 58

Cholangiolithiasis – Cholangiotomie

Adloff, M., J. C. Ollier, J. F. Arnaud: Place de la suture primitive du cholédoque dans le chirurgie de la lithiase biliaire. Ann. Chir. 34 (1980) 341

Amorotti, C., A. Manenti, F. FolchiVici: Cholédocotomie avec drain de Kehr dans la chirurgie de la voie biliaire; a propos de 556 cases. Lyon chir. 80 (1984) 139

DenBesten, L., J. E. Doty: Pathogenesis and management of choledocholithiasis. Surg. Clin. N. Amer. 61 (1981) 893

Bismuth, H., J. Hepp: Le traitement chirurgical de la lithiase intrahépatique. Chirurgie 95 (1969) 69

Boulez, J., C. Mondseret, J. Beaulieux, B. Barbier, P. Maillet: Traitement d'une lithiase intra-hépatique par la technique d'extraction instrumentale. Lyon chir. 72 (1976) 421

Burhenne, H. J., H. E. Peters: Retained intrahepatic stones. Arch. Surg. 113 (1978) 837

Choi, T. K., J. Wong, G. B. Ong: The surgical management of primary intrahepatic stones. Brit. J. Surg. 69 (1982) 86

Coelho, J. C. U., M. Buttara, P. E. Pozzobon, F. I. Altenburg, G. V. Artigas: Incidence of common bile duct stones in patients with acute and chronic cholecystitis. Surg. Gynecol. Obstet. 158 (1984) 76

Glenn, F.: Postcholecystectomy choledocholithiasis. Surg. Gynecol. Obstet. 134 (1972) 249

Hepp, J., R. Pernod, J. Moreaux, H. Bismuth: La chirurgie de la lithiase de la voie biliaire principale. Tactique opératoire. Ann. Chir. 20 (1966) 345

Hess, W.: Die Drainagen des Gallensystems. In Hess, W., A. Rohner, A. Cirenei, A. Akovbiantz: Die Erkrankungen der Gallenwege und des Pankreas, Bd. II. Piccin, Padova 1986

Hess, W.: Operationen am Hepatocholedochus. In Hess, W., A. Rohner, A. Cirenei, A. Akovbiantz: Die Erkrankungen der Gallenwege und des Pankreas, Bd. II. Piccin, Padova 1986

Hollender, L. F., C. Meyer, D. Keller, B. Rivas Diez: Rückblick auf 20 Jahre Chirurgie der primären Cholangiolithiasis. In Schriefers, K. H.: Cholelithiasis – Aktuelle Diagnostik und Therapie. Urban & Schwarzenberg, München 1984

Johnson, A. G., A. J. H. Rains: Prevention and treatment of reccurrent bile duct stones by choledochoduodenostomy. Wld J. Surg. 2 (1978) 487

Kern, E.: Operationstaktik der Gallenwegsrevision. Langenbecks Arch. klin. Chir. 313 (1965) 264

Klug, W.: Komplikationen durch die T-Drainage nach Choledochusrevision. Zbl. Chir. 100 (1975) 339

Lygidakis, N. J.: Incidence and significance of primary stones of the common bile duct in choledocholithiasis. Surg. Gynecol. Obstet. 157 (1983) 434

Madden, J. L.: Common duct stones. Surg. Clin. N. Amer. 53 (1973) 1095

Michotey, G., B. Signouret, M. Angéme, M. Ages: Les complications du drain de Kehr. A propos de quatre observations. Ann. Chir. 35 (1981) 35

Mirizzi, P. L.: Lithiase de la Voie Biliaire Principale. Masson, Paris 1957

Nakayama, F., A. Koga: Hepatholithiasis: Present status. Wld J. Surg. 8 (1984) 9

Neoptolemos, J. P., D. L. Carr-Locke, D. P. Fossard: Prospective randomized study of preoperative endoscopic sphincterotomy versus surgery alone for common bile duct stones. Brit. med. J. 294 (1986) 470

Orloff, M. J.: The importance of surgical technique in prevention of retained and reccurrent bile duct stones. Wld J. Surg. 2 (1978) 403

Peiper, H. J., H. D. Becker: Operationstechniken bei Erkrankungen der distalen Gallenwege. Chirurg 55 (1984) 794

Rueff, F. L., J. Bauer, A. Gaitzsch: Ausleitung des T-Drains am Choledochus über eine gesonderte Stichincision. Akt. Chir. 6 (1983) 812

Sandblom, P., M. Halabi: Atraumatic removal of common duct stones. Surg. Gynecol. Obstet. 139 (1974) 249

Schriefers, K. H., P. Gerometta: Indikatorische und technische Fehler in der Gallenchirurgie: Choledochusrevision. Akt. Chir. 15 (1980) 233

Seitz, K., F. Eberle: Ergebnisse der sonographischen Choledochussteindiagnostik. In Judmaier, G.: Ultraschalldiagnostik '84. Thieme, Stuttgart 1985

McSherry, C. K., M. G. Fischer: Common bile-duct stones and biliointestinal anastomoses. Surg. Gynecol. Obstet. 153 (1981) 669

Stirnemann, H.: Gallenwegsrevision, Ja oder Nein? Die Zuverläßlichkeit von Selektionskriterien zur Choledochotomie, geprüft anhand von Spätresultaten nach Gallenblasenoperationen. Chirurg 55 (1984) 162

Vellacott, K. D., P. H. Powell: Exploration of the common bile duct: a comparative study. Brit. J. Surg. 66 (1979) 389

Wagner, H., P. Aeberhard: Zum Problem der negativen Choledochotomien. Helv. chir. Acta 49 (1982) 123

Wosiewitz, U., F. Sabinski: Choledocholithiasis – Steinformen, Pathogenese. In Riemann, J. F., L. Demling: Endotherapie der Gallenerkrankungen. Thieme, Stuttgart 1985

Intraoperative Diagnostik

Brücke, von H.: Physiologische Meßmethoden in der Gallenchirurgie, Grundlagen, Technik, klinische Bedeutung. Langenbecks Arch. klin. Chir. 321 (1968) 344

Caroli, J.: La radiomanometri biliare. Sem. Hôp. Paris 43 (1946) 1985

Corlette, M. B., S. Schatzki, F. Achroyd: Cholangiography and overlooked stones. Arch. Surg. 113 (1978) 729

Hamelmann, H., R. Tauber: Die intraoperative Gallengangsdiagnostik. Chir. Praxis 19 (1975) 481

Hess, W.: Cholangiographie, Radiomanometrie, Debitmetrie. In Hess, W., A. Rohner, A. Cirenei, A. Akovbiantz: Die Erkrankungen der Gallenwege und des Pankreas, Bd. II. Piccin, Padova 1986

Hess, W.: Operative Cholangiographie. Technik, Diagnostik, Praxis. Thieme, Stuttgart 1955

Jakimowicz, J. J.: Peroperative Ultrasonographie. In Hess, W., A. Rohner, A. Cirenei, A. Akovbiantz: Die Erkrankungen der Gallenwege und des Pankreas, Bd. II. Piccin, Padova 1986

Kako, G. S., R. K. Tompkins, W. Turnipseed, R. M. Zollinger: Operative cholangiography during routine cholecystectomy: review of 3012 cases. Arch. Surg. 104 (1972) 484

Lennert, K. A.: Die intraoperative Gallengangsendoskopie. Springer, Berlin 1980

Mättig, H., G. Hirschfeld: Die fortlaufende Residualdruckmessung in den Gallenwegen. Dtsch. Z. Verdau.-Stoffwechselkr. 28 (1968) 267

Mirizzi, P. L.: La colangiografia durante las operaciones de las vias biliares. Bol. Soc. Cirug. B. Aires 16 (1932) 1133

Müller-Brunner, C., P. Tondelli, J. P. Schuppisser: Intraoperative Cholangiographie, Manometrie und Debitomanometrie. In Schriefers, K. H.: Cholelithiasis – Aktuelle Diagnostik und Therapie. Urban & Schwarzenberg, München 1984

Rattner, D. W., A. L. Warshaw: Impact of choledochoscopy on the management of choledocholithiasis. Experience with 499 common duct explorations at the Massachusetts General Hospital. Ann. Surg. 194 (1981) 76

Reiss, R., S. Pikelnie, M. Engelberg: The value of early surgery and routine operative cholangiography in the management of acute cholecystitis. Wld J. Surg. 3 (1979) 107

Rückert, K., H. J. Klotter, M. Rothmund: Intraoperative Sonographie der Gallenwege. Chirurg 59 (1988) 407

Stubbs, R. S.: Peroperative cholangiography: routine or selective? Aust. N. Z. J. Surg. 52 (1982) 488

Tondelli, P., M. Allgöwer: Vereinfachte intraoperative Cholangiomanometrie und Debitometrie. Helv. chir. Acta 41 (1974) 609

Tondelli, P., J. P. Schuppisser, N. Lüscher, M. Allgöwer: Treffsicherheit peroperativer Untersuchungen in der Diagnose von Gallengangssteinen und Papillenobstruktionen. Helv. chir. Acta 46 (1979) 795

Wheeler, M. H., S. Raksasook, J. Alexander Williams: Operative cholangiography. Its effect on the practice of cholecystectomy. Brit. med. J. 4 (1970) 161

Zimmermann, H. G.: Intraoperative Gallenwegsdiagnostik. Chirurg 52 (1981) 440

Zöckler, C. E.: Die pathophysiologische Bedeutung der intra- und postoperativen Druckmessung in den Gallenwegen. In Schriefers, K. H.: Cholelithiasis – Aktuelle Diagnostik und Therapie. Urban & Schwarzenberg, München 1984

Zöckler, C. E., P. Lesch: Die spezielle Diagnostik der Gallenwegserkrankungen. TM-Verlag, Bad Oeynhausen 1980

Zweiteingriffe (Stenosen und Strikturen, Rezidivsteine, Gallengangsrekonstruktion)

Akovbiantz, A.: Der vergessene Hepatocholedochusstein – Indikation zur chirurgischen Reintervention. In Grill, W.: Rezidiveingriffe an den Gallenwegen. Chir. gastroenterol. 1 (1986) 77

Becker, H. D.: Spätergebnisse und „Postcholezystektomiesyndrom". In Schriefers, K. H.: Cholelithiasis – aktuelle Diagnostik und Therapie. Urban & Schwarzenberg, München 1984

Becker, H. D., H. J. Peiper, J. R. Siewert: Rezidiv-Eingriffe an den Gallenwegen. Thieme, Stuttgart 1980

Blumgart, L. H.: Bile duct strictures. In Fromm, D.: Gastrointestinal Surgery. Livingstone, Edinburgh 1985

Blumgart, L. H., C. J. Kelley: Hepatico-jejunostomy in benign and malignant bile duct strictures: Approaches for the left hepatic ducts. Brit. J. Surg. 71 (1984) 257

Blumgart, L. H., C. J. Kelley, I. S. Benjamin: Benign bile duct stricture following cholecystectomy: critical factors in management. Brit. J. Surg. 71 (1984) 836

Bodner, E.: Anastomosentechniken in der Gallenchirurgie. Chirurg 59 (1988) 815

Böttger, Th., Th. Junginger, C. Werel: Zur Problematik iatrogener Gallenwegsstrikturen. Ärztebl. Rheinl. Pfalz 12 (1987) 643

Braasch, J. W., R. L. Rossi: Reconstruction of the biliary tract. Surg. Clin. N. Amer. 65 (1985) 273

Castrini, G., G. Pappalardo: Iatrogenic strictures of the bile ducts: our experience with 66 cases. Wld J. Surg. 5 (1981) 753

Catell, R. B.: Benign strictures of the biliary duct. J. Amer. med. Ass. 134 (1947) 235

Catell, R. B., J. W. Braasch: Primary repair of benign strictures of the biliary duct. Surg. Gynecol. Obstet. 109 (1959) 531

Couinaud, C.: Anastomose bilio-digestive intrahilaire: un artifice l'incision stellaire du confluent biliaire supérieur. Presse méd. 69 (1961) 231

Dogliotti, A. M.: Zur Operationstechnik bei Verschluß der extrahepatischen Gallenwege: Die Gastrointrahepaductostomie. Langenbecks Arch. klin. Chir. 270 (1951) 101

Dogliotti, A. M., E. Fogliotti: Operation for fibrous stenosis of the bile duct. Surgery 36 (1954) 69

Farthmann, E. H., R. Kirchner: Die Versorgung von Gallenwegs- und Pankreasverletzungen. Chirurg 56 (1985) 688

Franke, F., F. P. Gall, Ch. Gebhardt: Ursachen, Operationsindikation und Rekonstruktionsverfahren bei Gallengangsstenosen. Akt. Chir. 19 (1984) 160

Franke, F., E. Mühe, F. P. Gall: Zur Technik der Reintervention an den Gallenwegen. In Bünte, H., R. D. Keferstein: Operationstechnik und technische Hilfsmittel in der Chirurgie. Springer, Berlin 1981

Goetze, O., H. Schwabe: Alte und neue Operationen der hohen Gallengangsstenosen und die diahepatische (transhepatische) Dauerdrainage. Brun's Beitr. klin. Chir. 198 (1958) 413

Grill, W.: Falsche Indikation bei der Choledochoduodenostomie. Münch. med. Wschr. 111 (1969) 776

Grill, W.: Reinterventionen an den Gallenwegen. Chirurg 45 (1974) 163

Grill, W.: Das sogenannte Postcholecystektomiesyndrom aus chirurgischer Sicht. Chir. Gastroenterol. 1 (1986) 19

Grill, W., K. Hermes: Probleme der Rekonstruktion bei iatrogenen Gallengangsläsionen. Langenbecks Arch. klin. Chir. 353 (1980) 105

Gütgemann, A., K. H. Schriefers, R. Philipp, D. Wülfing: Zur rekonstruktiven Chirurgie des verletzten und strikturierten großen Gallenganges. Brun's Beitr. klin. Chir. 210 (1965) 129

Hepp, J.: Hepaticojejunostomy using the left biliary trunk for iatrogenic biliary lesions: the French connection. Wld J. Surg. 9 (1985) 507

Hepp, J., C. Couinaud: L'abord et l'utilisation du canal hépatique dans les reparations de la voie biliaire principale. Presse méd. 64 (1956) 947

Hess, W.: Nachoperationen an den Gallenwegen. Enke, Stuttgart 1977

Hess, W.: Iatrogene Läsionen der Gallenwege und des Pankreas. In Hess, W., A. Rohner, A. Cirenei, A. Akovbiantz: Die Erkrankungen der Gallenwege und des Pankreas, Bd. I. Piccin, Padova 1986

Hess, W.: Intrahepatische biliodigestive Anastomosen. Extrahepatische biliodigestive Anastomosen. In Hess, W., A. Rohner, A. Cirenei, A. Akovbiantz: Die Erkrankungen der Gallenwege und des Pankreas, Bd. II. Piccin, Padova 1986

Kern, E., K. Beck, H. Bianchi, H. Gruenagel, I. Strauss, R. Zwirner: Das Krankheitsbild der primären fibrösen Gangstenose. Langenbecks Arch. klin. Chir. 321 (1968) 259

Kricke, E., P. C. Alnor: Seltene Formen benigner Gallengangsstenosen. Akt. Chir. 18 (1983) 71

Lahey, F. H., L. J. Pyrtek: Experience with the operative management of 280 strictures of the bile ducts. Surg. Gynecol. Obstet. 91 (1950) 25

Longmire, W. P. jun., M. C. Sandford: Intrahepatic cholangiojejunostomy with partial hepatectomy for biliary obstruction. Surgery 24 (1948) 264

Lygidakis, N. J.: Surgical approach to postcholecystectomy choledocholithiasis. Arch. Surg. 117 (1982) 481

Ostenbrock, R., R. I. C. Wesdorp, P. B. Soeters, J. M. Greep: Evaluation of the choledocho- and hepaticojejunostomy as a biliodigestive diversion. Wld J. Surg. 5 (1981) 414

Peiper, H. J.: Langer Cysticusstumpf, Gallenblasenregenerat. In Allgöwer, M., F. Harder, L. F. Hollender, H. J. Peiper, J. R. Siewert: Chirurgische Gastroenterologie, Bd. II. Springer, Berlin 1981

Rathke, L.: Über Nachbeschwerden nach Gallenoperationen. Zbl. Chir. 96 (1971) 1369

Schildberg, F. W.: Biliodigestive Anastomose als therapeutisches Prinzip bei Gallenwegsrevision. In Becker, H. D., H. J. Peiper, J. R. Siewert: Rezidiveingriffe an den Gallenwegen. Thieme, Stuttgart 1980

Schildberg, F. W., F. L. Rueff, J. Witte, H. Meisner: Relaparotomie nach iatrogener Gallengangsverletzung. In Pichlmayr, R.: Postoperative Komplikationen. Springer, Berlin 1976

Schriefers, K. H.: Der plastische Gallengangsersatz. Chir. Praxis 12 (1968) 211

Schriefers, K. H.: Plastische und wiederherstellende Eingriffe bei Verletzung und Striktur des Gallengangs. Langenbecks Arch. klin. Chir. 325 (1969) 406

Schriefers, K. H., P. Gerometta: Sekundäreingriffe am Gallenwegssystem. Chirurg 53 (1982) 766

Smith, R.: Hepaticojejunostomy with transhepatic intubation. Technique for very high strictures of the hepatic ducts. Brit. J. Surg. 51 (1964) 186

Stefanini, P., M. Carboni, N. Patrassi, A. Basoli, G. DeBernardinis, P. Negro: Roux – en – Y hepaticojejunostomy: a reappraisal of its results and indications. Ann. Surg. 181 (1975) 411

Stelzner, F.: Die End-zu-End-Naht und andere Methoden zur Rekonstruktion der Gallenwege. Chirurg 32 (1961) 234

Templeton, J. Y., G. D. Dodd: Anatomical separation of the right and left lobes of the liver for intrahepatic anastomosis of the biliary ducts. Ann. Surg. 157 (1963) 287

Tondelli, P., Ch. Ackermann, L. H. Blumgart: Biliodigestive Anastomosen bei benignen Gallenwegserkrankungen. Chirurg 55 (1984) 777

Tondelli, P., K. Gyr, A. Stalder, M. Allgöwer: Postoperative Syndrome nach Cholecystektomie. In Siewert, J. R., A. L. Blum: Postoperative Syndrome. Springer, Berlin 1980

Trede, M., M. Raute: Übernähungen, Anastomosen- und Drainagetechniken an der Leber. Chirurg 59 (1988) 905

Voyles, C. R., L. H. Blumgart: A technique for the construction of high biliary-enteric anastomoses. Surg. Gynecol. Obstet. 154 (1982) 885

Warren, K. W., K. W. Jefferson: Prevention and repair of strictures of the extrahepatic duct. Surg. Clin. N. Amer. 53 (1973) 1169

Zöckler, C. E., K. Draese: Rezidiveingriffe an den Gallenwegen und biliodigestive Anastomosen. Akt. Chir. 15 (1980) 313

Palliative galleableitende Eingriffe

Bismuth, H., M. B. Corlette: Intrahepatic cholangioenteric anastomosis in carcinoma of the hilus of the liver. Surg. Gynecol. Obstet. 140 (1975) 172

Bloch, P., C. Huguet, F. Hakami: Les intubations opératoire des obstructions néoplasiques du confluent biliaire supérieur. Actualités digestives médice-chirurgicales 3 (1982) 112

Bodner, E.: Intrahepatic cholangiojejunostomy, a useful palliative procedure in the case of high located bile obstruction. Chir. gastroenterol. 11 (1977) 457

Cirenei, A.: Internal biliary drainage in cases of incurable tumours of the hepatic ducts. In Cirenei, A., W. Hess: Surgery of the Liver, Biliary Tree and Pancreas. Piccin, Padova 1979

Dick, W., J. Dortemann: Die Behandlung hochsitzender maligner Gallengangsstenosen. Langenbecks Arch. klin. Chir. 311 (1965) 83

Dudley, S. E., A. J. Edis, M. A. Adson: Biliary decompression in hilar obstruction. Arch. Surg. 114 (1979) 1179

Goetze, O.: Die transhepatische Dauerdrainage bei der hohen Gallengangstenose. Arch. klin. Chir. 270 (1951) 97

Hepp, J., J. Moreux, P. Lechaux: Les anastomoses biliodigestives intrahepatiques dans les cancers des voies biliaires. Presse méd. 81 (1973) 1829

Malt, R. A., A. L. Warshaw, C. G. Jamieson, J. C. Hawk: Left intrahepatic cholangiojejunostomy for proximal obstruction of the biliary tract. Surg. Gynecol. Obstet. 150 (1980) 193

Neugebauer, W.: Die endlose transhepatische Drainage als palliativ-chirurgische Maßnahme beim zentralen Gallengangsverschluß. Chirurg 50 (1979) 643

Paquet, K. J.: Die Problematik der hohen gut- und bösartigen Verschlüsse und Stenosen des Ductus hepaticus und oberen choledochus. Therapiewoche 30 (1980) 1977

Praderi, R. C., A. F. Estefan, E. Tiscornia: Transhepatic intubation in benign and malignant biliary duct lesions. Curr. Probl. Surg. 11 (1985) 1

Schriefers, K. H., E. Smague: Operationstechniken bei Neoplasien der proximalen Gallenwege. Chirurg 55 (1984) 787

Soupault, R., C. Couniaud: Sur une procédé nouveau de dérivation biliaire intrahépatique. Presse méd. 65 (1957) 1157

Terblanche, J.: Carcinoma of the proximal biliary tree. Definitive and palliative treatment. Surg. Ann. 11 (1979) 249

Terblanche, J., J. H. Louw: U-Tube drainage in the palliative therapy of carcinoma of the main hepatic junction. Surg. Clin. N. Amer. 53 (1973) 1245

Weismüller, J., K. Gail, E. Seifert: Maligner extrahepatischer Gallenwegsverschluß. Diagnostik und palliative Therapie. Dtsch. med. Wschr. 108 (1983) 203

Nichtoperative Behandlungsmethoden

Akiyama, H., Y. Nagusa, T. Fujita, N. Shirane, T. Sasao, S. Iwamori, T. Hidaka, T. Okuhara: A new method of cholecystolithotomy. Surg. Gynecol. Obstet. 161 (1985) 73

Allen, M. J., T. J. Borody, T. F. Bugliosis, G. R. May, N. F. LaRusso, J. L. Thistle: Rapid dissolution of gallstones by methyl tert-buthylether: preliminary observations. New Engl. J. Med. 317 (1985) 217

Back, P.: Die medikamentöse Litholyse – eine Alternative zur Cholezystektomie? In Schriefers, K. H.: Cholelithiasis – Aktuelle Diagnostik und Therapie. Urban & Schwarzenberg, München 1984

Burhenne, H. J.: Nonoperative retained biliary tract stone extraction: A New roentgenologic technique. Amer. J. Roentgenol. 117 (1973) 388

Classen, M., L. Demling: Endoskopische Sphincterotomie der Papilla Vateri und Steinextraktion aus dem D. choledochus. Dtsch. med. Wschr. 99 (1974) 496

Danziger, R. G., A. F. Hofmann, L. S. Schoenfeld, J. L. Thistle: Dissolution of cholesterol gallstones by chenodesoxycholic acid. New Engl. J. Med. 289 (1972) 1

Franke, F.: Auflösung zurückgelassener Choledochussteine mit Gallensäure. Chir. Praxis 25 (1979) 645

Greiner, L., H. Wenzel, Ch. Jakobeit: Biliäre Stoßwellenlithotripsie. Dtsch. med. Wschr. 112 (1987) 1893

Hess, W.: Medikamentöse Litholyse. In Hess, W., A. Rohner, A. Cirenei, A. Akovbiantz: Erkrankungen der Gallenwege und des Pankreas, Bd. I. Piccin, Padova 1986

Hofmann, A. F.: Medical treatment of cholesterol gallstones by bile desaturating agents. Hepatology 4 (1984) 199

Koch, H., M. Stolte, V. Walz: Endoscopic lithotripsy in the common bile duct. Endoscopy 9 (1977) 95

Leuschner, U.: Bilanz der medikamentösen Gallenstein-Auflösung. Med. Klin. 76 (1981) 232

Leuschner, U.: Chemische Behandlung von Gallenblasen- und Gallengangssteinen. Med. Klin. 81 (1986) 217

Leuschner, U., D. Wurbs, H. Baumgärtel, E. B. Helm, M. Classen: Alternating treatment of common bile duct stones with a modified GMOC and BA-EDTA solution by nasobiliary tube. Scand. J. Gastroenterol. 16 (1981) 497

Lux, G., C. H. Ell, J. Hochberger, D. Müller, L. Demling: The first successful endoscopic retrograde laser-lithotripsy of common bile-duct stones in man using pulsed Neodymium-Yag laser. Endoscopy 18 (1986) 144

Mack, E., E. M. Patzer, A. B. Crummy, A. F. Hofmann, V. K. Babayan: Retained biliary tract stones. Nonsurgical treatment with Capmul 8210. Arch. Surg. 116 (1981) 341

Manegold, B. C., M. Jung: Endoskopisch-therapeutische Eingriffe an den Gallen- und Pankreaswegen. Chirurg 58 (1987) 392

Paumgartner, G., T. Sauerbruch: Heutiger Stand von Litholyse und Lithotripsie. Chirurg 59 (1988) 190

Phillip, J., M. Classen: Endoskopisch-retrograde Cholangio-Pankreatographie. In Hess, W., A. Rohner, A. Cirenei, A. Akovbiantz: Die Erkrankungen der Gallenwege und des Pankreas, Bd. I. Piccin, Padova 1986

Riemann, J. F., K. Seuberth, L. Demling: Mechanische Zertrümmerung von Gallengangssteinen. Dtsch. med. Wschr. 108 (1983) 373

Salvioli, G., R. Salati, R. Lugli, C. Zanni: Medical treatment of biliary duct stones. Gut 24 (1983) 609

Sauerbruch, T., J. Holl, W. Kruis, M. Delius, P. Paumgartner: Dissolution of gallstones by methy-tert-buthyl ether. New Engl. J. Med. 313 (1985) 385

Seifert, E., J. Weismüller: Die internistische Indikation beim zurückgelassenen Gallengangsstein. In Grill, W.: Rezidiveingriffe an den Gallenwegen. Chir. Gastroenterol. 1 (1986) 67

Soehendra, N., H. Grimm, I. Kempeneers: Choledocholithiasis – Möglichkeiten der Steinextraktion. In Riemann, J. F., L. Demling: Endotherapie der Gallenerkrankungen. Thieme, Stuttgart 1985

Staritz, M., F. Kümmerle: Extrakorporale Stoßwellenlithotripsie von Gallensteinen und die Rolle der Gallenchirurgie. Dtsch. med. Wschr. 112 (1987) 1915

Staritz, M., A. Rambow, A. Floth, P. Mildenberger, M. Goebel, M. Thelen, R. Hohenfellner, K. H. Meyer zum Büschenfelde: Extrakorporale Stoßwellenlithotripsie von Gallensteinen. Ergebnisse und Perspektiven. Röntgenpraxis 40 (1987) 466

Weismüller, J., E. Seifert: Komplikationen und Langzeitergebnisse der endoskopischen Sphincterotomie. In Riemann, J. F., L. Demling: Endotherapie der Gallenwegserkrankungen. Thieme, Stuttgart 1985

Wiechel, K. L.: Perkutane transhepatische Eingriffe. In Hess, W., A. Rohner, A. Cirenei, A. Akovbiantz: Die Erkrankungen der Gallenwege und des Pankreas, Bd. II. Piccin, Padova 1986

Gallenblasen- und Gallengangskarzinom

Almagro, U.: Diffuse papillomatose of the gallbladder. Amer. J. Gastroenterol. 80 (1985) 274

Andersson, A. L., L. Bergdahl, W. van der Linden: Malignant tumors of the extrahepatic bile ducts. Surgery 81 (1977) 198

Arnaud, J. P., P. Grag, J. L. Gramfort, M. Adloff: Primary carcinoma of the gallbladder. Amer. J. Surg. 138 (1979) 403

Baraldi, U.: Primary carcinoma of the gallbladder. Presentation of 54 cases. Min. Chir. 35 (1980) 148

Barr, L. H.: Carcinoma of the gallbladder. Amer. Surg. 50 (1984) 275

Bergdahl, L.: Gallbladder carcinoma first diagnosed at microscopic examination of gallbladders removed for presumed benign disease. Ann. Surg. 191 (1980) 19

Blumgart, L. H.: Tumoren der Gallenwege. In Wess, W., A. Rohner, A. Cirenei, A. Akovbiantz: Die Erkrankungen der Gallenwege und des Pankreas. Piccin, Padova 1986

Blumgart, L. H.: Operationstechnik bei Gallenwegstumoren. In Hess, W., A. Rohner, A. Cirenei, A. Akovbiantz: Die Erkrankungen der Gallenwege und des Pankreas. Piccin, Padova 1986

Broden, G., L. Bengtson: Carcinoma of the gallbladder; its relation to cholelithiasis and to the concept of prophylactic cholecystectomy. Acta chir. scand. 286 (1980) 15

Castle, W. N., H. J. Wanebo, R. E. Fechner: Carcinoma of the gallbladder and cholecystostomy. Arch. Surg. 117 (1982) 946

Chirletti, P.: Tumoren der Gallenblase. In Hess, W., A. Rohner, A. Cirenei, A. Akovbiantz: Erkrankungen der Gallenwege und des Pankreas, Bd. I. Piccin, Padova 1986

Collier, N. A., L. H. Blumgart: Preoperative diagnosis and its effect on the treatment of carcinoma of the gallbladder. Surg. Gynecol. Obstet. 159 (1984) 465

Dichl, A. K.: Gallstone size and risk of cancer. J. Amer. med. Ass. 250 (1983) 2323

Diehl, A., V. Beal: Cholecystectomy and changing mortality from gallbladder cancer. Lancet 1981/II, 187

Durban, V. S., C. A. Arcilla: Carcinoma of the gallbladder; a review and appraisal of its surgical treatment. Southeast J. Surg. 4 (1981) 51

Enderlin, F.: Karzinome der Gallenblase und des Hauptgallenweges. Helv. chir. Acta 41 (1974) 705

Evander, A., P. Fredlund, J. Howels, I. Ihse, K. Bengmark: Evaluation of aggressive treatment for carcinoma of the extrahepatic bile ducts. Ann. Surg. 191 (1981) 23

Gall, F. P., Ch. Gebhardt: Chirurgische Aspekte beim Gallenwegskarzinom. In Riemann, J. F., L. Demling: Endotherapie der Gallenerkrankungen. Thieme, Stuttgart 1985

Gazet, J. C.: Carcinoma of the Liver, Biliary Tract and Pancreas. Arnold, London 1984

Gebhardt, Ch.: Maligne Tumoren der Gallenblase. In Gall, F. P., P. Hermanek, J. Tonak: Chirurgische Onkologie. Springer, Berlin 1986

Gebhardt, C.: Maligne Tumoren der extrahepatischen Gallenwege. In Gall, F. P., P. Hermanek, J. Tonak: Chirurgische Onkologie, Springer, Berlin 1986

Gupta, S., K. N. Udupa, S. Gupta: Primary carcinoma of the gallbladder: a review of 328 cases. J. surg. Oncol. 14 (1980) 35

Hamrick, R. E., J. Liner, R. P. Hastings, I. Cohn: Primary carcinoma of the gallbladder. Ann. Surg. 195 (1982) 270

Hermanek, P.: Gallenwegskarzinome. Pathogenese, Diagnose. In Riemann, J. F., L. Demling: Endotherapie der Gallenwegserkrankungen. Thieme, Stuttgart 1985

Heyder, N., H. Lutz, W. Rödl, J. Griedl: Polypoide Läsionen der Gallenblasenwand. Dtsch. med. Wschr. 109 (1984) 1068

Hochenegg, J.: Ein Beitrag zur Leberchirurgie. Wien. klin. Wschr. 2 (1890) 224

Houry, S., M. Huguier, F. Flabeau: Le cancer de la vésicule biliaire. J. Chir. 121 (1984) 17

Isman, H., A. Bourgeon, R. Bourgeon: Le cancer de la vésicule est-il curable? Chirurgie 110 (1984) 127

Iwasaki, V., M. Ohtho, T. Todoroki, T. Okama, A. Nishimura, H. Sato: Treatment of carcinoma of the biliary system. Surg. Gynecol. Obstet. 144 (1977) 219

Jones, R. C. S.: Cancer of the gallbladder and bile ducts. In Copeland, E. M.: Surgical Oncology. Wiley, New York 1983

Kelley, T. R., T. R. Chamberlain: Carcinoma of the gallbladder. Amer. J. Surg. 143 (1982) 737

Klacer, T. W., F. M. Finck: Carcinoma of the gallbladder. Surg. Gynecol. Obstet. 156 (1983) 641

Klamer, Th. W., M. H. Max: Carcinoma of the gallbladder. Surg. Gynecol. Obstet. 156 (1983) 641

Köckerling, K., J. Scheele, F. P. Gall: Die chirurgische Therapie des Gallenblasencarcinoms. Chirurg 59 (1988) 236

Koo, J., J. Wong, F. C. Y. Cheng, G. B. Ong: Carcinoma of the gallbladder. Brit. J. Surg. 68 (1981) 161

Morrow, Ch. W., D. E. Sutherland, G. Florack, M. M. Eisenberg, Th. B. Grage: Primary gallbladder carcinoma: significance of subserosal lesions and results of aggressive surgical treatment and adjuvant chemotherapy. Surgery 94 (1983) 709

Nevin, J. E., Th. J. Moran, S. Kay, R. King: Carcinoma of the gallbladder. Staging, treatment and prognosis. Cancer 37 (1976) 141

Piehler, J. M., R. W. Crichlow: Primary carcinoma of the gallbladder. Surg. Gynecol. Obstet. 147 (1978) 929

Preece, P. E., Cuschieri, A., R. D. Rosin: Cancer of the Bile Ducts and Pancreas. Saunders, Philadelphia 1989 (weiterführende Literatur)

Rassek, D., D. Straub, H. U. Sons, W. Stock: Ergebnisse nach chirurgischer Behandlung des Gallenblasencarcinoms. Chirurg 56 (1985) 440

Sons, H. U., F. Borchard, B. S. Joel: Carcinoma of the gallbladder: Autopsy findings in 287 cases and review of the literature. J. surg. Oncol. 28 (1985) 199

Sons, H. U., W. R. Dingels, H. G. Kückelhaus: Gallenblasenkarzinom als unerwartete histologische Diagnose nach Cholezystektomie wegen Cholelithiasis und Cholezystitis. Zbl. Chir. 112 (1987) 626

Tashiro, S., T. Konno, M. Mochinaga: Treatment of carcinoma of the gallbladder in Japan. Jpn. J. Surg. 12 (1982) 98

Todoroki, T., T. Okamura, K. Funkao, A. Nishimura, H. Otsu, H. Sato: Gross appearance of carcinoma of the main hepatic duct and its prognosis. Surg. Gynecol. Obstet. 150 (1980) 33

Tompkins, R. K.: Carcinoma of the gallbladder and biliary ducts. In Blumgart, L. H.: Clinical Surgery International. The Biliary Tract, Vol. V. Churchill Livingstone, Edinburgh 1982

Wanebo, H. J., W. N. Castle, R. E. Fechner: Is carcinoma of the gallbladder a curable lesion? Ann. Surg. 195 (1982) 624

Weiner, S. N., M. Koenigsberg, H. Morehouse, J. Hoffman: Sonography and computed tomography in the diagnosis of carcinoma of the gallbladder. Amer. J. Roentgenol. 143 (1984) 735

Weiss, H., G. Deck, A. Weiss, R. Rethel: Das Gallenblasenkarzinom: erlaubt die Sonographie eine rechtzeitige Diagnose? Therapiewoche 31 (1981) 8547

Karzinom der Hepatikusgabel

Bismuth, H., D. Castaing: Traitement chirurgical des cancers du hile. Acta chir. belg. 84 (1984) 307

Bismuth, H., D. Castaing, O. Traynor: Resection of palliation: Priority of surgery in the treatment of hilar cancer. Wld J. Surg. 12/1 (1988) 39

Blumgart, L. H., N. S. Hadji, I. S. Benjamin, L. Beazley: Surgical approaches to cholangiocarcinoma at the confluence of the hepatic ducts. Lancet 1988/II, 66

Houthoff, H. J., N. Lygidakis, M. E. I. Schipper, M. N. v. d. Heyde: Surgical resection of carcinomas of the biliary tree. A comparison of staging, grading, surgical radicality and patient follow up. Neth. J. Surg. (Abstr.) 53 (1988)

Iwasaki, Y., T. Okamura, A. Ozalki, T. Todoroki, Y. Takase, K. Ohara: Surgical treatment for carcinoma at the confluence of the major hepatic ducts. Surg. Gynecol. Obstet. 162 (1986) 457

Kremer, B., D. Henne-Bruns, N. Soehendra, H. Grimm, F. Pieper: Zur Problematik der chirurgischen Therapie des Hepaticusgabel-Carcinoms. Chirurg 59 (1988) 472

Kremer, B., D. Henne-Bruns, H. Grimm, N. Soehendra: Die bilioduodenale Jejunuminterposition als technische Alternative zur Roux-Y-Rekonstruktion nach Resektion von Hepaticusgabel-Carcinomen. Chirurg 60 (im Druck 1989)

Lygidakis, N. J.: Kombinierte Rekonstruktion der Gallengänge und Lebergefäße bei Carcinomen der Hepaticusgabel. Chirurg 58 (1987) 282

Meyers, W. C., R. S. Jones: Internal radiation for bile duct cancer. Wld J. Surg. 12/1 (1988)

Moreno-Gonzales, E., J. Hebrero Sanmartin, M. Moreno Azcoita, A. Belda Serna: Reconstruction of the biliary tract using biliary-duodenal interposition of a defunctionalized jejunal limb. Surg. Gynecol. Obstet. 150 (1980) 678

Pichlmayr, R., B. Ringe, W. Lauchart, W. O. Bechstein, G. Gubernatis, E. Wagner: Radical resection and liver grafting as the two main components of surgical strategy in the treatment of proximal bile duct cancer. Wld J. Surg. 12/1 (1988)

Ringe, B., C. Wittekind, W. O. Bechstein, H. Bunzendahl, R. Pichlmayr: The role of liver transplantation in hepatobiliary malignancy. Ann. Surg. 209 (1989) 88

Schriefers, K. H., E. Smague: Operationstechniken bei Neoplasien der proximalen Gallenwege. Chirurg 55 (1984) 787

Soehendra, N., H. Grimm: Endoscopic retrograde drainage for bile duct cancer. Wld J. Surg. 12 (1988) 85

White, T. T.: Skeletization resection and central hepatic resection in the treatment of bile duct cancer. Wld J. Surg. 12 (1988) 48

Yamaguchi, K., M. Enjoji, F. Nakayama: Cancer of the extrahepatic bile duct: A clinicopathologic study of immunohistochemistry for CEA, CA 19-9 and p21. Wld J. Surg. 12 (1988) 11

Papillotomie, Papillenplastik

Antrum, R. M., R. Hallà: Transduodenal sphincteroplasty: an analysis of 118 consecutive cases. Brit. J. Surg. 71 (1987) 446

Bar-Meir, S., J. E. Geenen, W. J. Hogan, W. J. Dodds, E. T. Stewart, R. C. Arndorfer: Biliary and pancreatic duct pressures measured by ERCP manometry in patients with suspected papillary stenosis. Dig. Dis. Sci. 24 (1979) 455

Boeckl, O., H. W. Waclawisczekà: Spätergebnisse nach transduodenaler Papillenplastik. Langenbecks Arch. klin. Chir. 372 (1987) 841

McBurney, C.: Removal of biliary calculi from the common duct by the duodenal route. Ann. Surg. 28 (1898) 481

Del Valle, D., R. Donovan: Choledocho-odditis retractil cronica. Concepto clinico y chirurgico. Arch. Argent. Farm. Ap. Dig. 1 (1926) 605

Fritsch, A., F. Schulz, R. Függer: Die transduodenale Sphinkterotomie – ihre Indikation, Frequenz und Abgrenzung gegenüber dem endoskopischen Verfahren. Chirurgische Gastroenterologie mit interdisziplinären Gesprächen 1 (1985) 41

Gregg, J. A., G. Clark, C. Barr, A. McCartny, A. Milano, C. Volcjak: Postcholecystectomy syndrome and its association with ampullary stenosis. Amer. J. Surg. 139 (1980) 374

Jones, S. A.: The prevention and treatment of recurrent bile duct stones by transduodenal sphincteroplasty. Wld J. Surg. 2 (1978) 473

Kocher, T.: Ein Fall von Choledochoduodenostomia interna wegen Gallensteines. Korresp.-Bl. Ärz. 7 (1895) 193

Moody, F. G., M. M. Berenson, D. McClosky: Transampullary septectomy for postcholecystectomy pain. Ann. Surg. 186 (1977) 415

Nardi, G. L., F. Michelassi, P. Zannini: Transduodenal sphincteroplasty: 5–25 year follow-up of 89 patients. Ann. Surg. 198 (1983) 453

Schulz, F., R. Függer, M. Schemper, A. Fritsch: Spätergebnisse nach transduodenaler Sphinkterotomie. Acta chir. Austriaca 5/6 (1984)

Shaw, S. J., C. P. Armstrong, S. Rimmer, T. V. Taylor: Combined supraduodenal and transduodenal exploration of the common bile duct with sphincterotomy. Surg. Gynecol. Obstet. 164 (1987) 351

Tondelli, P., K. Gyr, N. Lüscher, J. P. Schuppisser, G. A. Stalder, M. Allgöwer: Papillotomie oder Papillenplastik? Klinische und endoskopische Spätuntersuchungen nach chirurgischer Papillenspaltung. Helv. Chir. Acta. 45 (1978) 687

Tondelli, P., M. Allgöwer: Gallenwegschirurgie. Springer, Berlin 1980

Warshaw, A. L., J. M. Richter, R. H. Schapiro: The cause and treatment of pancreatitis associated with pancreas divisum. Ann. Surg. 198 (1983) 443

Exzision der Papille

Brieler, H. S.: Chirurgische Differentialindikation bei gutartigen Tumoren an der Papilla Vateri. Chirurg 56 (1985) 466

Dixon, J. M., R. W. Chapman, R. Bessy: Carcinoid tumour of the ampulla of Vater presenting as acute pancreatitis. Gut 28 (1987) 1296

Halsted, W. S.: Contributions to the surgery of the bile passage, especially the common bile duct. Boston med. surg. J. 141 (1899) 641

Isaksson G., I. Ihse, A. Andrén-Sandberg, A. Evander, B. Löfgren, E. Millbourn: Local excision for ampullary carcinoma. Acta. chir. scand. 148 (1982) 163

Knox, R. A., R. D. Kingston: Carcinoma of the ampulla of Vater. Brit. J. Surg. 73 (1986) 72

Neoptolemos, J. P., I. C. Talbot, D. L. Carr-Locke, D. E. Shaw, R. Cockleburgh, A. W. Hall, D. P. Fossard: Treatment and outcome in 52 consecutive cases of ampullary carcinoma. Brit. J. Surg. 74 (1987) 957

Schlippert, W., D. Lucke, S. Anuras, J. Christensen: Carcinoma of the ampulla of Vater. Amer. J. Surg. 135 (1978) 763

Sellner, F., R. Jelink: Die Wandlung der Wertigkeit der Papillenexstirpation beim Papillencarcinom. Chirurg 55 (1984) 809

Tudor, R. G.: Long-term survival following local resection of carcinoma of ampulla of Vater. Brit. J. Surg. 71 (1984) 271

Pankreas

Spezielle Anatomie

Birtwisle, Y., C. Ferrara, A. Bourgeon, P. Butori, L. Hannoun, H. Richelme: Venous drainage of the pancreas and its relations to pancreatic phlebography. Anat. Clin. 5 (1983) 103–113

Brandt, G.: Die Gefäßarchitektur des humanen caudalen Pankreassegmentes. Anat. Anz. Jena 157 (1984) 73–81

Douglass, B. E., A. H. Baggenstoss, W. H. Hollinshead: The anatomy of the portal vein and its tributaries. Surg. Gynecol. Obstet. 91 (1950) 562–576

Ebner, I., F. Anderhuber: Arterielle Gefäßversorgung der Cauda pancreatis unter besonderer Berücksichtigung der cauda-corporalen Gefäßbeziehungen. Acta. anat. 121 (1985) 115–123

Gall, F. P., P. Hermanek, Ch. Gebhardt, H. Meier: Erweiterte Resektion der Pankreas- und periampullären Karzinome: Regionale, totale und partielle Duodenopankreatektomie. Leber Magen Darm 11 (1981) 179–184

Giebel, Th.: CT – orientierte Detailanatomie des Pancreas. Inaugural-Dissertation zur Erlangung des Medizinischen Doktorgrades der Medizinischen Fakultät der Albert-Ludwig Universität Freiburg i. Br., 1987

Hentschel, M.: Pankreas – Anatomie. Langenbecks Arch. klin. Chir. 313 (1965) 233–242

Millbourn, E.: On the excretory ducts of the pancreas in man, with special reference to their relations to each other, to the common bile duct and the duodenum. Acta anat. 9 (1950) 1–34

Müller, M., H.-P. Putzke: Mündungsformen und Lichtungsweite des hepatopankreatischen Ausführungssystems. Dtsch. Zschr. Verdauungs- und Stoffwechselkrankh. 37 (1977) 1–6

Platzer, W.: Atlas der topographischen Anatomie. Thieme, Stuttgart 1982

Rauber/Kopsch: Anatomie des Menschen. Thieme, Stuttgart 1987

Sandin, B., L. Kreel, G. Slavin: The pancreas – radiographic demonstration of pancreatic morphology at autopsy. Radiography 39 (1973) 151–157

Woodburne, R. T., L. L. Olsen: The arteries of the pancreas. Anat. Rec. 3 (1951) 255–270

Pankreasverletzungen

Buurman, R., F. Bücheler: Pankreasverletzungen. In Frommhold, W., W. Dihlmann, H.-St. Stender, P. Thurn: Radiologische Diagnostik in Klinik und Praxis, Bd. III, Gastrointestinaltrakt II. Thieme, Stuttgart 1988

Cox, E. F.: Blunt abdominal trauma. Ann. Surg. 199 (1984) 467

Fischedick, A.-R., R.-P. Müller, H. Kramps, B. Cramer: Computertomographie retroperitonealer Traumen. Fortschr. Röntgenstr. 136 (1982) 56

Frey, Ch.: Trauma to the pancreas and duodenum. In Blaisdell, F. W., D. D. Trunkey: Trauma Management, I. Abdominal Trauma. Thieme, Stuttgart 1982 (S. 87)

Henarejos, A., D. M. Cohen, A. R. Moossa: Management of pancreatic trauma. Ann. roy. Coll. Surg. Engl. (1983) 297

Hendel, R., C. H. Rusnak: Management of pancreatic trauma. Canad. J. Surg. 28 (1985) 359

Jeffrey, R. B., M. P. Federle, R. A. Crass: Computed tomography of pancreatic trauma. Radiology 147 (1983) 491

Jones, R. C.: Management of pancreatic trauma. Amer. J. Surg. 150 (1985) 698

Kasperk, R., A. Kaschner, W. van der Horst, K. Kremer: Die Pankreasverletzung im Rahmen des stumpfen Bauchtraumas. Unfallchirurgie 89 (1986) 230

Laraja, R. D., V. J. Lobbato, S. Cassaro, S. S. Reddy: Intraoperative endoscopic retrograde cholangiopancreatography (ERCP) in penetrating trauma of the pancreas. J. Trauma 26 (1986) 1146

Leppäniemi, A., R. Haapiainen, T. Kiviluoto, M. Lempinen: Pancreatic trauma: acute and late manifestations. Brit. J. Surg. 75 (1988) 165

Smego, D. R., D. Richardson, L. M. Flint: Determinants of outcome in pancreatic trauma. J. Trauma 25 (1985) 771

Chronische Pankreatitis

Gebhardt, Ch.: Chirurgie des exokrinen Pankreas. Thieme, Stuttgart 1984

Gebhardt, Ch., F. P. Gall, H. Zirngibi: Chirurgische Behandlung der chronischen Pankreatitis. Dtsch. Ärztebl. 80 (1983) 17

Kümmerle, F., S. Frick, R. Günther: Tendenzen in der Chirurgie der chronischen Pankreatitis. Dtsch. med. Wschr. 107 (1982) 531

Rumpf, K. D., R. Pichlmayr: Die chirurgische Behandlung der chronisch calcifizierenden Pankreatitis. Chirurg 53 (1982) 103

Warshaw, A. L.: Pain in chronic pancreatitis. Gastroenterology 86 (1984) 987

Akute Pankreatitis

Aldridge, M. C., M. Ornstein, G. Glazer, H. A. F. Dudley: Pancreatic resection for severe acute pancreatitis. Brit. J. Surg. 72 (1985) 796

Bartels, H., M. Hölscher, J. R. Siewert: Chirurgie der akuten Pankreatitis. Dtsch. med. Wschr. 113 (1988) 972

Beger, H. G., W. Krantzberger, R. Bittner, S. Block, M. Büchler: Results of surgical treatment of necrotising pancreatitis. Wld J. Surg. 9 (1985) 972

Beger, H. G., R. Bittner, M. Büchler, W. Hess, J. Schmitz: Hemodynamic data pattern in patients with acute pancreatitis. Gastroenterology 90 (1986) 74

Beger, H. G., R. Bittner, S. Block, M. Büchler: Bacterial contamination of pancreatic necrosis. Gastroenterology 91 (1986) 433

Büchler, M., S. Block, W. Krautzberger, R. Bittner, H. G. Beger: Nekrotisierende Pankreatitis: Peritoneal-Lavage oder Bursa-Lavage? Chirurg 56 (1985) 247

Cobo, J. C., E. Abraham, R. D. Bland, W. C. Shoemaker: Sequential hemodynamic and oxygen transport abnormalities in patients with acute pancreatitis. Surgery 95 (1984) 324

Kümmerle, F., G. P. Dzieniszewski: Hämorrhagisch-nekrotisierende Pankreatitis und bildgebende Verfahren. Dtsch. med. Wschr. 110 (1985) 534

Rothmund, M.: Operationsindikation bei akuter Pankreatitis. Langenbecks Arch. klin. Chir. 369 (Kongreßbericht 1986) 681

Tumoren des exokrinen Pankreas

Bodner, E.: Intraoperative Punktion und Probebiopsie. In Hollender, L. F., H. J. Peiper: Pankreaschirurgie. Springer, Berlin 1988

Child, C. G., D. L. Hinerman, G. L. Kaufmann: Pancreatoduodenectomy. Surgery 23 (1948) 492

Cubilla, A. L., J. Fortner, P. J. Fitzgerald: Lymph node involvement in carcinoma of the head of the pancreas area. Cancer 41 (1978) 880

Douglass, H. O.: Pancreatic cancer: Nihilism is obsolete! Pancreas 2 (1987) 230

Fortner, J. G.: Regional resection of cancer of the pancreas: A new surgical approach. Surgery 73 (1973) 307

Fortner, J. G.: Technique of regional subtotal and total pancreatectomy. Amer. J. Surg. 150 (1985) 593

Gudjonsson, B.: Cancer of the pancreas. Cancer 60 (1987) 2284

Heerden, J. A. van: Pancreatic resection for carcinoma of the pancreas: Whipple versus total pancreatectomy – an institutional perspective. Wld J. Surg. 8 (1984) 880

Heerden, J. A. van, D. C. McIlrath, D. M. Ilstrup, L. H. Weiland: Total pancreatectomy for ductal adenocarcinoma of the pancreas: an update. Wld J. Surg. 12 (1988) 658

Hermanek, P.: Intraoperative Diagnostik des Pankreascarcinoms. Langenbecks Arch. klin. Chir. 359 (1983) 289

Hicks, R. E., J. R. Brooks: Total pancreatectomy for ductal carcinoma. Surg. Gynecol. Obstet. 133 (1971) 16

Klöppel, G., G. Held, T. Morohoshi, G. Seifert: Klassifikation exokriner Pankreastumoren. Pathologe 3 (1982) 319

Klöppel, G., Th. Lohse, K. Bosslet, K. Rückert: Ductal adenocarcinoma of the head of the pancreas: Incidence of tumor involvement beyond the Whipple resection line. Histological and immunocytochemical analysis of 37 total pancreatectomy specimens. Pancreas 2 (1987) 170

La Ferla, G., W. R. Murray: Carcinoma of the head of the pancreas: bypass surgery in unresectable disease. Brit. J. Surg. 74 (1987) 212

Longmire, W. P.: The technique of pancreatoduodenectomy. Surgery 59 (1966) 349

Nagai, H., A. Kuroda, Y. Morioka: Lymphatic and local spread of T1 and T2 pancreatic cancer. Ann. Surg. 204 (1986) 65

Rückert, K., G. Klöppel, H. A. Treu, A. Altmaier, D. Hempel, G. Lingg: Solid-zystischer Azinuszelltumor des Pankreas. Dtsch. med. Wschr. 107 (1982) 1015

Safi, F., H. G. Beger, R. Bittner, M. Büchler, W. Krautzberger: CA 19-9 and pancreatic adenocarcinoma. Cancer 57 (1986) 779

Trede, M., G. Schwall: The complications of pancreatectomy. Ann. Surg. 207 (1988) 39

Warren, K. W., Ch. Christophi, R. Armendariz, S. Basu: Current trends in the diagnosis and treatment of carcinoma of the pancreas. Amer. J. Surg. 145 (1983) 813

Whipple, A. O., W. B. Parsons, C. R. Mullins: Treatment of carcinoma of the ampulla of Vater. Ann. Surg. 102 (1935) 763

Tumoren des endokrinen Pankreas

Broughan, Th. A., J. D. Leslie, J. M. Soto, R. E. Hermann: Pancreatic islet cell tumors. Surgery 99 (1986) 671

Frey, W. J., C. G. Child: Ninety-five per cent distal pancreatectomy for chronic pancreatitis. Ann. Surg. 162 (1965) 543

Kent, R. B., J. A. van Heerden, L. H. Weiland: Nonfunctioning islet cell tumors. Ann. Surg. 193 (1981) 185

Kümmerle, F., K. Rückert: Chirurgie des endokrinen Pankreas. Thieme, Stuttgart 1983

Lennquist, St.: Insulinoma of the pancreatic head: results from two surgical strategies. Acta chir. scand. 152 (1986) 217

Proye, C., P. Boissel: Preoperative imaging versus intraoperative localization of tumors in adult surgical patients with hyperinsulinemia: A multicenter study of 338 patients. Wld J. Surg. 12 (1988) 685

Schafmayer, A., H. Köhler, H.-J. Peiper: Das Zollinger-Ellison-Syndrom – Standortbestimmung. Chirurg 57 (1986) 552

Stefanini, P., M. Carboni, M. Patrassi, A. Basoli: Beta cell islet tumors, results of a study of 1067 cases. Surgery 75 (1974) 597

Teichmann, R. K., F. Spelsberg, G. Heberer: Intraoperative biochemische Lokalisation von Insulinomen. Fortschr. Med. 99 (1981) 535

Thomas, C. G., R. E. Cuenca, R. G. Azizkhan, L. E. Underwood, C. N. Carney: Changing concepts of islet cell dysplasia in neonatal and infantile hyperinsulinism. Wld J. Surg. 12 (1988) 598

Thompson, N. W., A. I. Vinik, F. E. Eckhauser, W. E. Strodel: Extrapancreatic gastrinomas. Surgery 98 (1985) 1113

Zollinger, R. M.: Gastrinoma: factors influencing prognosis. Surgery 97 (1985) 49

Sachverzeichnis